見逃してはならない

血液疾患
Blood Diseases

病理からみた 44 症例

編集
北川 昌伸　東京医科歯科大学大学院医歯学総合研究科教授・包括病理学
定平 吉都　川崎医科大学教授・病理学1
伊藤 雅文　名古屋第一赤十字病院副院長・病理部

医学書院

見逃してはならない血液疾患──病理からみた44症例

発　行	2014年4月15日　第1版第1刷Ⓒ
編　集	北川昌伸・定平吉都・伊藤雅文
発行者	株式会社　医学書院
	代表取締役　金原　優
	〒113-8719　東京都文京区本郷1-28-23
	電話　03-3817-5600(社内案内)
印刷・製本	横山印刷

本書の複製権・翻訳権・上映権・譲渡権・公衆送信権(送信可能化権を含む)は(株)医学書院が保有します．

ISBN978-4-260-01674-2

本書を無断で複製する行為(複写，スキャン，デジタルデータ化など)は，「私的使用のための複製」など著作権法上の限られた例外を除き禁じられています．大学，病院，診療所，企業などにおいて，業務上使用する目的(診療，研究活動を含む)で上記の行為を行うことは，その使用範囲が内部的であっても，私的使用には該当せず，違法です．また私的使用に該当する場合であっても，代行業者等の第三者に依頼して上記の行為を行うことは違法となります．

JCOPY 〈(社)出版者著作権管理機構　委託出版物〉
本書の無断複写は著作権法上での例外を除き禁じられています．複写される場合は，そのつど事前に，(社)出版者著作権管理機構(電話 03-3513-6969，FAX 03-3513-6979，info@jcopy.or.jp)の許諾を得てください．

執筆者一覧 (五十音順)

阿部	志保	東京医科歯科大学大学院医歯学総合研究科包括病理学
阿保	亜紀子	岩手医科大学特任講師・医学部病理学講座病理病態学分野
荒関	かやの	埼玉医科大学講師・医学部血液内科学
伊藤	雅文	名古屋第一赤十字病院副院長・病理部
江中	牧子	横浜市立大学附属病院病理部
大島	孝一	久留米大学教授・医学部医学科病理学
大田	泰徳	東京大学医科学研究所附属病院講師・病理部長
大西	紘二	熊本大学大学院生命科学研究部細胞病理学
奥野	豊	熊本大学大学院准教授・生命科学研究部血液内科学
茅野	秀一	埼玉医科大学准教授・医学部病理学
川本	研一郎	福岡大学医学部病理学
北川	昌伸	東京医科歯科大学大学院医歯学総合研究科教授・包括病理学
木村	芳三	久留米大学医学部医学科病理学
倉田	盛人	東京医科歯科大学大学院医歯学総合研究科講師・包括病理学
菰原	義弘	熊本大学大学院講師・生命科学研究部細胞病理学
定平	吉都	川崎医科大学教授・病理学1
佐藤	孝	岩手医科大学准教授・医学部病理学講座病理病態学分野
下村	泰三	くまもと森都総合病院・血液内科部長
菅原	江美子	東京医科歯科大学医学部附属病院病理部
竹下	盛重	福岡大学教授・医学部病理学
竹屋	元裕	熊本大学大学院教授・生命科学研究部細胞病理学
田丸	淳一	埼玉医科大学教授・総合医療センター病理部
中村	直哉	東海大学教授・医学部基盤診療学系病理診断学
西村	広健	川崎医科大学講師・病理学1
野口	寛子	手稲渓仁会病院・病理診断科主任医長
林	德眞吉	長崎県島原病院病理診断科
藤野	雅彦	名古屋第一赤十字病院・細胞診分子病理診断部長
細根	勝	日本医科大学多摩永山病院・病理部長
松野	吉宏	北海道大学病院・病理部長
宮内	潤	東京歯科大学教授・市川総合病院臨床検査科部長
物部	泰昌	川崎医科大学講師・病理学1
山田	梢	福岡大学医学部病理学

序

　近年，多くの大学では医学教育に新しい理念や手法が取り入れられています．それに伴って，医学を志す者自身が教材の中から問題点を発見し，それらを解決していくことによって学習を進め，生涯を通じて自己学習が可能となるように習慣づけを行う教育システムが構築されてきました．本書では，このような自己問題解決能力を培うための手段がすんなりと身に付くよう，新しいタイプの血液学の学習書を目指して各執筆者の先生方にご尽力いただきました．

　教材として，臨床症状と病理所見に基づき，文字通り"見逃してはならない"疾患症例を，骨髄系/リンパ系からバランスよく集めました．ともすると疾患名の羅列になりがちな血液疾患の解説書を，病理学の立場から重要なものに絞って，これまでの教科書とは違う観点からまとめてみました．診断の難易度も考慮しつつ，できるだけ重要な疾患の漏れがないように留意したつもりです．診断過程を追って考えを進めていくことにより，興味をもって読んでいただけることを期待しています．基本となる考え方から診断の思考過程，トピックスまで興味深く勉強できるように工夫し，平易な症例から難解な症例へと並べたつもりですので，楽しみながら理解していただけると幸いです．

　血液学の魅力は，血液像や形態像の美しさとともに，診断過程や病態の解釈がかなり論理的であることがあると思います．類似したように見える造血細胞の形態像も，各々の疾患で原因と結びついた有意な特徴をもっており，これらの情報をしっかりと理解して応用することで，"ぶれない診断能力"を養うことが可能になると考えています．

　本書の主たる読者対象は，若手病理医，内科系の後期研修医の方々が中心になると考えていますが，高学年の医学生の方々にも是非読んでいただきたいと思っています．ご執筆いただいた先生方にも，その点をご配慮いただき，丁寧かつ適切な解説をお願いいたしました．本文はQ&A形式で，まず主訴，臨床検査のデータ，病理所見などを提示します．その上で，病理医が診断に行き着くまでの思考過程について順を追って解説していきます．さらに，その疾患に関連する知識や発展的な内容にも触れ，総合的に血液病理に関する造詣を深めるものにしたつもりです．鑑別診断の際に問題となりうる点もよりはっきりするのではないでしょうか．

　執筆者の先生方のおかげで，非常に実践的な教科書ができあがったものと思っています．文末ではありますが，本書の編集にひとかたならぬご尽力をいただいた医学書院の関係者の方々に厚く御礼申し上げます．

2014年2月

編集者を代表して
北川　昌伸

目次

本書では，骨髄系／リンパ系疾患の病理診断難易度を考慮して症例を配列しております。難易度の低い症例（★）から順に並べ，最も難易度が高い症例が★★★★★となります。臨床で遭遇する頻度については，高いもの（★★★）から低いもの（★）の3段階で表示しています。本文を読まれる際には，難易度／頻度を参照されると，疾患に関する理解をより深めることができます。
なお，骨髄系／リンパ系疾患の病理学的な体系目次は別途一覧表にしておりますので，そちらをご参照ください（268-269頁）。

難易度★

症例1	60代，男性：胃全摘の既往，貧血（頻度★★★）	1
症例2	70代，男性：高齢者，貧血（頻度★★）	6
症例3	30代，女性：皮下出血，歯肉出血（頻度★★★）	11
症例4	20代，男性：若年者の汎血球減少（頻度★）	17
症例5	80代，男性：高齢者，徐々に進行する汎血球減少症（頻度★★★）	22
症例6	60代，女性：胃潰瘍の既往，血液検査にて異常（頻度★★）	30
症例7	50代，男性：健診にて白血球増多の指摘（頻度★★★）	37
症例8	70代，男性：はっきりとした感染症の病歴を示さないリンパ節腫脹（頻度★）	45
症例9	70代，女性：リンパ節腫大，発熱（頻度★★★）	49
症例10	30代，女性：頸部腫瘤（リンパ節腫脹），発熱（頻度★）	53

難易度★★

症例 11 80代，男性：易出血，易疲労感（頻度★★★） ………………………… 59

症例 12 60代，男性：血液検査で著明な顆粒球増多（頻度★） …………………… 65

症例 13 10代後半，男性：若年者の白血球増多（頻度★★） ………………………… 72

症例 14 50代，男性：健診で白血球増加の指摘（頻度★） ………………………… 78

症例 15 30代，男性：頸部腫瘤にて，近医を受診（頻度★★★） …………………… 87

症例 16 50代，男性：腹部膨満感，CTにて膵尾部の腫瘤を確認（頻度★★★） ……… 91

難易度★★★

症例 17 30代，男性：咽頭痛，悪寒，発熱（頻度★★） ……………………………… 99

症例 18 60代，女性：出血傾向，血小板減少症（頻度★★） ……………………… 105

症例 19 60代，男性：発熱，全身倦怠感（頻度★） ……………………………… 111

症例 20 60代，女性：健診にて血小板増多を指摘／経過観察中に脳梗塞を発症（頻度★）
　………………………………………………………………………………… 116

症例 21 70代，男性：全身倦怠感，体重減少，腰痛（頻度★★★） ……………… 122

症例 22 30代，女性：リンパ節腫脹を伴う不明熱（頻度★） ……………………… 130

症例 23 60代，男性：健診にて多発する潰瘍を発見（頻度★） …………………… 135

症例 24 40代，男性：リンパ節腫大，発熱（頻度★） …………………………… 143

症例 25 70代，男性：鼠径部に腫瘤を自覚して来院（頻度★） …………………… 147

| 症例 26 | 70代, 男性：手足の浮腫, 多関節痛, 足関節の腫脹にて来院 (頻度★) | 152 |

難易度★★★★

症例 27	20代, 男性：食欲不振, 発熱 (頻度★★)	159
症例 28	60代, 男性：近医にて赤血球増加の指摘 (頻度★★)	165
症例 29	50代, 男性：発熱, 労作時息切れ (頻度★)	172
症例 30	40代, 男性：健診にて白血球増多を指摘 (頻度★)	177
症例 31	50代, 男性：鼠経リンパ節の腫大, 肝臓癌の既往あり (頻度★)	183
症例 32	60代, 女性：鼻根部発赤腫脹, 鼻腔内腫瘤 (頻度★)	188
症例 33	70代, 女性：右殿部の圧痛を伴うしこり (頻度★)	199
症例 34	60代, 女性：不明熱, リンパ節腫脹は陰性 (頻度★)	204

難易度★★★★★

症例 35	60代, 女性：全身倦怠感, 動悸, 労作時呼吸困難 (頻度★)	207
症例 36	30代, 女性：造血幹細胞移植後の皮疹および下痢症 (頻度★★)	214
症例 37	50代, 男性：健診にて白血球数の増多を指摘 (頻度★)	221
症例 38	10代, 女性：咽頭痛, 感冒様症状 (頻度★★)	226
症例 39	20代, 男性：発熱, リンパ節腫瘍 (頻度★)	232
症例 40	50代, 女性：全身リンパ節腫大 (頻度★)	235

症例 41	70代，女性：リウマチ，貧血の進行(頻度★)	239
症例 42	40代，女性：全身倦怠感，発熱(頻度★)	245
症例 43	50代，女性：腹部膨満感，浮腫の自覚(頻度★)	251
症例 44	80代，男性：右前腕の暗紫色ドーム状皮膚腫瘤を主訴に来院(頻度★)	257

骨髄系／リンパ系疾患体系別 目次 ………………………………………… 268
索引 …………………………………………………………………………… 271

1. 胃全摘の既往，貧血

頻度 ★★★
難易度 ★

症例　60代，男性。

　7年前に胃癌で胃全摘術の既往あり。2，3か月前から労作時に息切れあり。近医にて貧血を指摘され紹介受診となる。2年前に人間ドックを行った際にも貧血を指摘されていた。そのときの血算は，WBC 3,200/μL，RBC 280万/μL，Hb 11.0 g/dL，Ht 35.0%，血小板 26.0万/μLであった。

　今回の血算では，WBC 3,000/μL，RBC 248万/μL，Hb 10.5 g/dL，Ht 32.0%，血小板 20.0万/μLと軽度ながら貧血が進行していた。同時に行った上部消化管内視鏡検査では吻合部潰瘍や胃癌の再発の所見は認められなかった。

　骨髄穿刺が実施された。塗抹標本像(図1-a～d)，穿刺吸引骨髄組織像(図2)を示す。以上の所見から，最も考えられる病理診断は何か？

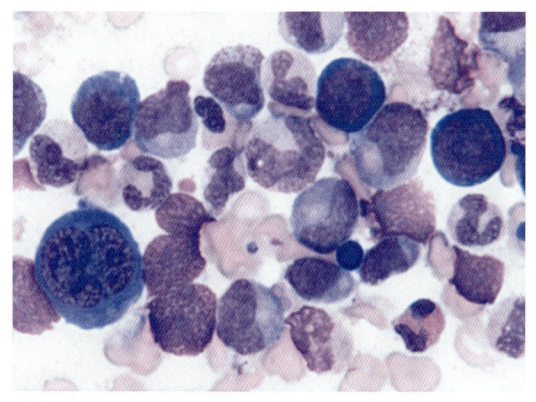

図1-a

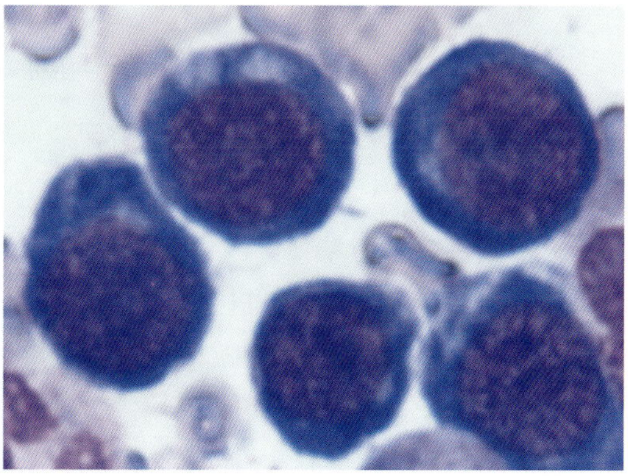

図1-b

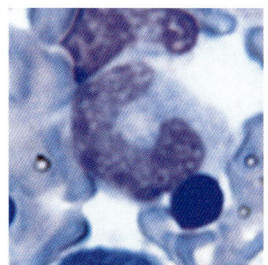

図1-c

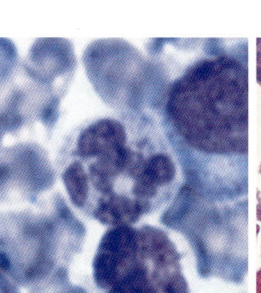

図1-d

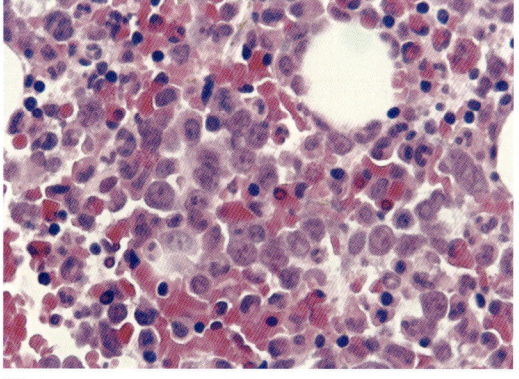

図2

解説

診断プロセス

臨床情報から貧血の病態は以下のように考えられる。平均赤血球容積（mean corpuscular volume：MCV）125 fL，平均赤血球ヘモグロビン濃度（mean corpuscular hemoglobin concentration：MCHC）39 を呈する大球性貧血で，胃全摘の既往があることよりビタミン B_{12} 欠乏による大球性貧血を疑う。

MCV（正常 80〜100）が 120 以上にもなるような大球性貧血では悪性貧血を疑うが，胃切の既往の有無を確認することが必要である。胃全摘によって内因子欠乏，ビタミン B_{12} 欠乏が起こるのは，術後 5〜8 年以降が多い。

表 1　胃全摘術後の貧血として小球性貧血，正球性貧血，大球性貧血をみたときに考えるべき病態

小球性貧血（MCV≦80）	鉄欠乏性貧血（胃全摘術を行うと，胃酸の減少や十二指腸をバイパスすることにより鉄吸収障害が起こるため，鉄欠乏性貧血も起こりうる）
正球性貧血（80≦MCV≦100）	胃の部分切除の場合には，吻合部潰瘍や残胃炎，残胃癌による出血性貧血も鑑別する必要あり。網赤血球の増加があれば，出血（や溶血）の可能性も考える。また，胃全摘の場合でも原疾患（腫瘍など）の再発などに伴う出血性貧血あるいは鉄欠乏性貧血とビタミン B_{12} 欠乏性貧血の合併による正球性貧血の可能性も考えられる。
大球性貧血（MCV≧100）	ビタミン B_{12} 欠乏性貧血

検査所見

ビタミン B_{12}，鉄，TIBC，フェリチンの検査所見により，胃全摘に伴う上記の病態の鑑別が可能である。本例ではビタミン B_{12} が 80 pg/mL（正常は 200〜900 程度）と低値であり，診断は確定できる。鉄欠乏性貧血の合併については，その他の検査所見（鉄↓，TIBC↑，フェリチン↓）で有無を判定できる。

病理所見[1]

骨髄は過形成性で，とくに赤芽球系の過形成が目立つ（図 2 再掲載）。無効造血のため幼若な細胞の増加がみられる。

赤芽球系はすべての成熟段階の細胞が大型化し，巨赤芽球性変化（megaloblastic change）を示す（図 1-a 矢頭，図 2 再掲載，黒矢印）。ビタミン B_{12} 欠乏のために核酸の代謝が障害されるため，細胞質に比して核の成熟が幼若なままにとどまる（成熟乖離）。このため大型で，細胞質が強い好塩基性，大型類円形核と非常に繊細な核クロマチンパターンを示す巨赤芽球（megaloblast）が認められる。成熟型の赤芽球では細胞質でヘモグロビンを合成が起こって赤血球と同様の色に（赤く）みられるにもかかわらず，脱核せずに核がとどまる変化もみられる（図 3）。

顆粒球系では大型（正常の2～3倍）の巨大後骨髄球（giant metamyelocyte）や巨大桿状核球（giant band）が出現する（図1-a 矢頭，図1-c，図2 再掲載，黄矢印）。また，過分葉核を有する好中球（5分葉以上）（図1-d 矢印）もみられる。

骨髄巨核球にも大型化と核の過分葉がみられる場合がある。数は正常ないしやや減少していることが多い。

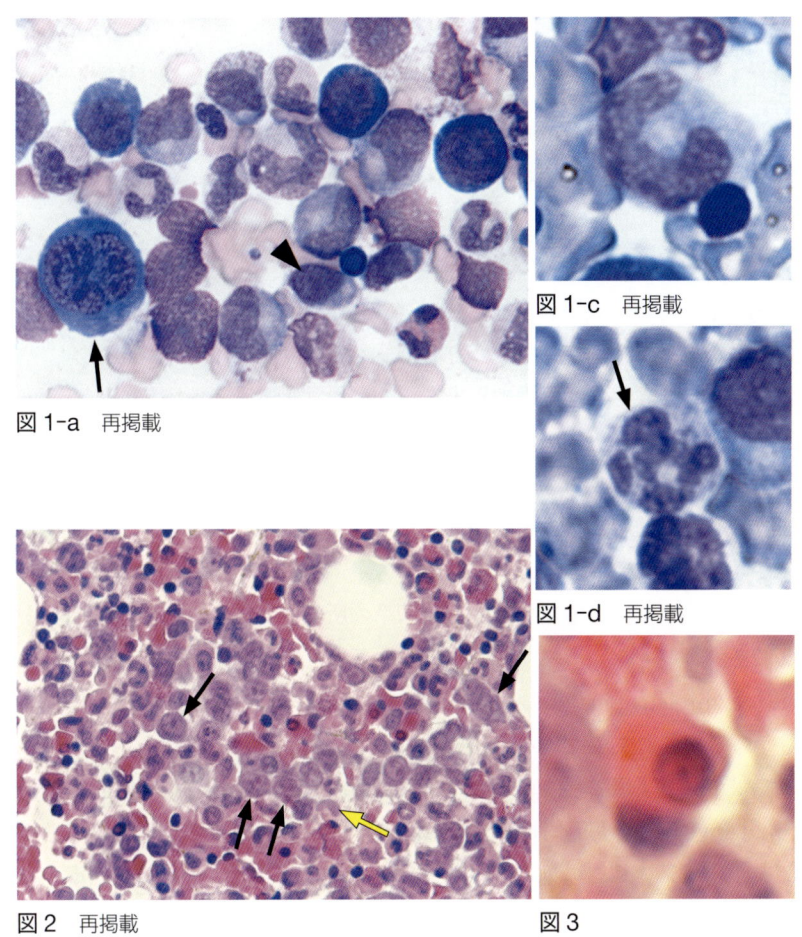

図1-a　再掲載

図1-c　再掲載

図1-d　再掲載

図2　再掲載

図3

> **Memo**　葉酸欠乏症
>
> アルコール依存症，腸管手術などに伴う吸収障害で起こり，ビタミンB_{12}欠乏の場合と同様に核酸合成障害が起こるため，巨赤芽球性貧血を呈する。ある種の薬剤投与に伴う副作用として巨赤芽球性貧血がみられることがある。

最も考えられる病理診断は何か

巨赤芽球性貧血，胃切後のビタミンB_{12}欠乏性貧血

治療・予後

治療(ビタミン B_{12} の投与)によって早期(2〜3日)に回復する。

鑑別診断・類縁疾患

● 悪性貧血(巨赤芽球性貧血)

　日本人には比較的少ない。貧血に伴う症状(労作時呼吸困難など)のほかに,舌痛,舌乳頭萎縮(Hunter 舌炎),手足のしびれ感などの神経症状(深部知覚障害と脊髄性運動失調症)を伴う。胃粘膜の萎縮,抗内因子抗体,抗壁細胞抗体出現(内因子の分泌不足によりビタミン B_{12} の吸収障害が起こる)。血液学的には白血球や血小板も減少することが多いが,ビタミン B_{12} の低下が原因で起こる大球性貧血という点では本例(胃全摘術後)と同一の病態であり,骨髄所見のみからでは鑑別が難しい。悪性貧血の歴史的側面をまとめた文献[2],悪性貧血の動物モデルとして実験的自己免疫性胃炎を紹介した文献もある[3]。

● 急性骨髄性白血病 M6　　　　　　　　　　　　　　　　　　　(32 頁参照)

　赤芽球系細胞の増加と幼若細胞の出現がみられ,巨赤芽球性貧血と類似した組織像を呈する。臨床情報が重要であることはもちろんだが,巨赤芽球性貧血でみられる,巨大後骨髄球,巨大桿状核球,過分葉核好中球などの顆粒球系の所見や巨核球の過分葉の所見がないことが鑑別の役に立つ。

　AML の M6(erythroleukemia)における骨髄の megaloblastic change の成因について分子生物学的基盤から考察した文献もある[4]。

　WHO 分類では FAB 分類の M6 に相当する acute erythroid leukemia を,Erythroleukemia(erythroid/myeloid)(M6a,骨髄有核細胞中の 50％以上を赤芽球系細胞が占め,同時に骨髄芽球が赤芽球以外の細胞の 20％以上を占める)と pure erythroid leukemia(M6b,未分化なあるいは前赤芽球様の形態を呈する未熟赤芽球系細胞が骨髄細胞の 80％以上を占める,骨髄芽球の増加はなく,赤芽球系細胞の異形成が目立つ)に分類している。

● 骨髄異形成症候群　　　　　　　　　　　　　　　　　　　　　(26 頁参照)

　MDS でも赤芽球系に巨赤芽球性変化を伴うことが多く,鑑別が必要となる。MDS の骨髄では巨赤芽球性貧血と異なる像として,赤芽球島の形成が不明瞭(グリコフォリンなどに対する免疫組織化学的染色をするとより顕著になる),幼若な顆粒球系細胞も骨梁周囲だけでなく全体に散在する,ときに幼若顆粒球系細胞の集簇(abnormal localization of immature precursors:ALIP)あり,アポトーシス像も散見される,骨髄巨核球系の形態異常として単核または低分葉核で小型のものが増加(巨赤芽球性貧血ではむしろ過分葉傾向),などが挙げられる。

● 溶血性貧血　　　　　　　　　　　　　　　　　　　　　　　（9頁参照）

　赤芽球の過形成がみられるが，すべての成熟段階のものが認められ，大型化や核・細胞質の成熟乖離はない。自己免疫性の場合にはリンパ球集簇巣が認められることがある。他の血球系には形態の異常はみられない。

● 鉄欠乏性貧血　　　　　　　　　　　　　　　　　　　　　　　（図3）

　軽度～中等度の赤芽球の過形成が認められ，小型の成熟型赤芽球が多数みられる。血球系の形態異常はみられない。

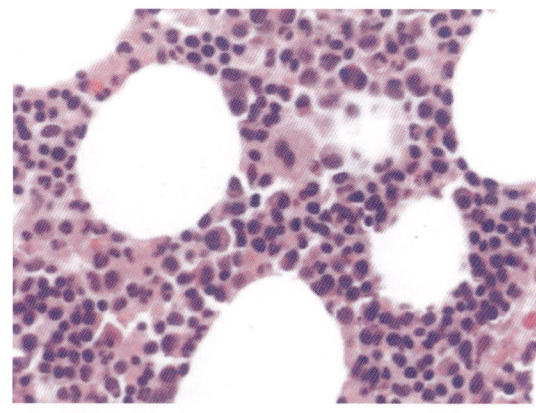

図3　鉄欠乏性貧血の組織像

● 再生不良性貧血　　　　　　　　　　　　　　　　　　　　　　（19頁参照）

　著明な低形成性骨髄を呈する。病理像の上からは鑑別の必要もないが，部位によって過形成性の造血巣がみられることがあるので要注意。血球系の形態異常はみられない。

> **Memo　Plummer Vinson 症候群**
>
> 　鉄欠乏性貧血でも舌炎による舌痛がみられることがある（Plummer Vinson 症候群：舌炎，口角炎，嚥下障害を3主徴とする）。

📖 文献

1. Leguit RJ, van den Tweel JG : The pathology of bone marrow failure. Histopathology 57(5): 655-670, 2010
2. Chanarin I : Historical review; a history of pernicious anaemia. Br J Haematol 111(2): 407-415, 2000
3. Alderuccio F, Sentry JW, Marshall AC, et al : Animal models of human disease; experimental autoimmune gastritis--a model for autoimmune gastritis and pernicious anemia. Clin Immunol 102(1): 48-58, 2002
4. Parry TE : On the pathogenesis of erythroleukaemia(H0493). Leuk Res 29(2): 119-121, 2005

（北川昌伸）

2. 高齢者，貧血

症例 70代，男性。

　健康診断で貧血を指摘され，近医受診となる。そのときの血算ではWBC 6,200/μL，RBC 418万/μL，Hb 11.4 g/dL，Ht 36.8%，MCV 88.0，MCH 27.3，網赤血球1.2%，血小板28.5万/μLを呈していた。検査成績では，血中総ビリルビン0.3 mg/dL，間接ビリルビン0.2 mg/dL，血清鉄42 μg/dL（基準値：45〜170），TIBC（total iron binding capacity：総鉄結合能）422 μg/dL（基準値：250〜450），血清フェリチン10.2 ng/mL（正常男性30〜300 ng/mL）。軽度の体重減少あり。既往歴には特記すべきことなし。

　骨髄穿刺が実施された。穿刺吸引骨髄組織像（図1）を示す。以上の所見から最も考えられる病理診断は何か？

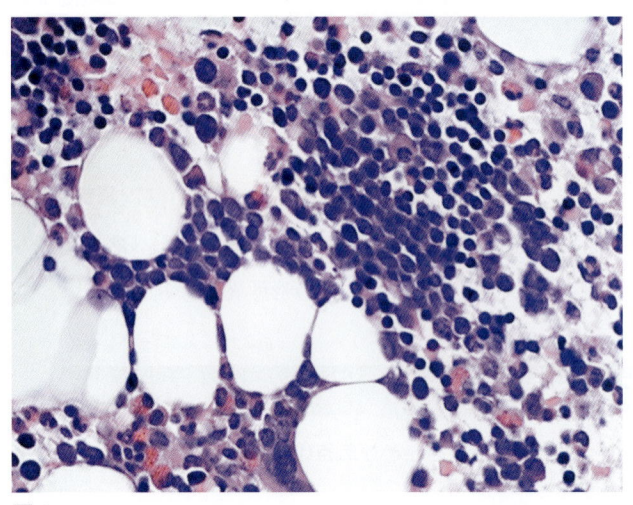

図1

解説

診断プロセス

平均赤血球容量（MCV）は 88.0 であり，正球性貧血であることがわかる。正球性貧血からは多くの鑑別が挙がる（後述する「鑑別診断」を参照）。穿刺骨髄像（図1）では赤芽球系細胞の増生が認められ，骨髄が貧血に反応した状態であることがわかる。高齢であることから，悪性腫瘍の合併を除外することを第一に考える。

検査所見

血清鉄 42 μg/dL（正常は 45～170）と低下，TIBC 422 μg/dL（正常は 240～390）は増加，血清フェリチンは 10.2 ng/mL と減少がみられる。貧血は小球性ではないものの鉄欠乏性貧血のパターンを示している。

網赤血球数は（正常は 0.5～1.5%）1.2% で正常範囲内に入っている。急性出血の場合は増加することが知られているので，本例には当てはまらない。比較的慢性に経過した出血の可能性は考えられる。

病理所見

C/F 比は約 2：1 と正形成性。M/E 比は約 1：1 で赤芽球系細胞の増生がみられる。幼若な赤芽球系の細胞は目立たない。分化段階の比較的そろった赤芽球からなる大きな赤芽球島が認められる（図1再掲載）。芽球の増殖や血球系細胞の異形成は認められない。

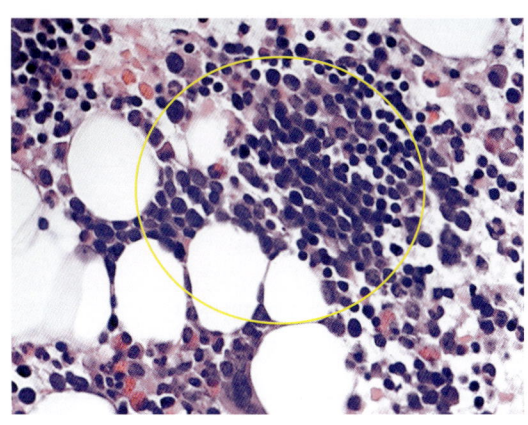

図1　骨髄穿刺材料の組織像（再掲載）
黄丸で囲まれた部分に N/C 比の高い赤芽球系の細胞が目立ち，島状となっている。成熟乖離や，幼若な細胞は認められない。また，相対的に成熟顆粒球は少ない。

最も考えられる病理診断は何か？

赤芽球系細胞の過形成性変化がみられ，正球性貧血に伴う2次的変化

治療・予後

さらに，悪性腫瘍について全身検索を行った。結果，胸部X線写真にて異常なし，尿所見に異常なし，便潜血が陽性であった。消化管内視鏡検査にて進行大腸癌が発見され，生検が行われた（図2）。最終診断は，進行大腸癌とそれに伴う出血による**鉄欠乏性貧血**であった。

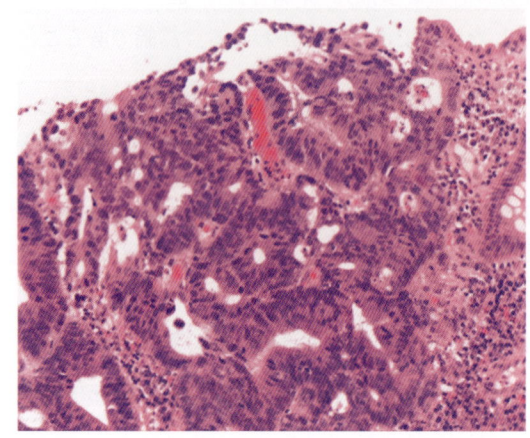

図2　大腸生検材料の組織像
腺管形成性の高分化腺癌を認める。

Memo　出血性貧血

高齢者の正球性貧血では，消化管出血による出血性貧血の頻度が高いので要注意。若年者でも消化性潰瘍（図3）などでは出血性貧血を起こす。急性出血では網赤血球数が増加するが，本例のように慢性の出血では増加せず，鉄欠乏性貧血の要素を伴う。

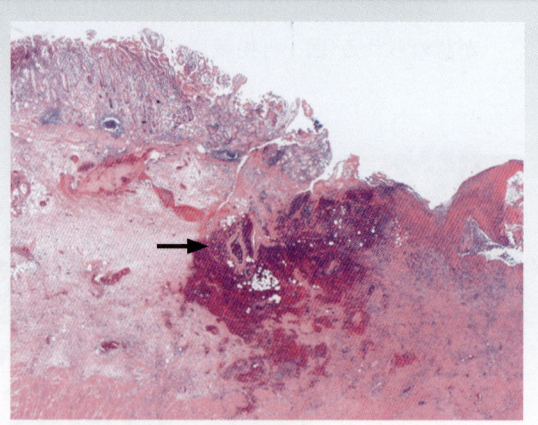

図3　出血性胃潰瘍の組織像
比較的太いレベルの動脈の破綻が認められる。

鑑別診断・類縁疾患

2次性貧血（続発性貧血）

骨髄は低形成を呈する．具体的には，①腎疾患におけるエリスロポエチンの低下，②慢性感染症（細菌性心内膜炎，肺結核，肺膿瘍，気管支拡張症，慢性腎盂腎炎，慢性骨髄炎，慢性真菌感染症など），③慢性非感染性炎症（関節リウマチ，全身性エリテマトーデス，リウマチ熱などの膠原病），④悪性腫瘍（癌，悪性リンパ腫，多発性骨髄腫），⑤肝疾患（肝硬変症，慢性肝炎），⑥内分泌疾患（甲状腺機能低下症，下垂体機能低下症，Addison病など），⑦低栄養・妊娠，などに伴い2次性の貧血をきたす．2次性貧血は小球性〜正球性貧血．血清鉄は低値，フェリチンは正常から高値．

溶血性貧血

骨髄像は出血性貧血と類似する．赤芽球系細胞の増生がみられる．出血を考えさせる所見が明らかでなく，血中の間接ビリルビンの増加やLDH高値があれば溶血性貧血を考える．自己免疫性溶血性貧血（autoimmune hemolytic anemia：AIHA）は，ハプトグロビン低値・クームズ試験陽性であれば診断確定に至る．この場合は，骨髄像にてリンパ球浸潤が目立つ場合がある（図4）．

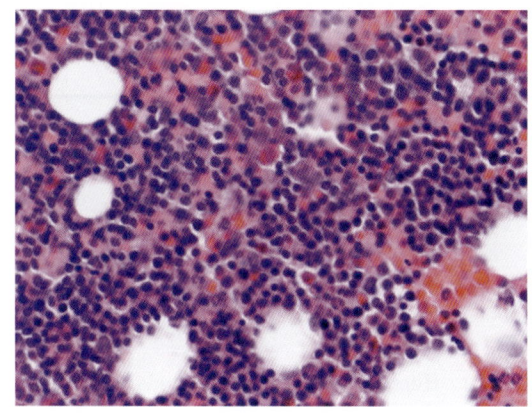

図4　自己免疫性溶血性貧血症例の骨髄組織像
赤芽球系細胞の増生が認められる．

先天的であれば遺伝性球状赤血球症（hereditary spherocytosis：HS）が考えられ，その他に微小血管病性溶血性貧血（microangiopathic hemolytic anemia：MAHA）や，発作性夜間ヘモグロビン尿症（paroxysmal nocturnal hemoglobinuria：PNH）などの可能性もある．

赤芽球系細胞の低形成（再生不良性貧血・赤芽球癆）　　（19頁参照）

再生不良性貧血の骨髄は，脂肪細胞が目立つ低形成性骨髄である．大部分が脂肪髄であり部分的に肥満細胞が散見されることがある．赤芽球癆では低〜正形成性骨髄を呈することが多く，cellularityに比して赤芽球系の著しい低形成がみられる．

急性白血病

骨髄中に幼若な芽球がみられる．残存する造血細胞は物理的に場所を占拠され，十分な造血ができない．また，多発性骨髄腫などでも，貧血が先行することがある．白血球数や検査成績，組織像などから鑑別は比較的容易である．

骨髄異形成症候群 (26頁参照)

骨髄中に異形成を伴う細胞を認める．骨髄は過形成性であることが多いが，無効造血によって末梢の赤血球は低下している．RAやRCMDの中には鑑別が難しい症例もある．

トピックス

■自己免疫性溶血性貧血（autoimmune hemolytic anemia：AIHA）

輸血後やアロ造血幹細胞移植の後にAIHAが起こりうることが知られており，起きやすい状況や注意点が示されている[1]．AIHA発症の詳細なメカニズムについては様々な可能性が示されているので，総説[2]を参照されたい．また，慢性リンパ性白血病（CLL）患者にプリンヌクレオシドアナログ（フルダラビンやクラドリビン）を投与した後，AIHAが20〜30%の頻度で発症することが示され，重症化することもあるため問題となった[3]．最近ではシクロホスファミドやリツキシマブとの併用でこのような合併症を減らすことができるとされている[4]．

AIHAの合併症として血栓塞栓が知られており，肺塞栓は致死的となる[1〜3]．また，AIHA患者ではリンパ増殖性疾患（DLBCL, marginal zone lymphomaやT-cell lymphoma）[5]やmyeloid malignancy[6]の発症リスクが高まるとする報告もある．

文献

1. Hoffman PC : Immune hemolytic anemia—selected topics. Hematology Am Soc Hematol Educ Program. 80-86, 2009
2. Barros MM, Blajchman MA, Bordin JO : Warm autoimmune hemolytic anemia ; recent progress in understanding the immunobiology and the treatment. Transfus Med Rev 24(3) : 195-210, 2010
3. Weiss RB, Freiman J, Kweder SL, et al : Hemolytic anemia after fludarabine therapy for chronic lymphocytic leukemia. J Clin Oncol 16(5) : 1885-1889, 1998
4. Dearden C, Wade R, Else M, et al ; UK National Cancer Research Institute (NCRI) ; Haematological Oncology Clinical Studies Group ; NCRI CLL Working Group : The prognostic significance of a positive direct antiglobulin test in chronic lymphocytic leukemia : a beneficial effect of the combination of fludarabine and cyclophosphamide on the incidence of hemolytic anemia. Blood 111(4) : 1820-1826, 2008
5. Anderson LA, Gadalla S, Morton LM, et al : Population-based study of autoimmune conditions and the risk of specific lymphoid malignancies. Int J Cancer 125(2) : 398-405, 2009
6. Anderson LA, Pfeiffer RM, Landgren O, et al : Risks of myeloid malignancies in patients with autoimmune conditions. Br J Cancer 100(5) : 822-828, 2009

（倉田盛人）

3. 皮下出血，歯肉出血

頻度 ★★★
難易度 ★

症例　30代，女性。

　2, 3か月前より特に誘因なく皮下出血斑を認め，最近では歯を磨くときに歯肉出血が気になるようになってきたため受診。薬剤使用歴はない。身体所見としては前胸部および前腕，下腿に点状出血を認める。肝脾腫なし。リンパ節腫脹なし。受診時施行した血算にてWBC 5,500/μL，RBC 360万/μL，Hb 11.0 g/dL，血小板 2.0万/μLであった。凝固系や肝機能・腎機能含めた生化学所見に異常なし。フィブリノゲン，FDP値異常なし。抗核抗体陰性。

　骨髄穿刺が施行された。塗抹標本(図1)，穿刺吸引骨髄組織像(図2)を示す。以上の所見から，最も考えられる病理診断は何か？

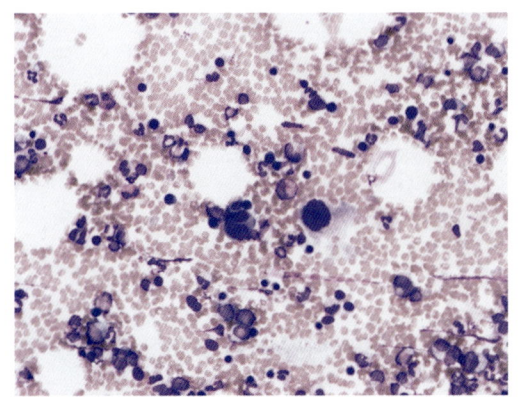

図1-a

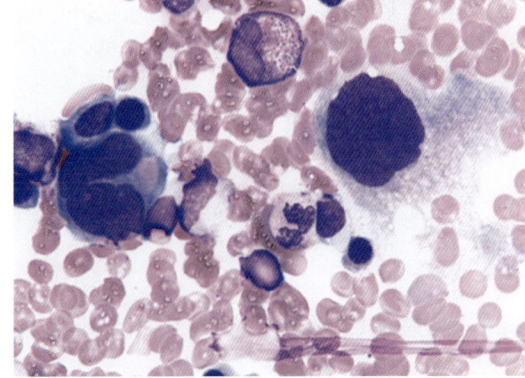

図1-b

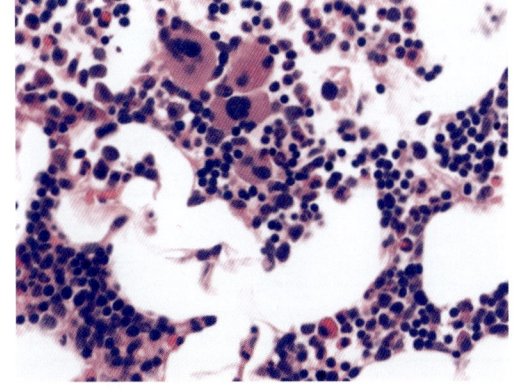

図2-a

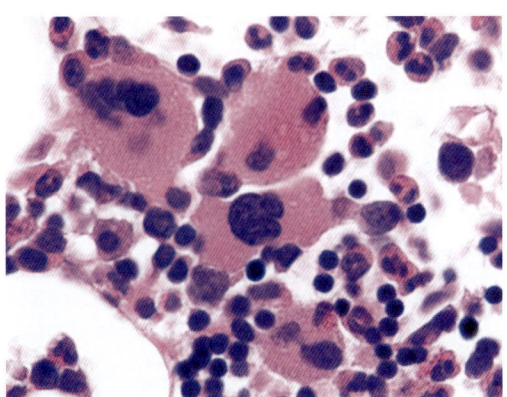

図2-b

解説

診断プロセス

検査データから，血小板が大幅に減少していることがわかる。

血小板減少は大きく分けて骨髄に起因する病態(産生障害)，末梢に起因する病態(破壊亢進ないし分布異常)に分けられる(表1)。

表1　血小板減少の原因別分類

a. 骨髄に起因する病態
・骨髄巨核球減少を伴う病態(血小板産生障害)　　薬物による骨髄抑制，再生不良性貧血，急性白血病，多発性骨髄腫，癌の骨転移 ・骨髄巨核球減少を伴わない病態(無効造血)　　骨髄異形成症候群，巨赤芽球性貧血
b. 末梢に起因する病態
・免疫学的機序による病態(破壊亢進) 　　特発性血小板減少性紫斑病(idiopathic thrombocytopenic purpura：ITP) 　　全身性エリテマトーデス(systemic lupus erythematosus：SLE) 　　薬剤アレルギー ・血小板消費亢進による病態 　　血栓性血小板減少性紫斑病(thrombotic thrombocytopenic purpura：TTP) 　　溶血性尿毒症症候群(hemolytic uremic syndrome：HUS) 　　播種性血管内凝固症候群(disseminated intravascular coagulation：DIC) ・分布異常(脾機能亢進) 　　肝硬変，Banti症候群

検査所見

本例では血小板2.0万/μLと低下している。一方RBCやHb，WBCは正常範囲内であり，血小板に限った異常であることがわかる。

病理所見[1]

骨髄は正形成性で骨髄巨核球数は正常ないし増加しており，赤芽球系および顆粒球系は数，形態ともに正常であり明らかな形態異常は認めない。巨核球は血小板分泌像に乏しい。白血病細胞などの異常細胞の増殖は認めない(図1-b，2-b再掲載)。

症例 3. 皮下出血, 歯肉出血

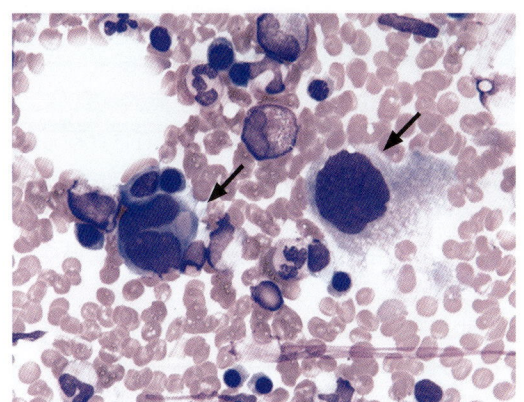

図 1-b　骨髄巨核球（↑）（再掲載）

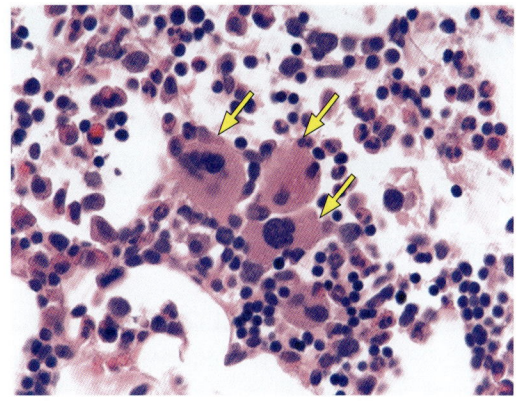

図 2-b　骨髄巨核球（↑）（再掲載）

最も考えられる病理診断は何か

特発性血小板減少紫斑病（idiopathic thrombocytopenic purpura：ITP）
上記検査・病理所見より末梢に起因する血小板減少であることがわかる（表 1-b を参照）。続いて末梢に起因する血小板減少の鑑別をすすめていくと，
・薬剤使用歴がないため薬剤アレルギーは否定的。
・抗核抗体陰性のため SLE も否定的。
・腎障害や発熱なく TTP や HUS 否定的。
・発熱なく血球貪食像もないため血球貪食症候群も否定的。肝機能障害や脾腫もなし。
以上より ITP と考えられる。

> **Memo　ITP の検査所見**
>
> 　ITP では血小板結合性免疫グロブリン G（PAIgG）が増量することが知られている[2]。ただし症例によっては増量しないこともあり，他方，ITP 以外の血小板減少症においても増量をきたしうるので注意が必要である。
> 　さらに厚生労働省の特発性凝固異常症に関する研究班による診断基準では，新しい検査法として，末梢血中の抗 GPⅡb/Ⅲa 抗体（血小板膜蛋白に対する自己抗体で PAIgG に比べて特異度が高い）産生 B 細胞の増加，血小板関連抗 GPⅡb/Ⅲa 抗体の増加，網状血小板（細胞質に RNA が残存する幼若な血小板）比率の増加，血漿トロンボポエチンは軽度上昇にとどまる（＜300 pg/mL）（再生不良性貧血では異常高値を示す）などの項目も挙げられている。

Memo　ITPの病態

　ITPでは血小板に対する自己抗体が主として脾で産生され，その抗体が結合した血小板が脾臓や肝臓に存在するマクロファージに貪食され（図3）破壊されることにより血小板減少が引き起こされる[2]。このように末梢性の要因により血小板が減少するため，骨髄ではむしろ反応性に巨核球の増加傾向を認める。また巨核球は血小板分泌像に乏しく，幼若型がみられる（図4）。抗血小板抗体は巨核球にも結合し，血小板産生能に悪影響を及ぼすとともに細胞傷害性に作用して巨核球をアポトーシスに導く可能性も考えられている。

　そのほか一部の症例において，巨核球の形態変化や大型のCD20陽性Bリンパ球の増加がみられるとの報告がある。具体的には巨核球の形態変化として，①巨核球の周囲をイガグリ様に放射状の突起状構造が取り囲む，②その突起の内側にはリング状に膜様の構造がみられる，③突起周囲に明暈haloの形成がみられ，突起の延長上に顆粒球が付着する所見がみられる，などと報告されている[3]。

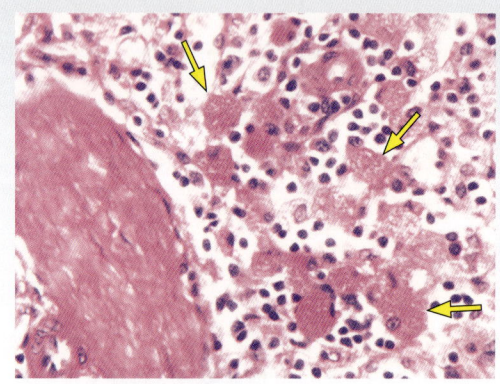

図3　ITPの脾（PAS染色）
PAS陽性の胞体を有する血小板貪食マクロファージの集簇像を認める。

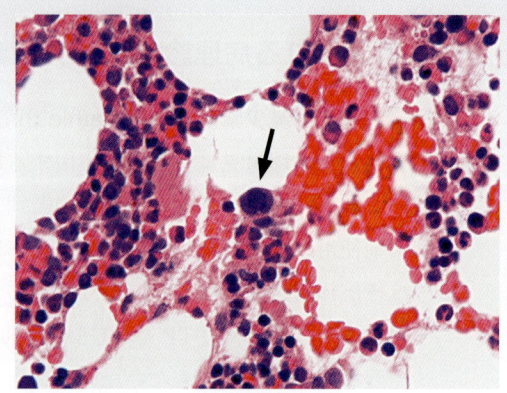

図4　幼若型の巨核球（↑）

治療・予後

　ITPの一部はピロリ菌感染と関連があることがわかっており（→トピックス参照），ピロリ菌陽性の場合は除菌療法が行われる。一方，ピロリ菌陰性，あるいは除菌しても血小板増加がみられない場合，血小板2万/μL以下または血小板数を問わず重篤な出血傾向ある場合は副腎皮質ステロイドホルモン投与や脾摘などを行い，それ以外なら経過観察とする。

　予後については急性型と慢性型により異なる。急性型は小児に多く認められ，発症前に上気道感染などの先行感染を認めることが多く，数週間ないし数か月で完治する。一方慢性型は成人女性に多く数年以上の経過を示し，ステロイドなどによる治療により約半数の患者は軽快するが，軽快と増悪を繰り返したり治療抵抗性を示す症例も多い[2]。

症例 3．皮下出血，歯肉出血

> **Memo　ITP の新たな治療**
>
> ITP に抗 CD20 モノクローナル抗体が有効とする報告がある[4]。また，トロンボポエチン経路の活性化も有効であったとする報告（トロンボポエチン自体の投与は抗体形成のため不適）があり，トロンボポエチン受容体作動薬も開発されている[5]。

鑑別診断・類縁疾患

● 再生不良性貧血　　　　　　　　　　　　　　　　　　　（19 頁参照）

骨髄での産生障害により血小板のみならず RBC，WBC も低下する（汎血球減少）。骨髄は低形成となり骨髄巨核球はほとんどみられない（図 5）。

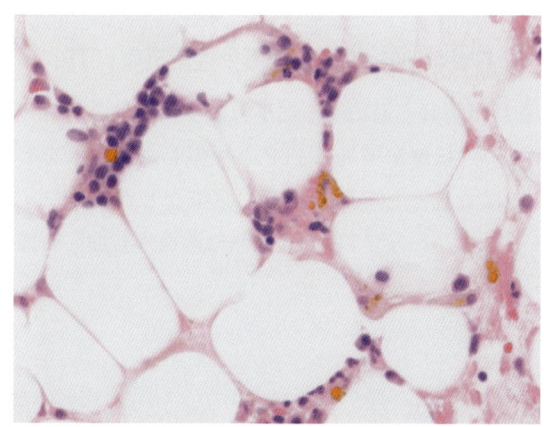

図 5　再生不良性貧血の組織像

● 骨髄異形成症候群　　　　　　　　　　　　　　　　　　（26 頁参照）

骨髄での無効造血により汎血球減少をきたす。骨髄は正から過形成性であり巨核球が増加することが多いため ITP との鑑別が問題となるが，MDS では巨核球を始めとして，赤芽球系や骨髄球系にも形態異常（異形成）が認められることが多い点が鑑別点となる（図 6）。また巨核球の小型化がみられる（micromegakaryocyte）。

> **トピックス　ITP とピロリ感染**
>
> 日本ではピロリ菌陽性 ITP 症例が中高年齢者以上に多く，それらの症例に対する除菌によって血小板数が増加する症例が 5〜6 割に達することが分かっており，ピロリ菌と ITP の関連については様々な免疫学的機序が推測されている[6]。

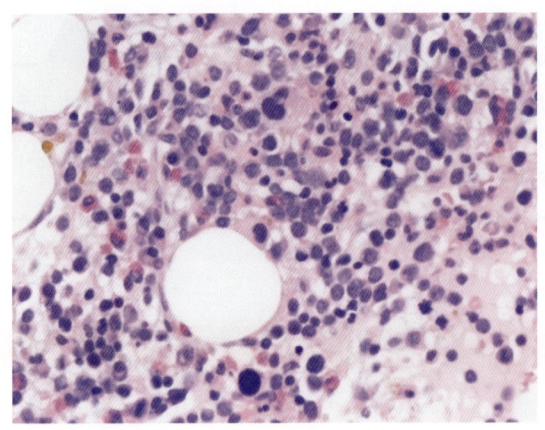

図6 骨髄異形成症候群の組織像

● 白血病／悪性リンパ腫，骨髄癌転移

骨髄における腫瘍細胞の増殖により正常造血が抑制され，汎血球減少が起こる。

● 播種性血管内凝固症候群（DIC）(108頁参照)，血栓性血小板減少性紫斑病（TTP）

いずれも全身性に微小血栓が形成され，消費亢進による血小板減少が起こる。骨髄は経過に伴って反応性に過形成性となり小型の巨核球が増加しITPと類似した組織像をとる。鑑別には臨床所見が重要であり，DICでは背景として悪性腫瘍や感染などがありフィブリノゲン低下，FDP値増加などがみられること，一方TTPでは発熱や溶血性貧血，腎障害などが起こることが鑑別点となる。

📖 文献

1. Leguit RJ, van den Tweel JG : The pathology of bone marrow failure. Histopathology 57 : 655-670, 2010
2. 杉本恒明, 小俣政男, 水野美邦：内科学（第8版）．pp1902-1904, 朝倉書店, 2003.
3. 伊藤雅文, 市橋亮一, 他：ITPと脾臓．病理と臨床 22(12)：1272-1275, 2004
4. Stasi R : Rituximab in autoimmune hematologic diseases ; not just a matter of B cells. Semin Hematol 47 : 170-179, 2010
5. Ghanima W, Bussel JB : Thrombopoietic agents in immune thrombocytopenia. Semin Hematol 47 : 258-265, 2010
6. 藤村欣吾：出血性疾患；診断と治療の進歩；Ⅳ後天性疾患の診断と治療；1. 突発性血小板減少性紫斑病．日内会誌 98(7)：1619-1626, 2009

〔阿部志保〕

4. 若年者の汎血球減少

頻度 ★
難易度 ★

症例 20代, 男性。

　貧血症状と皮下出血を主訴で近医受診し, 汎血球減少を指摘されて紹介受診となった。これまでに学校検診などで貧血や血球減少を指摘されたことはなく, 特記すべき既往歴もない。

　採血では, WBC 1,140/μL (好中球25％, リンパ球74％, 単球1％), RBC 205万/μL, Hb 6.5 g/dL, MCV 81.9, 網赤血球6‰, 血小板1.8万/μL, LDH 184 IU/L, T-bil 1.9 mg/dL, 血清鉄およびフェリチンは軽度上昇し, ハプトグロビンは正常の範囲内だった。

　骨髄穿刺では有核細胞数 (NCC) 0.9万/mm^3 と著減しており, 巨核球カウントは0/mm^3。ほとんどの細胞は小型リンパ球で, 異型細胞の出現はなく, 血球貪食像は認めなかった。

　骨髄生検が施行された。HE染色では, 完全な脂肪髄で, リンパ球が散在性に残存するが, 造血細胞は認められない (図1, 2)。以上の所見から, 最も考えられる病理診断は何か?

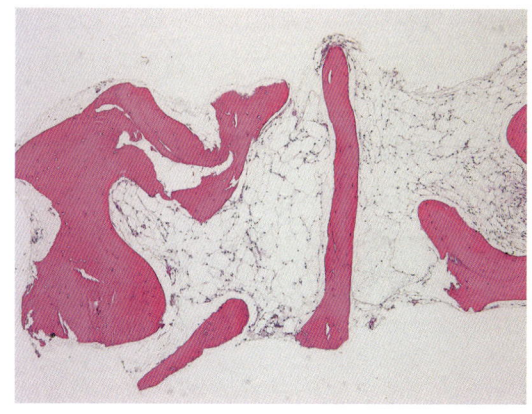

図1

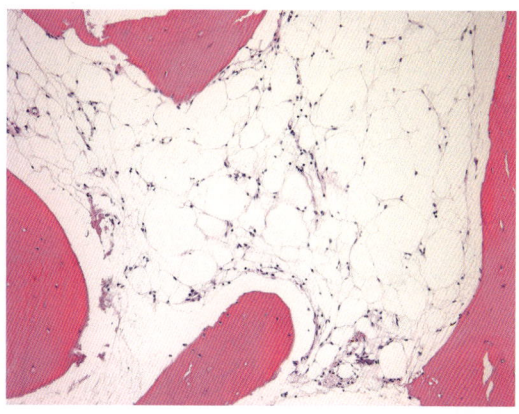

図2

解説

診断プロセス

既往歴のない若年者の汎血球減少で，異型細胞の出現はみられない．貧血は正球性か，ときに大球性．骨髄穿刺では NCC が低値で末梢血混入となりやすい．骨髄生検が施行され，著明な脂肪髄を呈しており，再生不良性貧血を疑い，他の低形成骨髄を示す疾患を除外していく．

検査所見

採血は汎血球減少を呈し，骨髄は低形成で，巨核球を認めず，異型細胞はみられない．ビリルビンの上昇はなく，ハプトグロビンは正常範囲内で，溶血を示唆する所見はなく，血清鉄およびフェリチンは鉄利用障害を反映して軽度上昇する．

病理所見

骨髄は低形成で，造血細胞が少ないことから骨髄穿刺では末梢血の混入を起こしやすい．そのため，塗抹細胞のみで診断することは困難で，確定診断には骨髄生検が行われる．組織学的には脂肪髄を呈し，著明な低形成骨髄となる．残存している細胞はリンパ球が主体で，マクロファージが散見され，造血不全を反映して肥満細胞が目立ってくる(図3)．巨核球および分化型顆粒球である分葉核球は，通常，認められない．赤芽球島は病初期には残存している場合もある．免疫組織化学では，残存している細胞の多くは CD8 陽性の T 細胞で(図4)，CD34 陽性の骨髄芽球はみられない(図5)．また，CD42b や CD41 といった巨核球マーカーで，HE 染色では同定が困難な微小巨核球や単核小型巨核球を検索しても，通常は認められない．

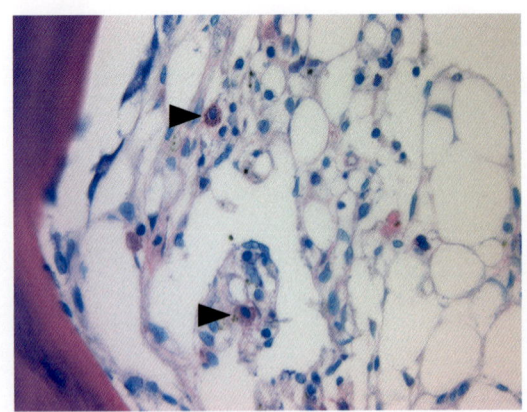

図3　ASD-ギムザ染色
ASD 強陽性の顆粒を胞体にもつ mast cell がみられる．

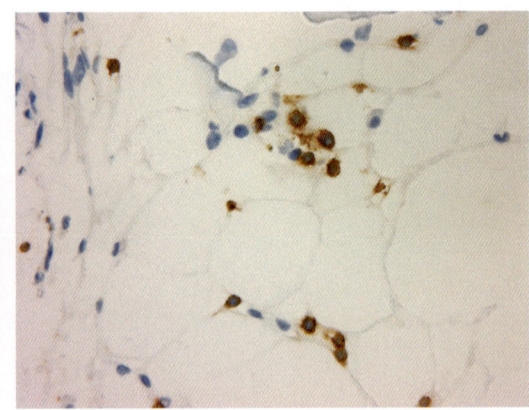

図4　CD8 免疫染色
残存する多くの細胞が CD8 陽性の T リンパ球．

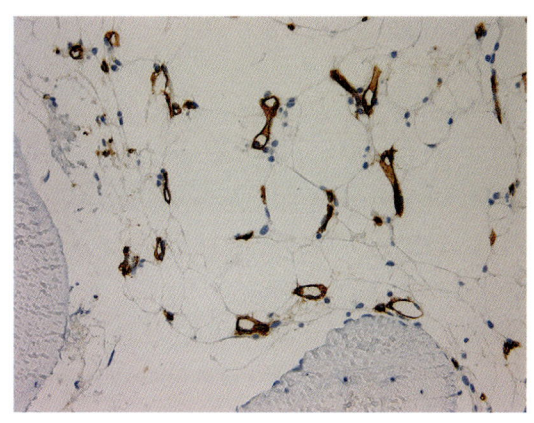

図5　CD34 免疫染色
血管壁のみ陽性を示す。

最も考えられる病理診断は何か？

既往歴のない若年者が汎血球減少を呈し，骨髄は著明な脂肪髄で，CD42b 陽性の巨核球は検体中に認めなかった。CD34 陽性の芽球は指摘できず，**再生不良性貧血**と診断した（図6）。

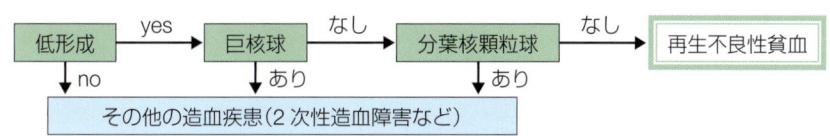

図6　診断フローチャート

病態生理

再生不良性貧血は，造血幹細胞の減少をきたす造血不全により，汎血球減少を呈する疾患で，Fanconi 貧血に代表される先天性造血不全症候群と，後天性に分けられる。後天性のものは，感染（特に肝炎）や化学物質（ベンゼン，薬剤）などに起因する二次性のものと，原因が特定されない特発性に分け，特発性のものが約9割と大半を占める。

臨床調査個人票を用いた2006年の解析では，日本における患者数は約11,000人で，年間新規患者発生数は100万人あたり6人前後だった。この発症頻度は欧米諸国に比べて2〜3倍も多く，日系アメリカ人との比較から，環境因子による可能性が示唆されている。性差は，女性が男性の約1.5倍多いが，20歳未満の若年者では性差が明らかではない。年齢別では，男性は10代と60代に，女性は20代と60歳前後にピークがある。重症度分類では，半数以上が重症度 stage 1 だが，男性では stage 3 以上の割合が多い[1]。

造血幹細胞の自己抗原を認識する細胞傷害性 T 細胞（cytotoxic T cell：CTL）によって，造血幹細胞が傷害され，造血不全をきたすと考えられており，自己免疫疾患の側面をもつ。

成人症例では約半数が HLA-DR15 を保有し，数種類の自己抗体が判明しているほか，新たな自己抗原の検索も行われている。また CTL が造血幹細胞を直接傷害する以外に，CTLを抑制制御する T 細胞の減少や，患者血清中のインターフェロン γ（IFNγ），腫瘍壊死因

子α（TNF-α）といったサイトカインの上昇が報告されている。

　T細胞による細胞傷害という免疫病態を反映するマーカーとして，発作性夜間血色素尿症（paroxysmal nocturnal hemoglobinuria：PNH）形質をもつ血球がある。PNH型の血球は，GPIアンカー膜タンパクを欠き，CTLとの接着が妨げられるため，CTLによる傷害を逃れることができる。このため再生不良性貧血の患者では，CTLに傷害されないPNH血球が相対的に増加するとされている。具体的にはCD55－，CD59－，CD11b＋の顆粒球およびCD55－，CD59－，glycophorin A＋赤血球を指し，フローサイトメトリーで検出する。健常者でも検出されうるが，CD11b＋顆粒球とglycophorin A＋赤血球に占める割合はいずれも0.003％未満ときわめて少ない。再生不良性貧血患者では約半数に0.01％以上のPNH型血球を認め，このような微小PNH型血球をもつ症例は免疫抑制療法に対する反応性が有意に高く，無病生存率も有意に高いことが報告されており，予後予測と治療選択に有用な所見となっている[2]。

治療方針・予後[3]

　血球減少の程度から重症度分類が行われ，重症度と年齢によって治療方針が決定される。治療は輸血や造血因子（G-CSF製剤）といった支持療法と，造血回復を目指す治療に大別され，軽症で支持療法が不要な症例では，無治療経過観察もありうる。造血回復を目指す治療としては，免疫抑制療法と造血幹細胞移植が中心となる。

　免疫抑制療法は，抗ヒト胸腺細胞グロブリン（ATG）単剤またはATGとシクロスポリン（CyA）の併用による治療で，ATG投与中は副腎皮質ステロイドが併用されるが，ステロイドパルス療法は現在では用いない。造血幹細胞移植は重症度stage 3以上の，40歳未満でHLA一致同胞を有する症例では良好な移植後生存を得られるため，治癒を目指して選択されるが，その適応は年齢とドナーの有無を加味した上で決定される。免疫抑制療法では診断から治療開始までが短いほど治療反応性が高く，造血幹細胞移植では総輸血量が少ないほど予後良好であることが示唆されており，診断・治療にはある程度の速度も重要である。

　支持療法の発達により長期予後は改善しており，約7割が輸血不要となる改善がみられ，9割近くが長期生存を期待できる。しかし，骨髄移植が適応にならず，免疫抑制療法にも反応しない患者の治療という課題が残されている。また，免疫抑制療法後の長期生存例について，欧米に比して低率とされているものの，骨髄異形成症候群や急性骨髄性白血病，PNHへの移行が観察される。支持療法に関しても輸血依存による鉄過剰症の問題がある。

鑑別診断・類縁疾患

● 二次性造血障害

　低栄養障害，感染症，悪性腫瘍，腎障害，薬剤などさまざまな原因による二次性造血障害は，多くが低形成骨髄となり，特に高齢発症の症例で鑑別が必要となる。細胞密度が不均一

な低形成髄を示し，脂肪細胞の膠様変性を伴いがちで，造血細胞は小型なことが多い．栄養障害や薬剤性では血球の成熟障害がしばしばみられる．膠様変性の有無や，成熟巨核球と分化型顆粒球の有無から鑑別する．

● 低形成骨髄異形成症候群

成人のMDSで低形成髄を示す症例は10%前後と少ないが，芽球の増加を伴わず，異形成の弱い不応性貧血（refractory：RA）が低形成骨髄を示す場合には鑑別が必要になる．また小児MDSは低形成のものが主体で，特にWHO分類で小児不応性血球減少症（refractory cytopenia of childhood：RCC）として取り上げられているような，低形成で異形成が弱く，芽球の増加がほとんどないものとは，鑑別が問題になる．低形成髄であることと，細胞質の広い成熟巨核球が減少することは再生不良性貧血と共通するが，MDSでは異形成として赤芽球に巨赤芽球性変化がみられることや，免疫組織化学的に単核小型または微小巨核球が同定できれば鑑別が可能になる（図7, 8）．

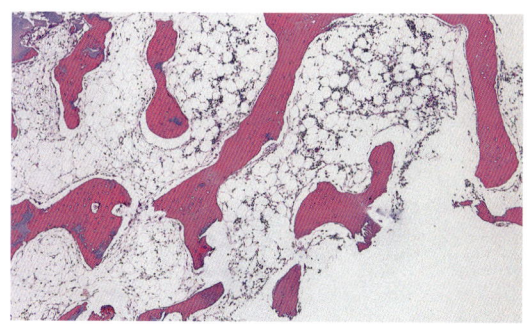

図7　RCCのASD-ギムザ染色
完全な脂肪髄領域と，造血細胞が残存する領域が斑状にみられるpatchy patternの低形成を示す．

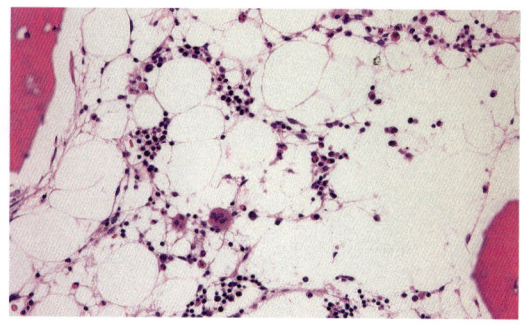

図8　RCCのASD-ギムザ染色
造血細胞が残存する領域には，ごく軽度の異型を伴った巨核球が残存し，成熟顆粒球（分葉核球）も認められる．

● 低形成急性骨髄性白血病

低形成骨髄で急性白血病の定義をみたす芽球の増加を伴うものを指し，WHO分類では独立性を認められていないが，造血不全の要素が強く，臨床的にも鑑別が必要になる．骨髄は低形成で，成熟巨核球の減少を伴うが，NC比の高い異型芽球が脂肪細胞の辺縁に沿うように分布する．芽球は通常CD34陽性で，免疫染色で芽球を同定することにより鑑別できる．

📖 文献

1. 小澤敬也，他：特発性造血障害に関する調査研究 平成19年度 総括・分担研究報告書．厚生労働省，2008
2. Sugimori C, et al：Minor population of CD55-CD59- blood cells predicts response to immunosuppressive therapy and prognosis in patients with aplastic anemia. Blood 107(4):1308-1314, 2006
3. 中尾眞二，他：再生不良性貧血診療の参照ガイド．臨床血液47(1)：27-46, 2006

（江中牧子）

5. 高齢者，徐々に進行する汎血球減少症

頻 度 ★★★
難易度 ★

症例 80代，男性。

5年ほど前より近医にて血小板減少を指摘されるも放置。最近徐々に労作時に息切れを感じるようになり，受診となる。

血算では，WBC 3,200/μL，RBC 300万/μL，Hb 9.0 g/dL，Ht 30.0％，血小板 3.5万/μLであった。白血球では，好中球 38.0％，好酸球 1.0％，好塩基球 1.0％，リンパ球 53.0％，単球 6.0％，芽球 0.5％で，網赤血球 2.9％であった。骨髄穿刺吸引が実施された。塗抹標本像（図1），穿刺吸引骨髄組織像（図2）を示す。以上の所見から，最も考えられる病理診断は何か？

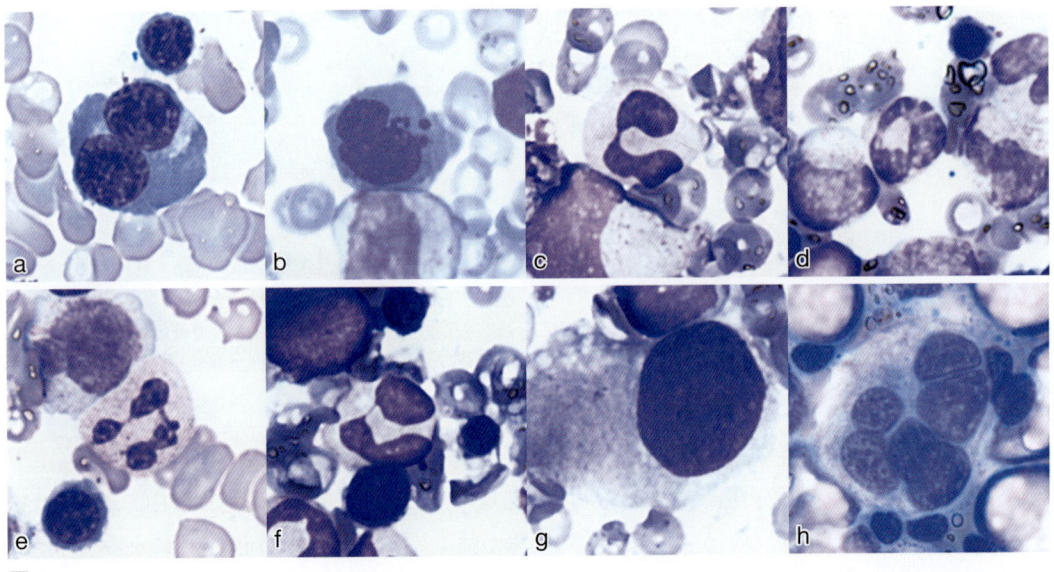

図1

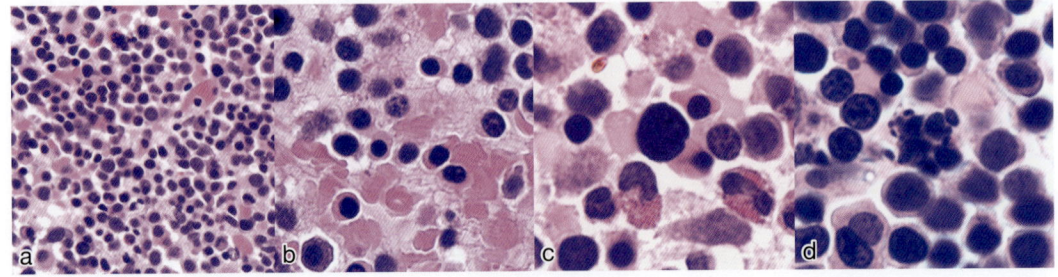

図2

解説

診断プロセス

　臨床情報から汎血球減少症の病態は以下に考えられる。平均赤血球容積(MCV) 100 fl, 平均赤血球ヘモグロビン濃度(MCHC) 30 の正球性正色素性貧血で網赤血球は減少していない。好中球減少の目立つ白血球減少, 少数ながら芽球の出現と血小板減少がみられる。

　造血系疾患による汎血球減少症では, 再生不良性貧血, 骨髄異形成症候群(MDS), 急性白血病などを鑑別する必要がある。再生不良性貧血では一般的に芽球は出現せず, リンパ球の相対的増加がみられ, 網赤血球は減少する。MDSから移行した急性白血病の可能性は残るが, 通常の急性白血病でこれほど閑徐に血球減少が進行することはない。

検査所見(表1)

表1　汎血球減少症の鑑別(末梢血所見を中心に)

まず確認すべき病態	骨髄検査を行って診断を確定すべき疾患
脾腫：肝硬変, 特発性門脈圧亢進症, 悪性リンパ腫, サルコイドーシス ■ポイント：貧血, 白血球減少は軽度。白血球分画は正常。 感染症：粟粒結核, 全身性真菌感染症, 重症敗血症, ウイルス感染症など ■ポイント：発熱の有無。炎症反応。リンパ球の著明な減少(粟粒結核, HIV感染)。 膠原病：SLE ■ポイント：既往。症状。 血液凝固異常, 二次性病態：DIC ■ポイント：血小板減少が高度。D-ダイマー高値。重症感染症(敗血症), 急性白血病とくに急性前骨髄球性白血病(acute promyelocytic leukemia：APL), 血球貪食症候群などに合併しやすい。 血液疾患：PNH ■ポイント：症状。網赤血球の増加。溶血性貧血の鑑別(213頁参照)。	再生不良性貧血 ■ポイント：比較的ゆっくりと進行する汎血球減少。リンパ球の相対的増加。網赤血球は減少。 骨髄異形成症候群 ■ポイント：高齢者。徐々に進行する汎血球減少。末梢血中に芽球出現。 急性骨髄性白血病 ■ポイント：急激な発症。好中球の著明な減少と芽球の出現(末梢血中の芽球の頻度はまちまちで, 早期にはほとんど認めない例もある)。発症早期には白血球数は増加せず減少することがある。 多発性骨髄腫および癌や悪性リンパ腫の広範な骨髄転移・浸潤 ■ポイント：末梢血中に赤芽球, 幼若骨髄球系細胞が出現。骨髄腫では, 骨痛, 血清免疫電気泳動でM蛋白, 尿中Bence Jones蛋白。 MPN(骨髄線維症) 巨赤芽球性貧血 血球貪食症候群 ■ポイント：高度の汎血球減少。高熱。肝障害。骨髄ではマクロファージによる血球貪食像。原因としては感染症(特にウイルス), 悪性腫瘍(特に悪性リンパ腫), 膠原病などが多い。

　実際には検査所見で汎血球減少症があったら, まず肝硬変などの脾腫(脾機能亢進症)をきたす疾患, 重症感染症, 全身性エリテマトーデス(systemic lupus erythematosus：SLE), 播種性血管内凝固症候群(disseminated intravascular coagulation：DIC), 発作性夜間ヘモグロビン尿症(paroxysmal nocturnal hematuria：PNH)などの可能性がないかを確認し, 否定的であれば造血系疾患を疑って骨髄検査を行う。

汎血球減少が高度で，高熱があれば，重症感染症，急性白血病，血球貪食症候群などを疑う。一方，脾機能亢進症では，貧血，白血球減少は軽度であることが多く，白血球分画は正常である。

病理所見[1]

【塗抹標本】

本疾患で塗抹標本の観察によって認められる血球系細胞の形態異常を表2にまとめる。図1には，左上から二核赤芽球(a)，赤芽球の核断片化(b)，顆粒球の脱顆粒(c)，環状核顆粒球(d)，過分葉好中球(e)，pseudo-Pelger 核異常(f)，小型単核巨核球(g)，分離円形核巨核球(h)を示す。特発性造血障害に関する調査研究班は，「不応性貧血(骨髄異形成症候群)の形態学的異形成に基づく診断確度区分と形態診断アトラス」(朝永万左男，松田晃編)を刊行しており，日本検査血液学会ホームページからダウンロード可能である。代表的な骨髄血球細胞像が詳細に紹介されているので参考にしてほしい(http://www.jslh.com/MDS.pdf)。

表2　MDSにみられる血球系細胞形態異常

赤芽球系	巨赤芽球様変化，多核巨大赤芽球，核間染色質橋，核の断片化，核の辺縁不整，核融解像，環状赤芽球，PAS陽性赤芽球
顆粒球系	偽ペルゲル pseudo-Pelger 核異常(低分葉核好中球)，脱顆粒，過分葉，輪状核，2核好中球，巨大好中球
骨髄巨核球系	単核微小巨核球，二核小型巨核球，単核小型巨核球，単核巨核球，分離円形多核巨核球

【組織標本】

骨髄は正ないし過形成性で(本例は過形成性)，無効造血(骨髄での造血は行われているのに末梢血では血球減少)が特徴である。M/E 比は軽度に増加している。正常な骨髄の造血細胞は，赤芽球系，顆粒球系，骨髄巨核球系の3系統の細胞が統制のとれた構成・分布をしているが，本疾患の骨髄では3系統の細胞の構成や分布に異常を認めることが重要な所見の1つである(図2-a)。このような所見は組織像をみないとわからないことであり，本疾患の診断における組織所見の重要性を示している。

赤芽球系：赤芽球島が骨梁近くに認められたり，島の形成自体がはっきりせず，赤芽球がバラバラに分布する像が認められる。非常に大型化した赤芽球島がみられることや，島が同一分化段階の赤芽球のみで構成されることもある。

環状鉄芽球とは核周囲1/3以上にわたって核に沿った鉄顆粒を認める赤芽球(特発性造血障害に関する調査研究班・不応性貧血(骨髄異形性症候群)の形態学的診断基準作成のためのワーキンググループ)，あるいは核に沿って5個以上の鉄顆粒が存在する赤芽球を指す〔International Working Group on MDS Morphology (IWG-MDS)の定義〕。通常，鉄染色を行った骨髄塗抹標本で赤芽球100個以上を観察し，環状鉄芽球陽性率を算定して診断を行う

が，良好な標本では穿刺吸引骨髄組織標本でも同定が可能である。

顆粒球系：幼若な細胞が増加し，成熟型の細胞は相対的に減少している。正常骨髄では幼若な顆粒球系細胞は骨梁付近や動脈周囲に多く分布するが，本疾患では骨梁から離れた造血巣中央部にも認められ，分布が乱れている。骨髄芽球ないし幼若細胞が3～5個以上集簇する所見をabnormal localization of immature precursors（ALIP）とよび，急性白血病への移行の予測因子とされている。

骨髄巨核球系：数と密度が増加することが多く，本例でも認められる。正常ではみられない巨核球の数個以上の集簇巣が認められる。また本来巨核球が存在しない骨梁近くや動脈周囲にも存在する場合があり，診断の助けになることがある。

また塗抹標本の項でも示したとおり，本疾患では3系統の血球細胞に形態異常が認められることも特徴である。組織標本では赤芽球系と巨核球の形態異常がとらえやすく，顆粒球系細胞については判断が難しい。

赤芽球系：核の分葉化や断片化を認めることがある。また，巨赤芽球性変化として細胞質に比して核の成熟が幼若なままにとどまる像がみられる（成熟乖離）。写真（図3-a）に示すように成熟型の赤芽球では細胞質でヘモグロビン合成が起こって赤血球と同様の色に（赤く）みられるにもかかわらず，脱核せずに核がとどまる。やや大型で，細胞質が強い好塩基性，大型類円形核と非常に繊細な核クロマチンパターンを示す巨赤芽球（megaloblast）様細胞も認められる。

顆粒球系：組織切片では核の分葉の異常や顆粒の変化（減少）などはわかりにくい。

骨髄巨核球系：クロマチン凝集を伴う小型の単核あるいは低分葉核を有する巨核球が増加する（図3-b）。1割以上の巨核球に形態異常がある場合に有意と考える。また，前骨髄球以下程度の大きさの微小巨核球（micromegakaryocyte）の出現は，HE染色のみでは同定困難なことが多いため巨核球抗原（CD41，CD42b，CD61など）に対する免疫組織化学的染色も必要となるが，診断的意義が高い。成熟巨核球では分離円形多核巨核球（円形多数の核が分離して大型の細胞質内に存在する）が認められることがあり，これも重要な所見の1つである。

本疾患における無効造血の原因は，造血細胞に高頻度に認められるアポトーシスによると

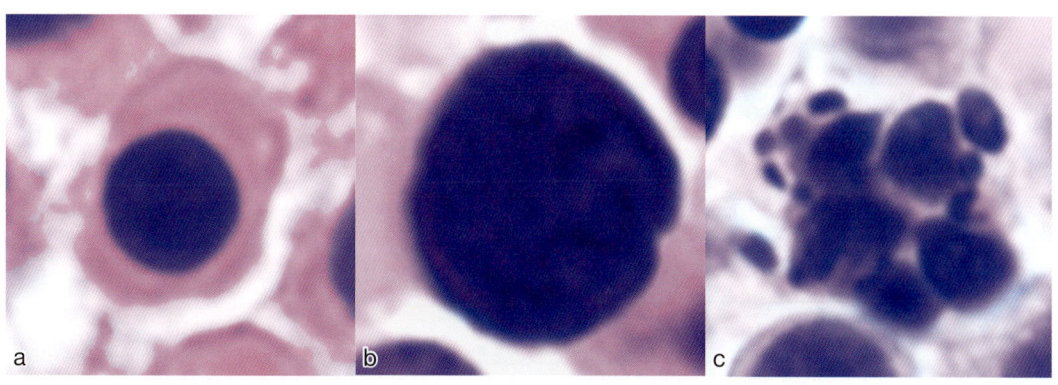

図3

考えられている[2]。アポトーシスはHE染色では核の断片化や核クロマチンの核周囲への凝集として認められる（図3-c）が，TUNEL染色やcleaved caspase 3に対する免疫組織化学的染色を行うとさらにはっきりする。また造血細胞のアポトーシス亢進に関連して，間質のマクロファージ系細胞の増加が認められることも本疾患の特徴である。一部の症例では間質の好銀（細網）線維の増加を伴うことがあり，MDS with fibrosis（Memo参照）とよばれる。

最も考えられる病理診断は何か

骨髄異形成症候群（myelodysplastic syndromes：MDS），RAEB-1
〔表3，4，図4〕

表3　MDSのWHO分類2008（末梢血と骨髄所見）[1]

病型	末梢血所見	骨髄所見
Refractory cytopenia with unilineage dysplasia（RCUD） 　Refractory anemia（RA）； 　Refractory neutropenia（RN）； 　Refractory thrombocytopenia（RT）	1系統あるいは2系統の血球減少芽球はないかあっても1%未満	1系統の異形成（10%以上） 芽球＜5%（骨髄有核細胞中） 環状鉄芽球＜15%（赤芽球中）
RA with ringed sideroblasts（RARS）	貧血 芽球なし	環状鉄芽球≧15%（赤芽球中） 異形成は赤芽球系のみ 芽球＜5%（骨髄有核細胞中）
Refractory cytopenia with multi-lineage dysplasia（RCMD）	血球減少 芽球はないかあってもまれ Auer小体〈－〉 単球＜1,000/mL	2系統以上の血球系細胞の10%以上に異形成あり 芽球＜5%（骨髄有核細胞中） Auer小体〈－〉 環状鉄芽球±15%
RA with excess of blasts-1（RAEB-1）	血球減少 芽球＜5% Auer小体〈－〉 単球＜1,000/mL	1～多系統の異形成 芽球＜5～9% Auer小体〈－〉
RA with excess of blasts-1（RAEB-2）	血球減少 芽球＜5～19% Auer小体〈±〉 単球＜1,000/mL	1～多系統の異形成 芽球＜10～19% Auer小体〈±〉
MDS unclassified（MDS-U）	血球減少 芽球は1%以下	異形成が1系統あるいは多系統の細胞の10%未満に認められ，細胞遺伝学的異常からはMDSと考えられるもの 芽球＜5%（骨髄有核細胞中）
MDS associated with isolated del（5q）	貧血 血小板数正常～増加 芽球はないかあっても1%以下	核分葉の少ない巨核球が正常～増加 芽球＜5%（骨髄有核細胞中） 染色体では5q－単独の異常 Auer小体〈－〉

表4 FAB分類とWHO分類の比較

FAB分類(1985年)	WHO分類(2008年)
RA	RCUD, RA, RN, RT, RCMD
RARS	RARS
RAEB	RAEB-1, RAEB-2
	MDS-U, MDS with isolated del (5q), Childhood MDS
RAEB-t (RAEB in transformation)	AML
CMML (chronic myelomonocytic leukemia)	MDS/MPN

2008年のWHO分類では，MDS-U，MDS with isolated del (5q)，Childhood MDSが新たに加わっているが，今後，MDS-F (Memo)やHypoplastic MDS (Memo)といった疾患概念も検討する必要ありとしている。

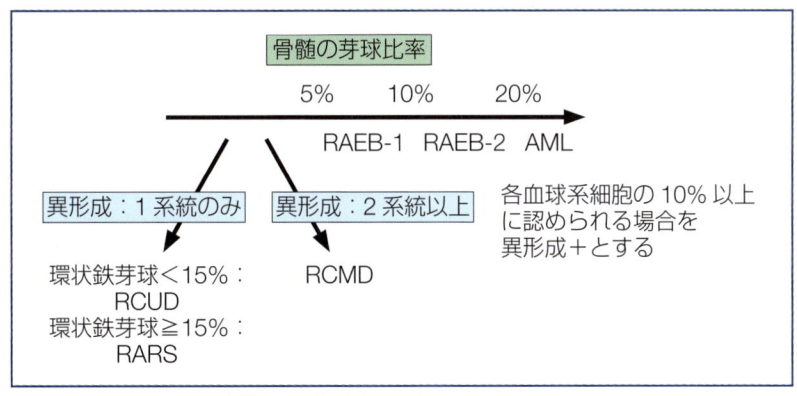

図4 MDSのWHO分類のまとめ(2008)

> **Memo** MDSのさまざまな病態
>
> ■ MDS with fibrosis（MDS-F）
> 　MDSの10％程度の症例に骨髄の線維化が認められ，MDS-Fとよばれる。芽球の増加を伴い進行性の経過を示すことがある。骨髄像では巨核数の増加を伴うことが多い。銀染色では繊細な好銀線維の著明な増加を認めるが，原発性骨髄線維症のような膠原線維の増生はみられない。
>
> ■ p53とMDS
> 　造血系腫瘍では固形癌に比べてp53蛋白の貯留が起こることは比較的少ない。MDSでは突然変異があることが知られているが，頻度は低く3〜7％程度に留まる。免疫組織化学的にp53陽性細胞の多い例は急性白血病に移行することが多いが，p53の変異が白血病化のどの過程でどのような意義をもつかについては今後の検討課題である[3]。
>
> ■ 染色体異常とMDS
> 　MDSでは約50％の症例でnon-randomなクローン性の核型異常が出現し，−5，5q−，−7，7q−，20q−，8＋などは比較的頻度が高い。このような例は治療反応性が悪く，複雑な核型異常をもつ症例は白血病化の頻度が高い。
>
> ■ Hypoplastic MDSと再生不良性貧血
> 　MDSの約10％の症例では低形成性骨髄を示し，低形成性（hypoplastic）MDSとよばれる。全体として予後に与える影響ははっきりしないが，7モノソミーに代表される7番染色体異常を伴うことがあり，予後不良となることがある。組織像の上からは再生不良性貧血との鑑別が問題となるが，再生不良性貧血では骨髄巨核球が著減しており，ALIPのような像はみられず芽球比率は5％未満である。Hypoplastic MDSの赤芽球系細胞ではHbFの発現を免疫組織化学的染色によって同定することにより再生不良性貧血との鑑別も可能である[4]。

鑑別診断・類縁疾患

● 巨赤芽球性貧血　　　　　　　　　　　　　　　　　　　　（3頁参照）

　顆粒球系の核の過分葉がMDSとの鑑別上有用である。骨髄巨核球の核も過分葉傾向にあり，MDSの巨核球の像とは異なる。

● 急性骨髄性白血病 M6　　　　　　　　　　　　　　　　　（32頁参照）

　赤白血病では赤芽球系細胞の増加と顆粒球系幼若細胞の出現がみられる。骨髄芽球の増加はMDSでもみられるので，厳密な鑑別は難しいことも多い。

● 薬剤性造血障害

　薬剤（特に向精神薬や抗けいれん薬など）の長期投与例で，骨髄の造血細胞にMDS様の形態異常が認められることがある。臨床情報の他に，骨髄での造血細胞の分布パターンは比較

的保たれていること，巨核球数が少ない傾向があること，好酸球数が多い場合があること，などの所見が鑑別に有用となる。

● **血球貪食症候群** (160頁参照)

血球貪食症候群でもMDS様の形態異常を伴うことがあるが，MDSでは基本的に血球貪食像はみられない。

● **その他の造血系腫瘍**

多発性骨髄腫や悪性リンパ腫の一部が骨髄浸潤した場合に，造血細胞の形態異常を伴うことがあるので注意が必要である。

文献

1. Swerdlow SH, Campo E, Harris NL, et al : WHO Classification of Tumours of Haematopoietic and Lymphoid Tissues, IARC press, Lyon, 2008
2. Kitagawa M, Kurata M, Yamamoto K, et al : Molecular pathology of myelodysplastic syndromes ; biology of medullary stromal and hematopoietic cells(review). Mol Med Report 4(4) : 591-596, 2011
3. Kitagawa M, Yoshida S, Kuwata T, et al : p53 expression in myeloid cells of myelodysplastic syndromes. Association with evolution of overt leukemia. Am J Pathol 145(2) : 338-344, 1994
4. Choi JW, Fujino M, Ito M : F-blast is a useful marker for differentiating hypocellular refractory anemia from aplastic anemia. Int J Hematol 75(3) : 257-260, 2002

〔北川昌伸〕

6. 胃潰瘍の既往，血液検査にて異常

頻度 ★★
難易度 ★

症例 60代，女性。

1年前，近医で胃潰瘍と診断された。今回フォローアップのため上部消化管内視鏡を施行した際に血液検査で異常がみられ紹介受診となった。意識は清明。体温37.6℃，脈拍92/分，整。血圧98/60 mmHg。眼瞼結膜に貧血なし。口腔粘膜に点状出血が散在する。腹部は平坦，軟で，肝・脾は触知しない。両側大腿に径3 cmまでの出血斑を数個認める。

血液検査では，WBC 17,500/μL（前骨髄球67.5％，骨髄球3.5％，桿状核好中球0％，分葉核好中球3.0％，好酸球0％，単球0.5％，リンパ球25％，赤芽球0.5％），RBC 362万/μL，Hb 11.5 g/dL，Ht 33％，血小板3.0万/μL。

生化学検査では，総ビリルビン0.6 mg/dL，総蛋白7.3 g/dL，アルブミン4.6 g/dL，AST 66，ALT 66，LDH 803，ALP 255，BUN 7 mg/dL，クレアチニン0.68 mg/dL，尿酸5.4 mg/dL，Na 143 mEq/L，K 4.0 mEq/L，Ca 9.1 mg/dL。

凝固線溶検査では，プロトロンビン時間13.4 sec，プロトロンビン時間比1.22，プロトロンビン活性73.0％，APTT 26.0 sec，血漿フィブリノゲン95 m/dL，血清FDP 27.1 μg/mL D-ダイマー18.5 μg/mL。

骨髄検査所見については，有核細胞数：$45 \times 10^4/\mu L$，巨核球数：2/μL，Myeloblast 0％，Promyelocyte 93.8％，N.Myelocyte 0.2％，N.Metamyelocyte 0％，N.Band 0.2％，N.Segmented 0.2％，Eosinophils 0％，Basophils 0％，単球系0％，赤芽球系2.8％，リンパ球系2.8％，（M：E＝33.7）

骨髄穿刺の塗抹細胞像（図1-a, b）と骨髄クロット標本のH-E染色像（図2），およびミエロペルオキシダーゼの免疫染色像（図3）を示す。以上の所見から，最も考えられる病理診断は何か？

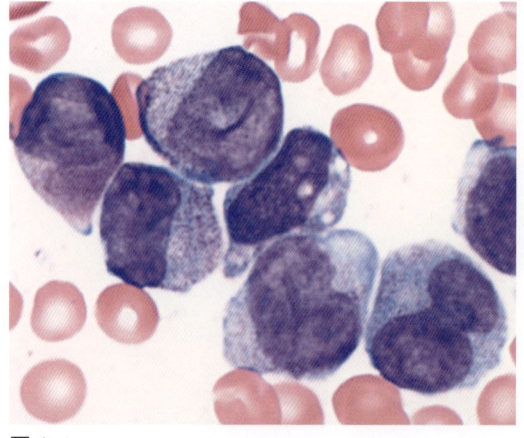

図1-a

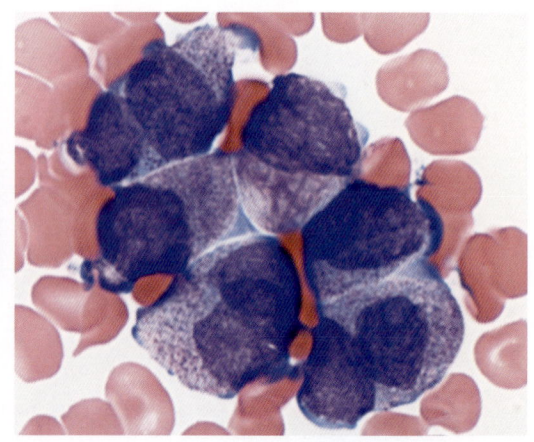

図1-b

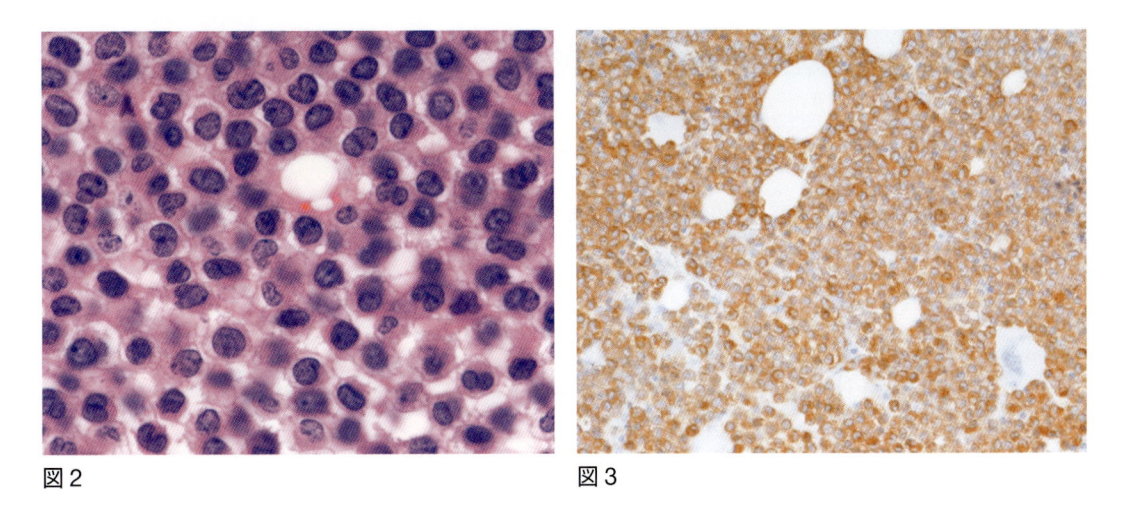

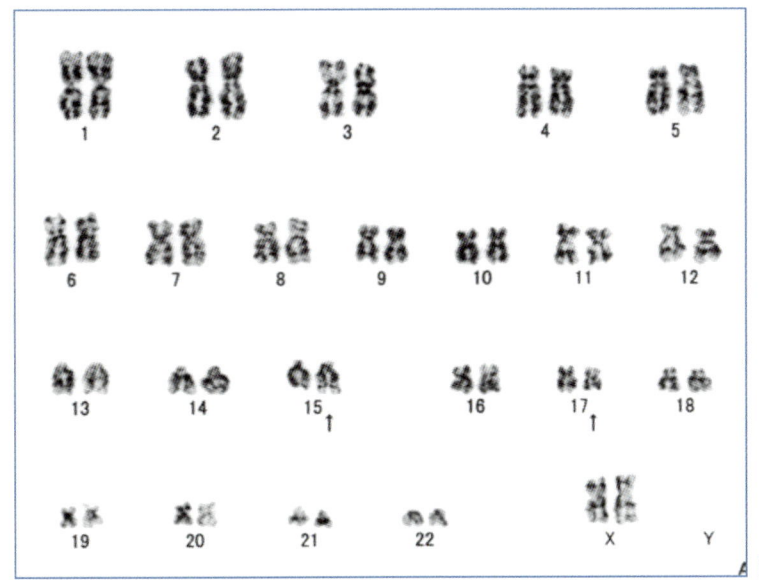

症例6．胃潰瘍の既往，血液検査にて異常

図2　　　　　　　　　　図3

図4　骨髄の染色体分析

　骨髄のフローサイトメトリーは，CD1:1.0％，CD2:79.8％，CD3:1.0％，CD4:1.4％，CD5:0.6％，CD7:0.9％，CD8:0.7％，CD10:0.9％，CD19:0.8％，CD20:1.0％，CD13:91.2％，CD14:0.9％，CD33:93.9％，CD41:1.2％，GP-A:1.0％，CD34:1.5％，CD56:63.2％，HLA-DR:1.4％。

解説

診断プロセス

白血球増加があるが，好中球は減少し前骨髄球のみが多数出現していることから，急性骨髄性白血病（acute myeloblastic leukemia：AML）が疑われる。これを裏付けるように LDH の上昇や貧血が認められる。

> **Memo　急性骨髄性白血病の分類について**
>
> ■ FAB 分類（表1）
> 　1976 年に発表された French-American-British（FAB）グループにより提唱された分類であり，国際的に広く普及している。本分類は，メイ-ギムザあるいはライト-ギムザ染色といった汎用染色法による形態分類とミエロペルオキシダーゼ染色，特異・非特異的エステラーゼ染色が基本であったが，後に電顕とフローサイトメトリーによる表面抗原の検索が追加された[1]。
> 　分類の要点は，
> ① 初発の病型を対象とする。
> ② 骨髄中の芽球（腫瘍細胞）の割合が 30％以上を急性白血病とする。
> ③ 急性白血病はミエロペルオキシダーゼ染色によって骨髄性とリンパ性に大別する。
> ④ 急性骨髄性白血病は M0〜M7 に，急性リンパ性白血病は L1〜L3 に分類する。
>
> 表1　急性骨髄性白血病の French-American-British（FAB）分類
>
> M0　最未分化型急性骨髄芽球性白血病（acute myeloblastic leukemia with minimal evidence of differentiation）
> M1　未分化型急性骨髄芽球性白血病（acute myeloblastic leukemia without maturation）
> M2　分化型急性骨髄芽球性白血病（acute myeloblastic leukemia with maturation）
> M3　急性前骨髄球性白血病（acute promyelocytic leukemia：APL）
> 　M3h　急性前骨髄球性白血病（APL），顆粒豊富亜型，hypergranular variant
> 　M3v　急性前骨髄球性白血病（APL），微細顆粒亜型，microgranular variant
> M4　急性骨髄単球性白血病（acute myelomonocytic leukemia：AMML）
> 　M4eo　好酸球増多を伴う急性骨髄単球性白血病（AML with bone marrow eosinophilia）
> M5　急性単球性白血病（acute monoblastic and monocytic leukemia）
> 　M5a　急性単芽球性白血病（acute monoblastic leukemia）
> 　M5b　急性単球性白血病（acute monocytic leukemia）
> M6　急性赤芽球性白血病（acute erythroid leukemia）
> 　M6a　赤白血病型（erythroleukemia）
> 　M6b　赤血病型（pure erythroid leukemia）
> M7　巨核芽球性白血病（acute megakaryoblastic leukemia：AMKL）
>
> ■ WHO 分類
> 　2001 年に出版された WHO 分類の第3版は，臨床像・形態のみならず染色体・遺伝子異常を組み入れた分類で，FAB 分類と異なりリンパ腫や肥満細胞症などリンパ血液系腫瘍をほぼ網羅している。その基本的コンセプトは，臨床的，形態的および分子生物学的に均一な疾患を，その根源的な発生メカニズムである遺伝子異常によって分類しようとするものである。

2008年に出版されたWHO分類では，新たに発見された多数の遺伝子異常が記載されている。WHO分類の急性骨髄性白血病に関する分類の要点は，
① 初発病型のみならず，MDSに続発するものや抗癌剤使用後に2次性に発生したAMLを別の病型として区別する。
② 骨髄の芽球比率が20%以上のものをAMLとして扱う。
③ t(8;21)(q22;q22)，t(15;17)(q22;q21)，inv(16)(p13;q22)，t(9;11)(p22;q23)，t(6;9)(p23;q34)，inv(3)(q21;q26.2)，t(1;22)(p13;q13)などの特定の染色体/遺伝子異常を示すクローンがあれば，芽球の比率にかかわらずAMLとする。
④ 特定の染色体/遺伝子異常を示さないものは，*NPM1*，*CEBPA*遺伝子変異の有無を調べ，変異がない場合にはFAB分類に準じてM0～M7に分類する。
⑤ ダウン症に関連する骨髄増殖性疾患が加わった。
⑥ 芽球性形質細胞様樹状細胞腫瘍が加わった。

検査所見

　血小板減少が高度で，PT延長，血漿フィブリノゲン低下，FDP高値，D-ダイマー高値であることより，播種性血管内凝固症候群(DIC)の合併が示唆される。臨床的な出血傾向はこれを支持している。

Memo　急性骨髄性白血病の分類のために必要な検査は何か。

　治療前に得られた材料に基づいて，白血病細胞の系列と分化段階を，形態・細胞化学・免疫学的形質により決定する。末梢血・骨髄の芽球比率が疾患の分類や進行度の判定に重要である。まず，末梢血と骨髄穿刺吸引の塗抹標本をメイ-ギムザあるいはライト-ギムザで染色する。
　末梢血は200細胞を数え，骨髄は500細胞を数え，芽球をカウントする。芽球としてカウントするのは，骨髄芽球，単芽球，巨核芽球，および前骨髄球白血病の場合の前骨髄球である。次いで，ペルオキシダーゼ染色とフローサイトメトリーにより芽球がリンパ性か非リンパ性かを区別する。必要があれば特異的・非特異的エステラーゼ染色を行う。もしドライタップであれば，生検を施行し，H-E染色やギムザ染色による組織学的な検索，また酵素抗体法を用いて異常細胞を免疫組織化学的に検索する。
　2008年WHO分類では，骨髄吸引材料で染色体検査を全例に行い，必要があればFISHを行う。さらに*NPM1*，*CEBPA*，*FLT3*遺伝子変異の検索も必要である。

病態生理・病理所見

　骨髄塗抹標本における芽球は，大型で細胞質に粗大なアズール顆粒を豊富に有する前骨髄球の形態を示す。核の形や大きさはいろいろであるが，鉄アレイ状のくびれを示すものがある(図1-a再掲載，黒矢印)。また，細胞質突起を有する芽球がみられる(hand-mirror blasts)(図1-a再掲載，白矢印)や，アウエル小体が複数あるいは束になっているファゴット細胞(faggot cell)(図1-b再掲載，赤矢印)がみられる。

　クロット標本では，細胞質が抗酸性で核にくびれを有する細胞が多く(図2⇒31頁)，ミエロペルオキシダーゼは強陽性(図3⇒31頁)である。フローサイトメトリーではCD13，CD33，CD56が陽性，CD34，HLA-DR陰性である。さらに，染色体検査(ギムザ-バンディング)ではt(15;17)(q22;q12)を示すクローンが認められる(図4⇒31頁)。また間期核FISHにて，15番染色体の*PML*遺伝子と17番染色体の*RARA*(レチノン酸受容体)遺伝子の融合(キメラ)遺伝子が確認された(図5：赤PML，青RARA)。あるいは，RT-PCR法により*PML/RARA*融合mRNAを検出すれば確定診断となる。

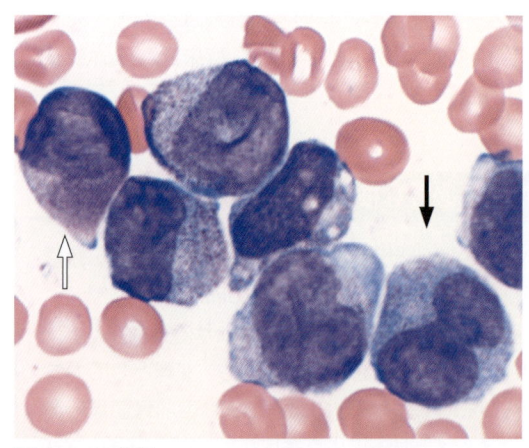

図1-a　再掲載

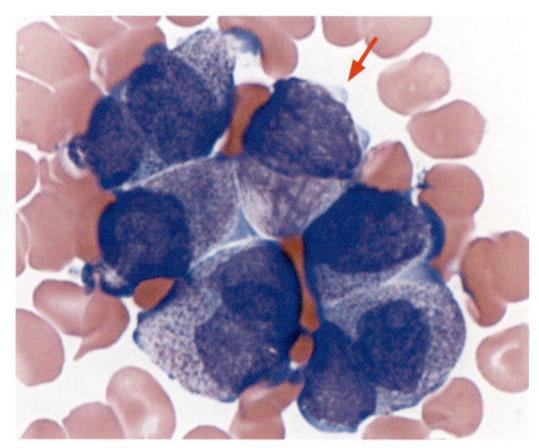

図1-b　再掲載

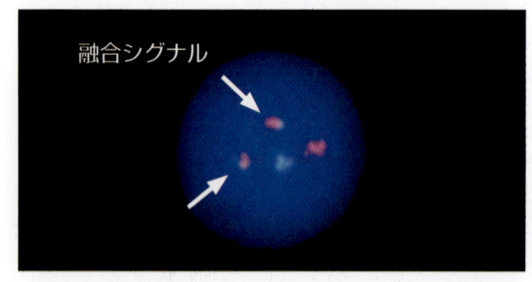

図5　間期核FISH

最も考えられる病理診断は何か？

FAB分類では**急性前骨髄球性白血病　M3**（hypergranular promyelocytic leukemia）で，WHO分類ではAML with recurrent genetic abnormalities, acute promyelocytic leukemia with t(15;17)(q22;q12); *PML-RARA*, hypergranular(typical) typeに分類される。

治療方針・予後

全トランスレチノイン酸（ATRA）による分化誘導療法が行われ，長期生存率は60〜70%に達している。再発・難治性のものに対しては，亜ヒ酸により再寛解導入を行い，分子寛解が得られれば自家末梢血幹細胞移植を，白血病細胞が残存する場合には同種造血幹細胞移植が行われる。

類縁疾患

［FAB分類］Acute promyelocytic leukemia microgranular variant M3(M3v)

［WHO分類］Acute promyelocytic leukemia with t(15;17)(q22;q12);*PML-RARA*, microgranular(hypogranular) type

APLには，アズール顆粒が塗抹標本の光学顕微鏡では認識できないほど微細なバリアントが存在する（図6, 7）。核異型が著明で，蝶々様・鉄アレイ様に見えるので急性単球性白血病と誤診されることがある。APLの典型例では白血球数は減少していることが多いが，バリアントでは増加を示すことが多い。クロロアセテートエステラーゼ染色が陽性で，電子顕微鏡では多数の顆粒が証明される。しばしばCD34とCD2が陽性となる。通常型と同様にt(15;17)(q22;q12), PML-RARAを示す。

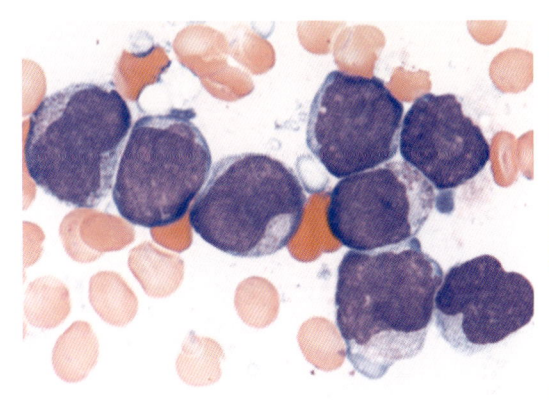

図6　骨髄塗抹標本

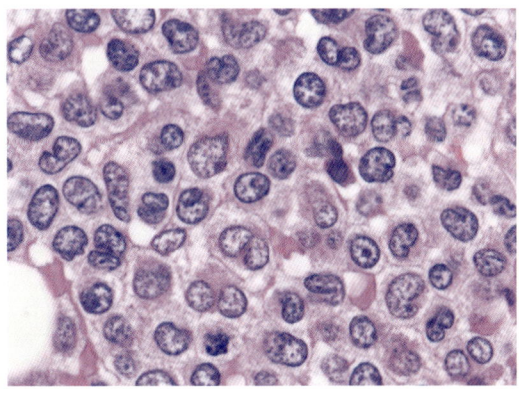

図7　骨髄クロット標本

文献

1. Bennett JM, Catovsky D, Daniel MT, et al : Proposal for the recognition of minimally differentiated acute myeloid leukaemia (AML MO). Br J Haematol 78 : 325-329, 1991
2. Swerdlow SH, Campo E, Harris NL, et al : World Health Organization classification of tumours of haematopietic and lymphoid tissue, 4th ed. IARC press, Lyon, 2008
3. Huang ME, Ye YC, Chen SR, et al : Use of all-trans retinoic acid in the treatment of acute promyelocytic Leukemia. Blood 72 : 567-572, 1988

〔定平吉都,　物部泰昌〕

7. 健診にて白血球増多の指摘

頻　度 ★★★
難易度 ★

症例 50代，男性。

　最近，疲労，倦怠感，寝汗がしばしばあり，体重が減少した．前年の職場の健康診断にて白血球増多を指摘されており，今回も同様の結果であったため，精査目的で来院した．身体所見にて肝を右季肋下1横指，脾を左季肋下に2横指触知した．

　検査所見では，WBC 27,600/μL，RBC 374万/μL，Hb 11.5 g/dL，血小板数56万/μL，末梢血の白血球分画では，分葉核好中球22％，杆状核好中球12％，後骨髄球18％，骨髄球17％，前骨髄球5％，骨髄芽球2％，好酸球8％，好塩基球5％，単球2％，好中球アルカリホスファターゼ(neutrophil alkaline phosphatase：NAP)スコアが10(基準値150〜330程度)，ビタミンB_{12} 1,100 pg/mL(基準値200〜900程度)であった．

　確定診断のため骨髄穿刺と生検，染色体検査が施行された．骨髄穿刺塗抹細胞像(図1)と生検組織像を(図2)示す．染色体検査では分裂中期の細胞20個中20個にt(19;22)が認められた．以上の所見から，最も考えられる病理診断は何か？

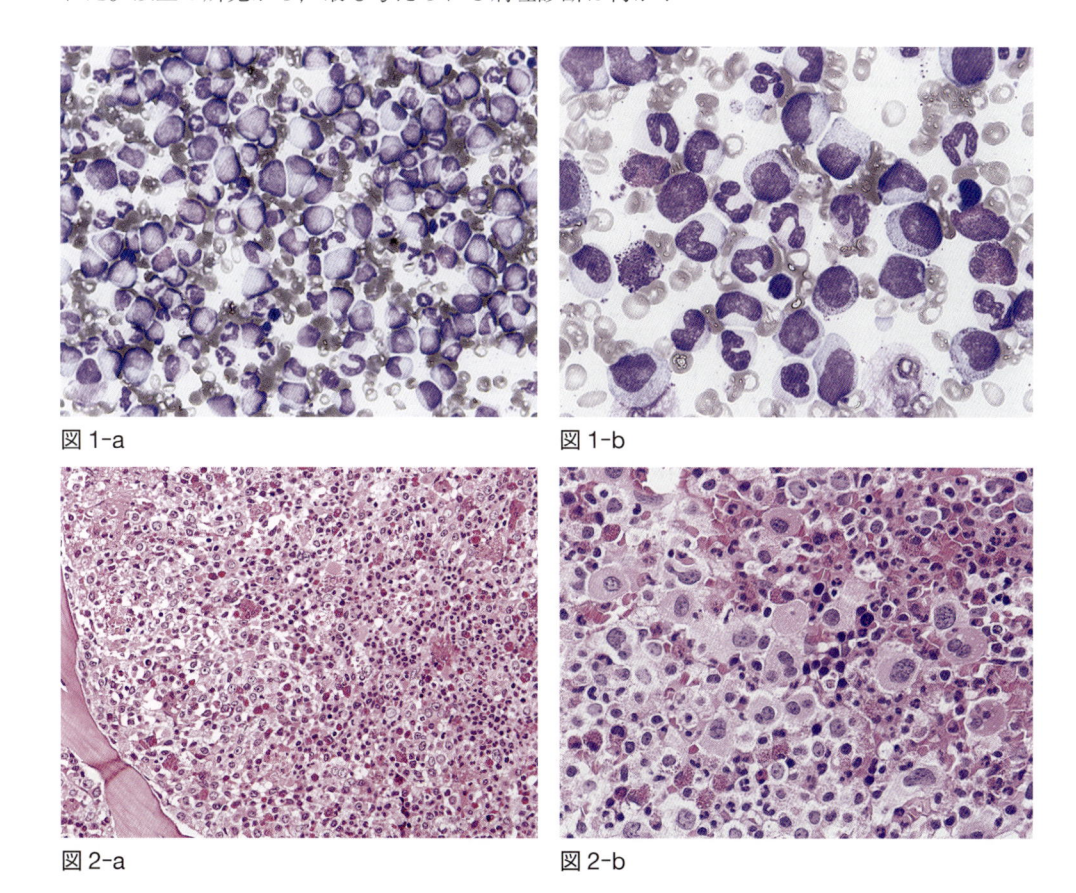

図1-a

図1-b

図2-a

図2-b

解説

診断プロセス

　末梢血にて骨髄芽球を含む幼若好中球の出現を伴った白血球増多がみられることから，類白血病反応を含む反応性白血球増多症と造血器腫瘍(chronic myelogenous leukemia：CMLをはじめとする骨髄増殖性腫瘍 myeloproliferative neoplasm：MPNと慢性骨髄単球性白血病 chronic myelomonocytic leukemia：CMMLなどの骨髄異形成/骨髄増殖性腫瘍 myelodysplastic/myeloproliferative neoplasm：MDS/MPN)を鑑別する必要がある。高度の白血球増多と巨脾はCMLの特徴的な所見であるが，最近では医療技術の進歩や集団検診の普及などにより，白血球増多が軽度で臨床的に肝脾腫が明らかでないCML症例も稀ではない。疲労，倦怠感，寝汗，体重減少はCMLによくみられる症状であるが，無症候性のCML症例もある。病歴や臨床経過(過去に白血球増多の指摘を受けた既往の有無，白血球増多の家族歴，現在の健康状態)，白血球増多を起こしうる薬剤服用の既往や喫煙歴などに注意しつつ鑑別を進める必要がある。本例では白血球増多が前年の健診にて指摘されており，類白血病反応を起こす基礎疾患がみられないことから造血器腫瘍が疑われる。

検査所見

　末梢血の検査所見にて骨髄球・後骨髄球レベルの幼若好中球が多数出現し，骨髄芽球も2％出現しており，好酸球・好塩基球の増加も認められることからCMLが疑われる。重症感染症や悪性腫瘍などの基礎疾患に伴って起こる類白血病反応では，白血球が増加するとともに，骨髄球レベルまでの幼若球(稀に前骨髄球や骨髄芽球)が少数出現することがあるが，CMLのような多数の幼若球出現や好塩基球の増加はみられず，NAPスコアは高値を示す。成熟好中球の増加をきたすMPNとして，CMLの他に慢性好中球性白血病(chronic neutrophilic leukemia：CNL)が挙げられる。CNLでは増加するのは分葉核球ないし桿状核球を主とする成熟球であり，骨髄芽球が末梢血に出現することはほとんどなく，好酸球・好塩基球の増加も伴わない。真性多血症(polycythemia vera：PV)でも白血球増多をきたす場合があるが，本例では赤血球の増加はみられず，軽度の貧血を呈しており，PVは否定的である。本態性血小板血症(essential thrombocythemia：ET)では，血小板増多とともに幼若球を含む白血球の増加がしばしばみられ，軽度の好塩基球増多を伴う場合もあるため，その他の所見を総合して鑑別する必要がある。CMMLでも成熟好中球の増加がみられるが，単球の増加が診断に不可欠な条件である。本例では単球の比率は正常で，絶対数も1,000/μL未満である。

　本例では血清ビタミンB_{12}が高値を示している。これは顆粒球で産生されるビタミンB_{12}の輸送タンパクであるトランスコバラミンⅠの増加に基づく現象で，CMLの重要な所見である。また本例ではNAPスコアが著明な低値を示している点もCMLの特徴的な所見である。ETではビタミンB_{12}値は正常の場合が多く，NAPスコアは上昇する場合が多いため，

ETは否定的である。ただしビタミンB_{12}高値とNAPスコア低値はいずれもCMLに特異的な所見ではない。最終的には骨髄所見と染色体・遺伝子検査の結果から診断を確定する。

本例では染色体検査にてCMLに特異的なt(9;22)染色体異常が認められたことからCMLと診断される。染色体相互転座t(9;22)(q34;q11)〔これによって形成されるder(22)などと表記される小型の22番染色体はフィラデルフィア(Philadelphia：Ph)染色体とよばれる〕は，CMLに特異的な染色体異常で，CML症例の90〜95％に認められる。残りのPh染色体陰性CML例では別の転座や挿入が加わることにより，この異常がマスクされた形の複雑異常が起こる。病初期には血液細胞中に正常核型細胞も混在するが，次第にPh染色体陽性細胞が100％を占めるようなる。t(9;22)(q34;q11)により，*ABL1*遺伝子を有する9番染色体長腕の一部が22番染色体長腕の*BCR*遺伝子部に転座することで形成されるで*BCR-ABL1*融合(キメラ)遺伝子が腫瘍化にかかわる。Ph染色体陰性例も含めて，CMLでは100％の症例で*BCR-ABL1*融合遺伝子が認められる。BCR-ABL1キメラ蛋白のチロシンキナーゼが自己リン酸化により活性化し，増殖刺激やアポトーシス抑制などのシグナルを恒常的に亢進させることで慢性期のCMLが起こると考えられている。

*ABL1*遺伝子の切断点はエクソンa2の上流のほぼ一定した位置にあるが，*BCR*遺伝子の切断点は22番染色体上の離れた3か所に集中する領域があり，各々major break point cluster region(M-bcr)，minor bcr(m-bcr)，μ-bcrと呼ばれる(図3)。M-bcr領域はエクソンb1〜b5の約5.8kbの範囲にあり，特にこの中の第2，第3イントロンに集中しており，

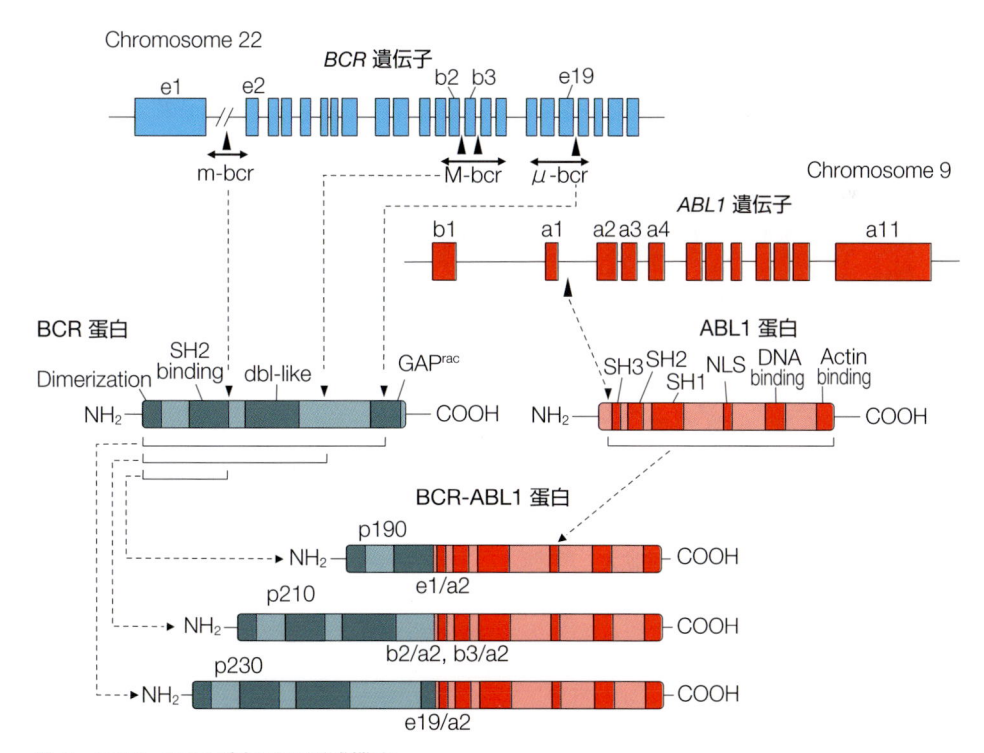

図3　*BCR-ABL1*遺伝子の形成機序

b2/a2, b3/a2という融合遺伝子を形成し，分子量210 kDのキメラ蛋白p210を産生する。BCR遺伝子のm-bcr領域にて切断が起こると，e1/a2という分子量約190 kDのキメラ蛋白p190が産生され，μ-bcr領域にて切断が起こると分子量約230 kDのキメラ蛋白p230が産生される。これらのキメラ蛋白はPh陽性白血病の病型と深く関係する。p210はCMLのほとんどの症例にみられるほか，Ph陽性ALLにも半数以下の症例で関与する。一方p190は小児のPh陽性ALLの約90％で，また成人ALLでも半数以上の症例に関与するが，CMLには稀である。p230はきわめて稀なタイプのキメラ蛋白で，末梢血中に幼若球の出現は少なく，成熟好中球あるいは血小板数の顕著な増多を示す。前者の場合はCMLのneutrophilic variantとよばれ，血液学的にCNLにきわめて類似するため，この遺伝子異常の有無が重要な鑑別点となる。

病理所見

骨髄塗抹標本の低倍率像では血球（大部分が顆粒球）が著しく密在しており，高度の過形成性骨髄の所見を呈している（図1-a再掲載）。高倍率像（図1-b再掲載）では，成熟好中球とともに種々の成熟段階の幼若好中球が圧倒的優位に増加していることがわかる。骨髄芽球（緑矢印）もみられるが，比率は高くない。好酸球（赤矢印）や好塩基球（青矢印）もみられる。赤芽球（黄矢印）は少数しかみられず，M：E比は高度に上昇している（CMLでは8：1以上に増加する場合が多い）。これらの所見は慢性期のCML（chronic phase CML）として合致する。巨核球数は増加する場合から減少する場合までさまざまで，形態的には低分葉核を有する小型巨核球が特徴的である。顆粒球・赤芽球の形態異常はCMLでは通常みられず，もしみられる場合は非定型CMLやMDSが示唆される（ただしCMLにおいても病期の進行に伴い，あるいは殺細胞性抗白血病薬の使用後には血球形態異常を示す場合もある）。

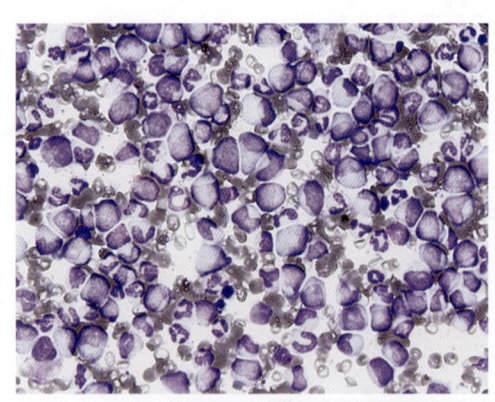

図1-a　骨髄塗抹細胞像（弱拡大，再掲載）

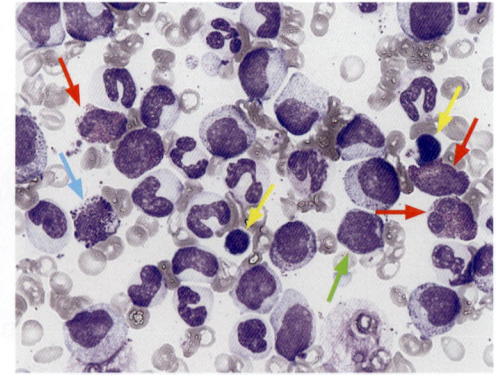

図1-b　骨髄塗抹細胞像（強拡大，再掲載）

骨髄生検組織にて脂肪細胞はまったくみられず，造血巣は高度の過形成性骨髄である（正常な骨髄は脂肪細胞と造血細胞の占める面積比がおよそ1：1である）（図2-a再掲載）。種々の成熟段階の顆粒球系細胞が圧倒的優位に増加し，赤芽球系は著明に減少している。CMLにおいて顆粒球系では好中球とともに好酸球も増加する場合が多く，巨核球系は増加する場合（約50％の症例）が多いが，減少する場合もある（約30％の症例）。巨核球が過形成を示す場合には，低分葉核ないし単核の小型巨核球（"dwarf megakaryocyte"と形容される）が集簇を形成して増生する所見が特徴的である（図2-b再掲載；矢印は小型巨核球）。本例ではETやPVにみられる大型過分葉核を有する巨核球はみられない。CMLでは造血細胞の骨髄内分布は正常なパターンが保たれており，幼若顆粒球は骨梁周囲や動脈周囲領域に多く，成熟顆粒球は骨梁間の造血巣中心域に多くみられる。正常骨髄では幼若顆粒球が骨梁周囲に2〜3層程度の厚さでみられる場合が多いが，本例ではこの幅が著しく厚くなっている〔図2-a；矢印の範囲，Tは骨梁（trabecula）〕。これはCMLでしばしばみられる特徴的な所見である。細網線維の増加は通常みられない（ただし病期が進行するとしばしば認められる）。

　CMLでは自然経過の中で次第に芽球が増加し，最終的にはほぼすべての症例が急性転化（blast crisis, blast transformation）を起こして急性白血病に進展する。骨髄中の芽球が20％以上となった状態を急性期（blast phase）とよぶ。慢性期から急性期への進展は突然に起こる場合と移行期（accelerated phase）を介する場合がある。組織学的に幼若顆粒球（骨髄芽球と前骨髄球）の増加や，異型的な巨核球が集簇状に増加して線維化を伴う所見は移行期を示唆する。CD34の免疫染色も移行期の判定に有用である。慢性期にはCD34陽性細胞は造血巣にごく少数が孤在性に散見されるのみであるが，移行期には増加しており，しばしば集簇状にみられる。急性期には通常骨髄内に芽球が一様に増殖するが，局所的であっても密な芽球の増加が認められれば，組織学的に急性転化の診断は可能である。芽球の由来は，フローサイトメトリーか免疫組織化学による系統関連抗原発現の解析にて判別できる。骨髄系急性転化では種々の骨髄系抗原の発現がみられる。リンパ系急性転化ではTdT，CD10，CD19，CD79aなどのBリンパ芽球の形質を発現する場合が多く，リンパ系抗原とともに骨髄系抗原も同時に発現する混合表現型を示す場合が多い。

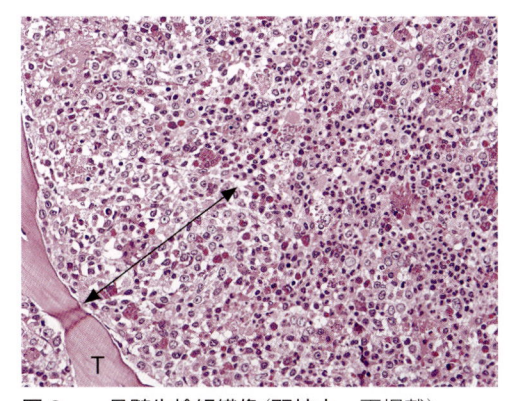

図2-a　骨髄生検組織像（弱拡大，再掲載）

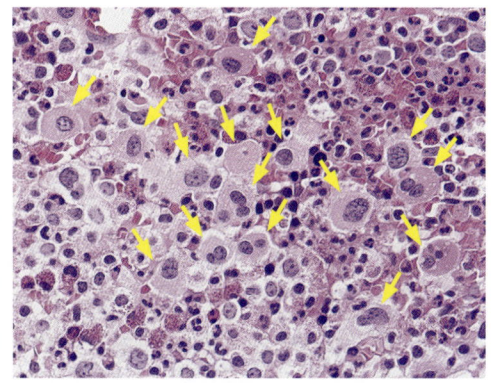

図2-b　骨髄生検組織像（強拡大，再掲載）

▶▶ 最も考えられる病理診断は何か？

慢性骨髄性白血病（慢性期）（chronic myelogenous leukemia, chronic phase）

▶▶ 治療・予後

　CML は無治療では5年以内に急性期に進展する可能性が高いため，早期に治療を開始する必要がある。従来施行されたブスルファン（busulfan），ハイドロキシウレア（hydroxyurea）による治療は，血球数を減少させて寛解に導入することができても病期の進行を遅らせることはできない。インターフェロンα（interferon α）療法は急性転化の抑制と平均生存期間の延長に優れているために，かつては第一選択薬とされたが，10年全生存率は25％程度であった。同種造血幹細胞移植はこの疾患を完治させることのできる唯一の治療法であるが，治療成績は年齢や病期，移植の条件などで大きく異なり，治療関連死の危険性も少なくない。

　1990年代後半に入り，CML の遺伝子異常に基づくチロシンキナーゼ活性の亢進を特異的に阻害する薬剤である，イマチニブ（imatinib）〔グリベック（Gleevec/Glivec®）〕（MEMO参照）が開発された。従来の治療薬の抗腫瘍効果を凌駕する高い細胞遺伝学的寛解（染色体異常の消失）導入率が得られ，副作用は軽微であるため，現在では世界的にイマチニブが CML に対する第一選択の標準治療薬として使用されるようになった[1,2]。しかし白血病細胞における新たな遺伝子変異や薬剤取り込み減少などの薬理学的問題により，この薬剤にも耐性が生じることが判明し，最近ではニロチニブ（nilotinib）（タシグナ®），ダサチニブ（dasatinib）（スプリセル®）など，イマチニブとは異なる薬剤特性を有する第二世代のチロシンキナーゼ阻害薬が開発され，臨床の場で使用されている。

鑑別診断・類縁疾患

● 類白血病反応（leukemoid reaction，反応性白血球増多症）　（68頁参照）

　成熟白血球数が増加するとともに，骨髄芽球を含む幼若球も血液中に出現することがある。しかし，CML でみられるような多数の幼若球出現や好塩基球の増加はみられず，成熟好中球には中毒顆粒やデーレ小体がみられること，好中球アルカリホスファターゼ（NAP）スコアは高値を示すことなどで CML と鑑別できる。白血球増多をきたす原因（重症感染症や悪性腫瘍など）が存在することも重要な鑑別のポイントである。

　骨髄は過形成を示すが，CML ほど高度の過形成は示さない。CML では骨梁周囲の脂肪細胞まで消失することが多いが，反応性過形成の場合，この部には脂肪細胞が認められる。赤芽球，巨核球系には異常所見を認めない。ただし過形成の程度が軽い CML 症例では骨髄所見が類似する場合もある。Ph 染色体および *BCR-ABL1* 遺伝子異常が存在しないことを確認する必要がある。

> **Memo チロシンキナーゼ阻害薬**
>
> イマチニブ(STI 571；signal-transduction inhibitor)は，CML における *BCR-ABL*1 遺伝子異常に基づくチロシンキナーゼの活性亢進を特異的に阻害する目的で開発された薬剤である[3]。CML では BCR-ABL1 蛋白のキナーゼポケットに ATP が生理的に結合し，この ATP のリン酸基によって近傍に存在する基質のチロシン残基がリン酸化され，シグナルが伝達される(図 4-a)。ATP と類似した分子構造を有するイマチニブは，ATP と競合的にこのキナーゼポケットに強い親和性をもって結合するが，リン酸基を基質に供給しない。そのためチロシン残基のリン酸化が起こらず，この結果，シグナル伝達を抑制することで増殖を抑制し，アポトーシスを誘導して抗腫瘍効果を発揮する(図 4-b)。このように腫瘍に特異的な遺伝子異常を標的とした薬剤による治療法は，分子標的療法とよばれる。イマチニブはその先駆けとなったが，現在では CML 以外の腫瘍に対しても種々の分子標的薬が開発されている。
>
> 図4 イマチニブの作用機序(文献3を改変)

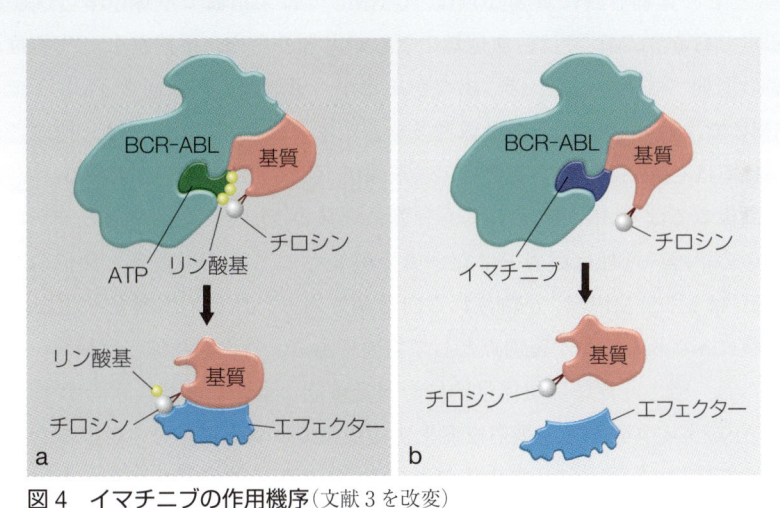

慢性好中球性白血病(chronic neutrophilic leukemia：CNL)

血液中に成熟好中球が著増するが，CML のように幼若球が出現することはほとんどない。成熟好中球に中毒顆粒やデーレ小体などの中毒性変化が見られる点も CNL の特徴であり，CML との相違点である。好中球アルカリホスファターゼ(NAP)スコアは正常または高値を示す点も CML と異なる。

骨髄は通常，成熟好中球優位の顆粒球増加からなる著しい過形成を示すが，芽球の増加や赤芽球・巨核球造血の異常はみられない。しかし骨髄の組織・細胞像のみから CML(とくに neutrophilic variant)との確実な鑑別は難しい場合が多く，臨床所見を含めて総合的に判定する必要がある。CML との鑑別には Ph 染色体および *BCR-ABL1* 遺伝子が存在しないことが決め手となる。

非定型慢性骨髄性白血病(atypical CML：aCML)

骨髄は顆粒球系を主体とする増加による著明な過形成を示す点でCMLと類似するが，aCMLはMDS/MPNに分類される白血病であり，3系統の造血細胞(特に顆粒球系)に形態異常が認められることがこの疾患の特徴である．微小巨核球(micromegakaryocyte)は血球形態異常の判定に有用な指標である．しかし組織・細胞形態のみからCMLとの確実な鑑別は難しく，診断確定にはPh染色体および*BCR-ABL1*遺伝子が存在しないことを確認する必要がある．

慢性骨髄単球性白血病(chronic myelomonocytic leukemia：CMML)

CMLとの鑑別診断に重要な点は，CMMLでは末梢血で単球増多(1,000/μL以上)がみられる点である．CMLでは白血球数の著しい増加のため，単球が1～2%程度増加してもその絶対数増加(＞1,000/μL)を伴う場合があるが，単球の比率は通常3%以下であるのに対し，CMMLでは通常10%以上の単球増多をきたす．またCMMLでは末梢血における幼若顆粒球の比率はCMLほど高くなく，10%未満(CMLでは20%以上)である．

骨髄標本ではCMMLにおいても骨髄系細胞の増加からなる顕著な過形成がみられるが，骨髄中の単球の増加は顕著ではない場合が多く，CMLの骨髄像と類似した所見を呈する．CMMLはMDS/MPNに分類される白血病であり，血球形態異常が1ないし複数系統の骨髄細胞にみられることが鑑別点として重要である．特に顆粒球と巨核球に形態異常がしばしばみられ，微小巨核球は組織学的にも同定可能な重要な形態異常を示す所見である．CMLでもp190タイプのキメラ蛋白を産生する症例では単球増多をきたす場合があるため，最終的な診断確定には必ずPh染色体および*BCR-ABL1*遺伝子が存在しないことを確認する必要がある．

文献

1. Frater JL, Tallman MS, Variakojis D, et al：Chronic myeloid leukemia following therapy with imatinib mesylate；bone marrow histopathology and correlation with genetic studies. Am J Clin Pathol 119：833-841, 2003
2. Lugli A, Ebnoether M, Cogliatti SB, et al：Proposal of a morphologic bone marrow response score for imatinib mesylate treatment in chronic myelogenous leukemia. Hum Pathol 36：91-100, 2005
3. Goldman JM, Melo JV：Targeting the BCR-ABL tyrosine kinase in chronic myeloid leukemia. N Engl J Med 344：1084-1086, 2001

(宮内　潤)

8. はっきりとした感染症の病歴を示さないリンパ節腫脹

頻 度 ★
難易度 ★

症例　70代，男性。

1か月ほど前より左頸部の腫瘤に気づき来院。診察時，左鎖骨上部に複数の腫瘤が触知され，リンパ節と思われた。悪性リンパ腫を疑われ，リンパ節生検が実施された。

ルーペ像(図1-a)，中拡大像(図1-b, c)を示す。以上の所見から，最も考えられる病理診断は何か？

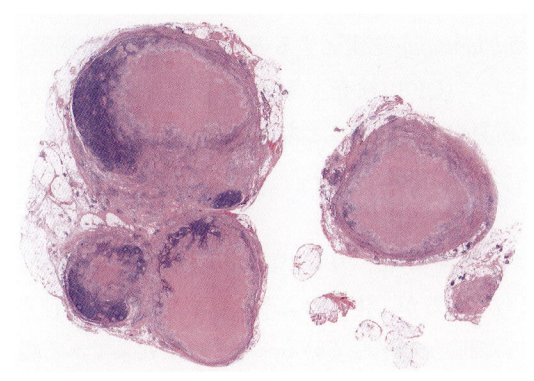

図1-a

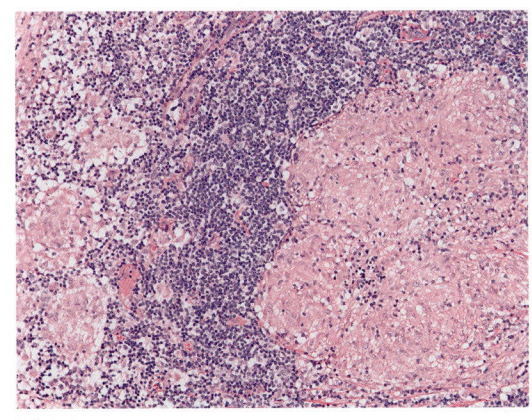

図1-b

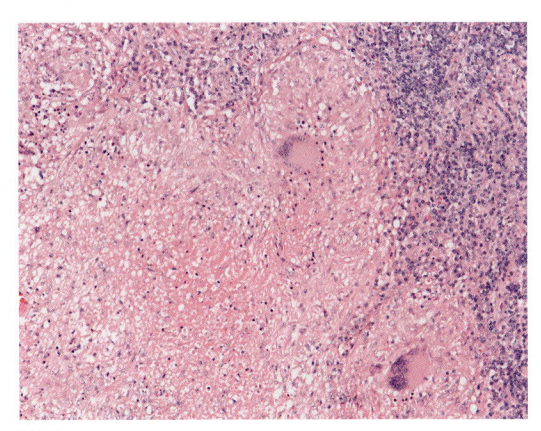

図1-c

解説

診断プロセス

非腫瘍性リンパ節腫脹の生検組織をどのように鑑別してゆくかがポイントとなる。

頸部リンパ節の腫脹として発症する病変は，アクセスが容易であるために生検され，病理組織像が最初の検索情報であることが多い。病理像から腫瘍性か炎症性，あるいは反応性腫脹であるかを大まかに鑑別し，検討を進めていく。

検査所見

炎症性疾患である場合，発熱，感冒様症状の有無，CRP値，リンパ節腫脹を示す典型的病態であるネコひっかき病の起炎菌 *Bartonella henselae* を主とする *Bartonella* 属の抗体価，結核症のツベルクリン反応やクォンティフェロン®(QFT)検査，真菌を示唆する β-D-glucan 値などが参考となる。病理組織像で決定的な所見が得られることも多い。

病理所見

スライドガラスを肉眼で見るルーペ像(図1-a再掲載)で，リンパ節は通常，細胞質に乏しいリンパ球が充満して好塩基性(青色)に染まっているが，本例のように好酸性(赤色)が目立つ場合，線維化が起きているか，細胞質が広い細胞が増殖している，または壊死巣である場合が考えられる(図1-a再掲載，矢印)。

細胞質の広い細胞が結節状に増殖している場合，癌の転移や類上皮細胞性肉芽腫である場合が考えられる。拡大率を上げて検討すると細胞境界が不鮮明な細長い細胞で，周囲組織との間に基底膜など明瞭な境界形成を示さない類上皮細胞性肉芽腫であることがわかる(図1-b再掲載，矢印)。さらに，大型の巨細胞に多数の核が馬蹄状に配列するLanghans型巨細胞の存在と，凝固壊死の一種である乾酪壊死が特徴的な病態を示している(図1-c再掲載)。

類上皮細胞性肉芽腫が認識できれば，壊死がない場合はサルコイドーシス，明瞭な壊死があ

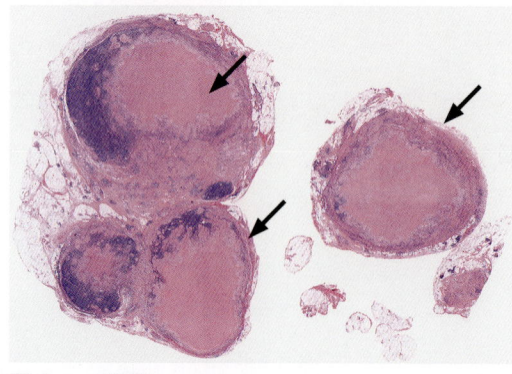

図1-a 再掲載

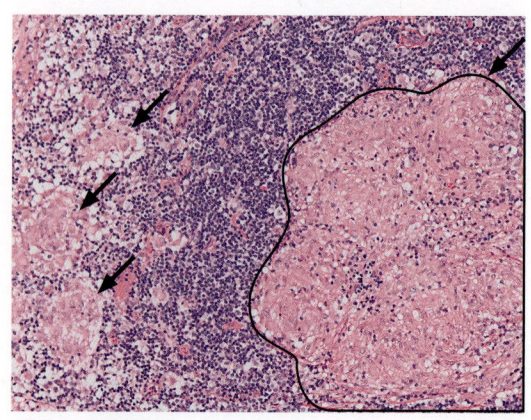

図1-b 再掲載

る場合は結核性病変を考え，抗酸菌染色(Ziehl-Neelsen 染色)により，結核菌を検索(図2)。

図1-c　再掲載(↓ Langhans 型巨細胞，＊乾酪壊死)

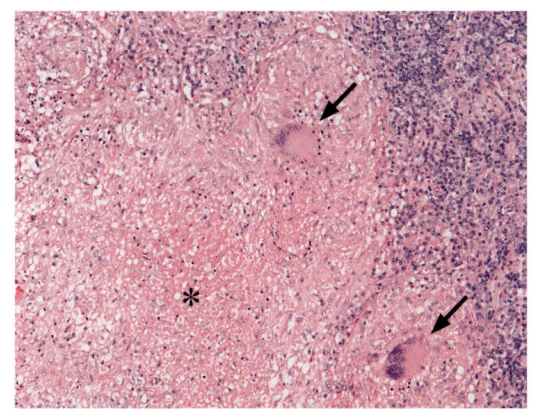

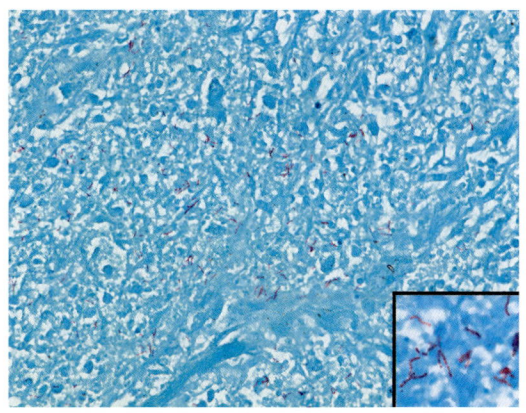

図2　Ziehl-Neelsen 染色，強拡大像(挿図：1,000 倍観察像)

真菌感染症でも類似の壊死性肉芽腫の所見を示す場合があり，当院では必ず Ziehl-Neelsen 染色と PAS 染色，Grocott 染色はセットで行い，想定していなかった真菌と抗酸菌，相互の見落としを防いでいる[1,2]。

最も考えられる病理診断は何か？

結核性リンパ節炎

治療・予後

抗酸菌に効果のある抗菌薬の適切な投与によって治療する[3]。一次抗結核薬として，イソニアジド(イスコチン：INH)，リファンピシン(リファジン：RFP)，リファブチン(ミコブティン：RBT)，ピラジナミド(ピラマイド：PZA)，エタンブトール塩酸塩(エフトール：EB)，ストレプトマイシン硫酸塩(硫酸ストレプトマイシン：SM)が，二次抗結核薬として，カナマイシン一硫酸塩(カナマイシン：KM)，エンビオマイシン硫酸塩(ツベラクチン：EVM)，エチオナミド(ツベルミン：TH)，サイクロセリン(CS)，パラアミノサリチル酸カルシウム水和物(ニッパスカルシウム：PAS)が，保険適用外であるが，レボフロキサシン水和物(クラビット：LVFX)がある。

Memo　抗酸菌の検出と菌種の確定

本例では Ziehl-Neelsen 染色で赤く染まる細長い桿菌(図2 拡大部)が多数観察され，診断確定に至ったが，抗酸菌は顕微鏡で発見できないことも多い。また，結核ではない非結核性抗酸菌症の鑑別も必要である。

壊死があるが抗酸菌が検出できない場合は病理組織を用いた免疫染色や PCR 検索で，遺伝子的に菌の存在を証明できることがある。非結核性抗酸菌症との鑑別には遺伝子検索が有力。

鑑別診断・類縁疾患

● ネコひっかき病（図3-a 中拡大像，3-b Warthin-Starry 染色，1,000倍観察像）

ネコの爪や歯による外傷の後，局所の炎症とともに腋窩や頸部のリンパ節が腫大する[1,2]。リンパ節病変では中央に膿瘍を入れた類上皮細胞性肉芽腫形成が特徴的である。この所見をみた場合，ネコの飼育や接触に関する病歴聴取が重要で，血清抗体価の計測も必要となる。

起炎菌の*Bartonella*属，主として*Bartonella henselae*はグラム陰性桿菌で，病理組織におけるグラム染色では認識しがたい。Warthin-Starry 染色で短桿菌（図3-b　矢印）が描出できることがある。

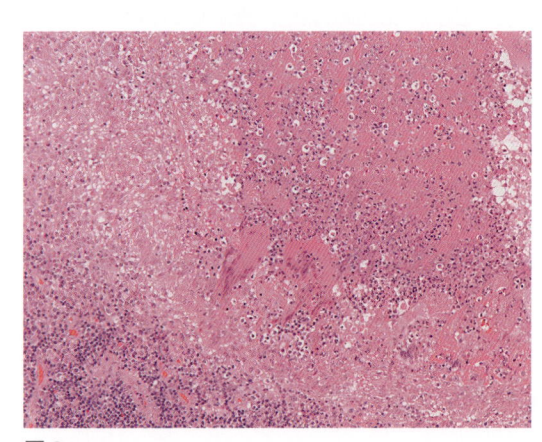

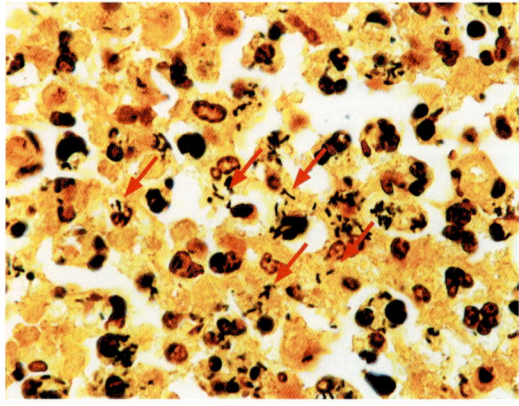

図 3-a　　　　　　　　　　　図 3-b

● サルコイドーシス

結核と同様の類上皮細胞性肉芽腫を形成するが，壊死がみられない。まれに微小な壊死があることもあるが結核のような大きな壊死は形成しない。臨床病態と併せて確定診断する。

● トキソプラズマによるリンパ節炎

傍濾胞領域に小型の類上皮細胞性肉芽腫が多発する。脳病変などでは嚢子がみられることもあるが，リンパ節病変では見つかりにくい。血清抗体価や免疫染色などで確定診断する。

📖 文献

1. 中村栄男, 吉野正, 大島孝一：肉芽腫性リンパ節炎. 向井清, 真鍋俊明, 深山正久（編）：外科病理学　第4版．pp1244-1248, 文光堂, 2006
2. 堤　寛：感染症病理アトラス．文光堂, 2000
3. 藤兼俊明：肺結核. 今日の治療指針 2012．pp272-274, 医学書院, 2012

（林德眞吉）

9. リンパ節腫大，発熱

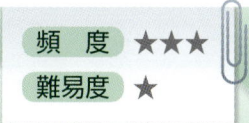

頻度 ★★★
難易度 ★

> **症例** 70代，女性。

　1か月前に感冒症状が出現した際に左頸部腫瘤を自覚した。感冒症状が軽快した後も，腫瘤は残存・増大傾向を認めたため外来を受診した。微熱が続いている。

　眼瞼結膜貧血なし，眼球結膜黄疸なし，咽頭・扁桃異常なし，左頸部に6 cm大に腫大したリンパ節を触知した。腹部平坦で肝脾を触知せず，足背浮腫なし。

　WBC 6,700/μL（好中球71.2％，リンパ球23.5％，単球4.2％，好酸球0.8％，好塩基球0.3％），RBC 469万/μL，Hb 14.4 g/dL，Ht 42.7％，血小板25.5万/μL，TP 8.7 g/dL，Alb 4.5 g/dL，AST 36 U/L，ALT 35 U/L，LD 543 U/L，ALP 480 U/L，γ-GT 31 U/L，クレアチニン0.6 mg/dL，IgG 1,210 mg/dL，IgA 267 mg/dL，IgM 711 mg/dL，CRP 1.48 mg/dL，IL-2R 7130 U/mL

　左頸部リンパ節を生検した（**図1，2**）。以上の所見から，最も考えられる病理診断は何か？

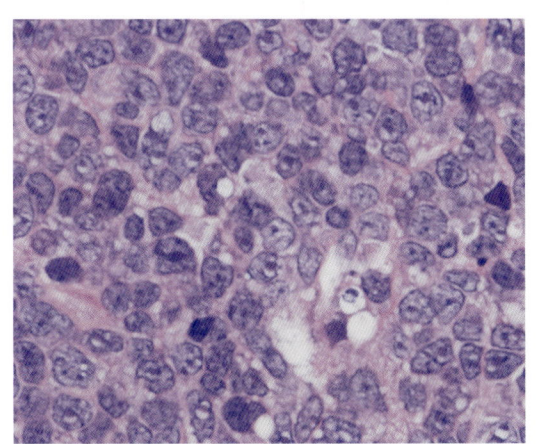

図1　HE染色（強拡大）

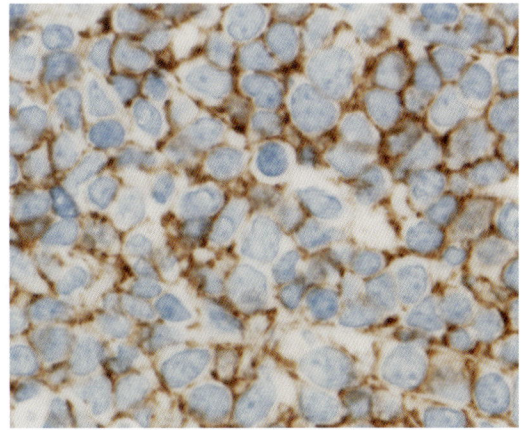

図2　免疫組織化学，CD20

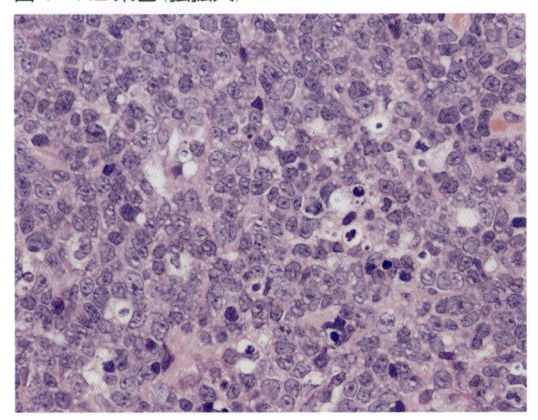

図3　HE染色（弱拡大）

解説

診断プロセス

リンパ節腫大の原因は多様である。非腫瘍性疾患として結核，サルコイドーシス，ネコひっかき病，反応性濾胞過形成，ウイルス性リンパ節炎，川崎病，伝染性単核球症，関節リウマチ，キャッスルマン（Castleman）病，菊池病などが挙げられる。腫瘍性のリンパ節腫大として，癌の転移と悪性リンパ腫が挙げられる。

検査所見

LDH と IL-2R の上昇は悪性リンパ腫に比較的特異性が高い。骨髄浸潤により貧血，血小板減少のほか，ときに血球貪食症候群をきたすことがある。

病理所見

リンパ節の正常構築が壊され，大型のリンパ腫細胞（その核が組織球の核より大きい，あるいは小型リンパ球の核の 2 倍以上）がびまん性に増殖する。

大型細胞は小型細胞に比べて明るく見える核（水泡状）と明瞭な核小体（1〜4 個程度）をもつ（図 1 再掲載）。

DLBCL の診断には免疫組織化学もしくはフローサイトメトリーで腫瘍細胞が B 細胞であることを証明する必要がある。

パラフィン標本の免疫組織化学染色で CD20 陽性を確認する（図 2 再掲載），もしくはフローサイトメトリーで膜表面免疫グロブリンの軽鎖（κ/λ）の偏りを確認する（ただし DLBCL の一部に CD20 を発現しない例や軽鎖を発現しない例があることに注意）。

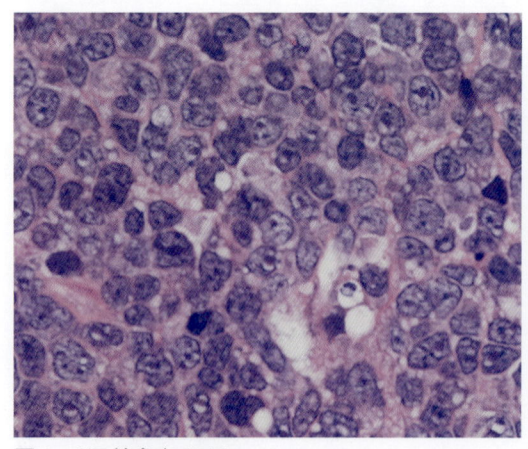

図 1　HE 染色（再掲載）

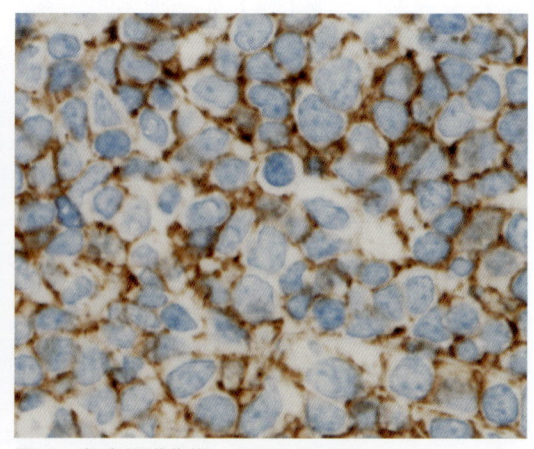

図 2　免疫組織化学，CD20（再掲載）

最も考えられる病理診断は何か？

びまん性大細胞型B細胞性リンパ腫（diffuse large B-cell lymphoma：DLBCL）

治療・予後

R-CHOP療法が標準治療となり，5年生存率は50～70％である。

鑑別診断・類縁疾患

● リンパ芽球型リンパ腫

n/c比の大きい腫瘍細胞のびまん性増生からなる。比較的小さい核小体を通常1個（～2個）と繊細なクロマチンを示す核をもつ。免疫組織化学でTdT陽性になることがリンパ芽球型の診断に役立つ。

● Burkittリンパ腫　　　　　　　　　　　　　　　　　　（145頁参照）

星空像を伴う腫瘍細胞のびまん性増生からなる。2～5個の小さな核小体と粗顆粒状クロマチンを示す核をもつ。免疫組織化学で，CD10とBCL-6が陽性，BCL-2が陰性もしくは弱陽性，MIB-1がほとんどのリンパ腫細胞に陽性を示す。

● Mantle細胞リンパ腫　　　　　　　　　　　　　　　　（180頁参照）

blastoid variantやpleomorphic variantでは大型細胞がびまん性の増生からなる。Cyclin D1陽性を確認することが必要になる。

> **Memo　DLBCLの形態学的亜型**
>
> DLBCLには形態学的亜型がある（ただし臨床的な意義には乏しい）。
> ① centroblastic：本症例に相当しDLBCLに最も多い。
> ② immunoblastic：類円形もしくはやや細長い核をもち，クロマチンは少なく比較的大きな核小体は1つで核の中心にある。胞体は好塩基性。
> ③ anaplastic：豊かな胞体と多形性のある核をもち，多核細胞やHodgkin/Reed-Sternberg細胞に類似した細胞を含む。融合状に増殖し，よく辺縁洞内に認める。

文献

1. Jaffe ES, Pittaluga S : Aggressive B-cell lymphomas ; a review of new and old entities in the WHO classification. Hematology Am Soc Hematol Educ Program 2011 : 506-514, 2011
2. Klapper W : Histopathology of mantle cell lymphoma. Semin Hematol 48(3) : 148-154, 2011

診断トレーニング

問題

頸部リンパ節腫脹をきたした60代男性

1. T細胞リンパ腫
2. T細胞/組織球豊富型B細胞リンパ腫
3. Hodgkinリンパ腫
4. 菊地病
5. 癌の転移

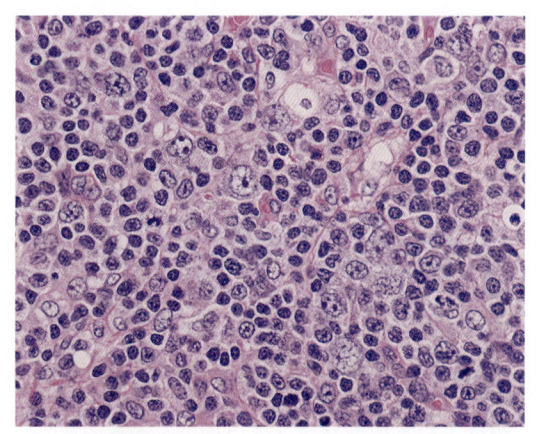

図1　HE染色

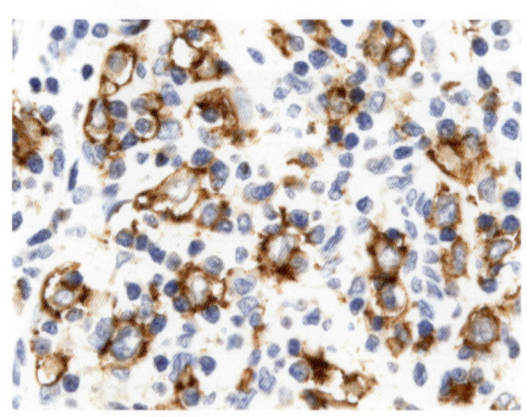

図2　免疫組織化学，CD20

解答

2．T細胞/組織球豊富型B細胞リンパ腫（DLBCL）

　DLBCLは大型のリンパ腫細胞がびまん性に増生を示すが，ときにリンパ腫細胞は少なく反応性のT細胞がむしろ多い症例がある。本症例ではリンパ節全体にわたり反応性のT細胞と組織球が主体を占め，その中に大型のB細胞が散在性に認められた症例である。背景のT細胞には異型がない。T-cell/histiocyte rich B cell lymphomaと称されるDLBCLの1つのサブタイプである。このタイプの診断にはB細胞は全体の10％以下の症例に限る。なお，EBV陽性例は含めない。

　多数の小型リンパ球の中に核小体明瞭な大型球を散見する（図1）。免疫組織化学でこの大型リンパ球がCD20に陽性になる（図2）。

（中村直哉）

10. 頸部腫瘤（リンパ節腫脹），発熱

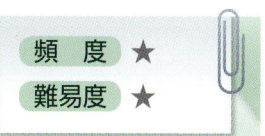

頻度 ★
難易度 ★

症例　30代，女性。

　生来健康な女性。頸部リンパ節腫脹ならびに，発熱にて来院。血液生化学的検査にて際立った異常は認められなかった。しかし，胸部X線検査にて縦隔腫瘤が認められ，精査のために入院となる。診断を目的に頸部リンパ節生検が施行された（図1-a, b）。以上の所見から，最も考えられる病理診断は何か？

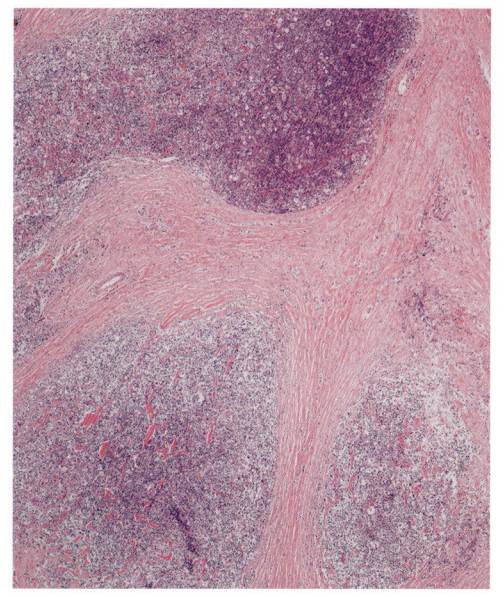

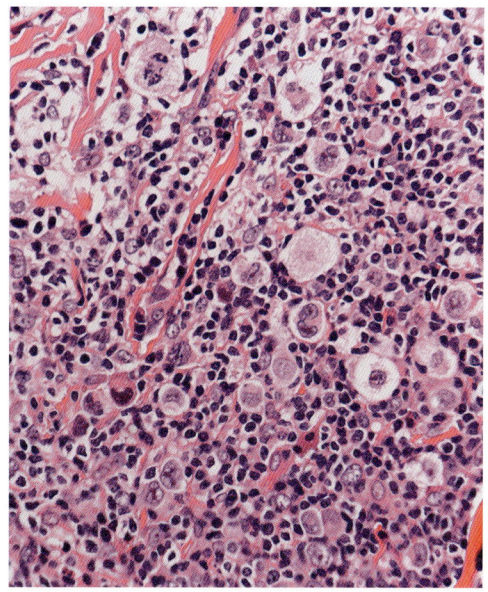

図1-a

図1-b

解説

診断プロセス

臨床症状を加味し，頸部リンパ節腫脹の病態をどう考えるかがポイントとなる。

リンパ節腫脹をきたす疾患としては，反応性と腫瘍性に分けられる。反応性リンパ節腫脹は感染症，すなわち，ウイルス，細菌などに起因するものや，結核，トキソプラズマなどのような肉芽腫を形成するものがある。感染症以外では関節リウマチを代表とする自己免疫性疾患や薬剤過敏症，壊死性リンパ節炎などが挙げられる。また，Gaucher 病や Niemann-Pick 病などの脂質代謝異常，甲状腺機能亢進症，Addison 病などの内分泌疾患なども原因疾患となる。一方，腫瘍性にはリンパ節に原発するリンパ腫や他の臓器に発生した腫瘍の転移性病変がある。病態解明には臨床症状や検査データの把握が重要と思われる。

検査所見

通常，細菌性感染症では顆粒球が，ウイルス性ではリンパ球優位な白血球増加がみられ，血清抗体価測定は診断に有用である。一方，壊死性リンパ節炎では白血球減少が特徴的である。肉芽腫を形成するような感染症では各疾患特異的な検索が必要である。自己免疫性疾患では各々の疾患に特徴的な臨床症状に加えて，各種自己抗体の証明が診断を支持するであろう。そして，各疾患の診断基準に沿って診断されるべきである。他臓器原発の腫瘍の転移については，それを示唆する症状がなければ本例は年齢的にも癌などの悪性腫瘍は考えにくいが，縦隔に病変があり，胚細胞腫瘍や胸腺腫の可能性は考えておかなければならない。

リンパ腫とすると，若年女性で縦隔病変を伴うことから縦隔原発 B 細胞リンパ腫，リンパ芽球性リンパ腫，Hodgkin リンパ腫が鑑別疾患として挙げられる。Hodgkin リンパ腫は進行期症例を除きその多くが無症候性であり，検査データにおいても他のリンパ腫でみられる LDH あるいは sIL-2R の上昇など特徴的な異常はないのが通常であろう。

病理所見

線維性に肥厚した被膜で囲まれたリンパ節，この被膜に連続した膠原線維性の線維化が実質内におよび，結節性病変を形成している（図 1-a 再掲載）。病変には小リンパ球，好酸球，形質細胞，組織球などを背景に大型の異型細胞の増生を認める。これら大型細胞はホルマリン固定時のアーチファクトによると考えられる細胞膜の縮こまりにより陰窩／凹窩の中に存在するようにみえ，lacunar cell とよばれており，Hodgkin/Reed-Sternberg 細胞の variant である（図 1-b 再掲載）。

最も考えられる病理診断は何か？

古典的ホジキン（Hodgkin）リンパ腫，結節硬化型（classical Hodgkin lymphoma：CHL, nodular sclerosis）

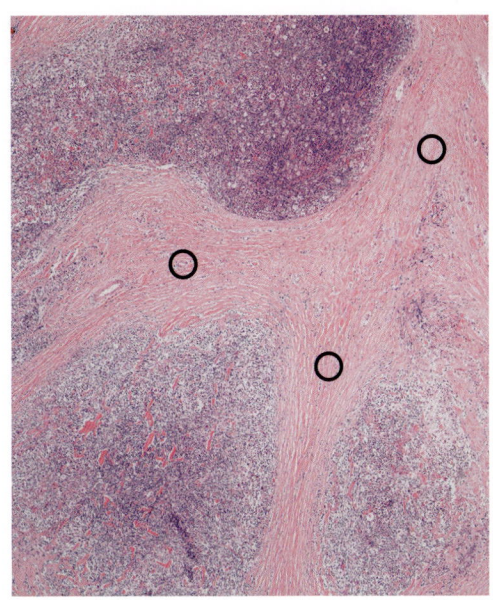

図 1-a　再掲載（黒丸部分が線維化） 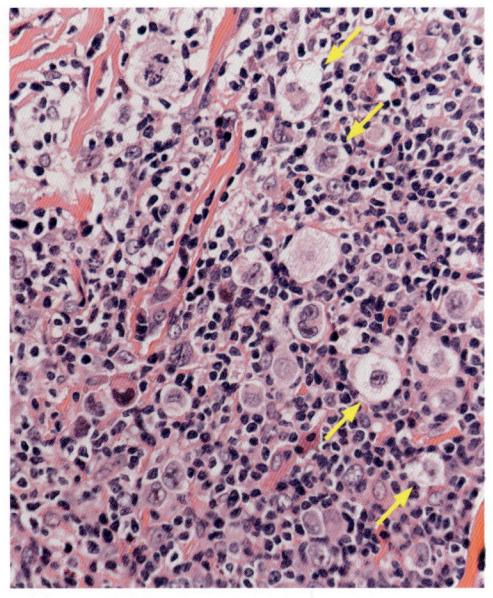　　　図 1-b　再掲載（矢印部分が lacunar cell）

治療・予後

　治療方針は臨床病期に基づき，初発例はⅠ，Ⅱ期の早期，Ⅲ，Ⅳ期の進行期，縦隔の巨大腫瘤病変を伴う場合に分けて決定される．また，難治再発例に対しても異なる治療方針が設けられている．具体的には他に委ねるが，放射線照射，化学療法 {ABVD〔Adriamycin, Bleomycin, Vinblastine, Dacarbazine〕療法，MOPP〔Mechlorethamine, Vincristine（Oncovin），Procarbazine, Prednisone〕療法} を代表とし，造血幹細胞移植が施行される症例もある．

　リンパ腫の中では予後良好な疾患であるが，進行期例では7つの予後因子がスコアー化され（international prognostic score：IPS），予測無病生存，全生存，5年無増悪生存などの率の異なることが示されている．

鑑別診断・類縁疾患

● 縦隔原発 B 細胞リンパ腫（primary mediastinal B-cell lymphoma：PMBCL）

　CHL の結節硬化型と PMBCL はその発生部位に加え，若年成人での発生が多いという点から臨床的鑑別疾患の一つに挙げられる。また，組織学的類似性から病理診断における鑑別疾患としても挙げられる。CHL の組織学的典型例で診断に迷うことはないと思われるが，腫瘍細胞の絶対数の多い症例において鑑別が必要になることがある。

　免疫形質発現において，CHL は CD30＋，CD15＋，CD20－（陽性例もあるが，すべての腫瘍細胞に発現をみることはない）であり，PMBCL では CD30＋/－（通常弱い発現），CD15－，CD20＋ であることから鑑別される（表 1）。CHL では転写因子である Oct.2, Bob.1 の異常が知られているが，PMBCL ではこれらの異常は認められておらず，両者がともに発現していることを確認することも鑑別に有用である。なお，ともに B 細胞性腫瘍であり，近年の網羅的な遺伝子解析においては類似性の高い疾患であることが認識されていることは留意すべきである。実際に同所性・異所性，あるいは同時性・異時性にこれらの像をみる症例の解析においてはそれらが同一クローンであることも証明されている。

表 1　Hodgkin/Reed-Sternberg（HRS）細胞と popcorn（LP）細胞の免疫形質発現

	HRS 細胞	LP 細胞
CD20	－/＋*	＋
CD30	＋	－
CD15	＋（70～80％）**	－
PAX5	＋（>98％）**	＋
Oct.2/Bob.1	－/－，－/＋，＋/－	＋/＋
EBER	＋（50％）**	－

*　陽性例でもすべての HRS 細胞に発現をみる症例は診断を疑う。
**　（　）内は陽性症例の頻度。

● びまん性大細胞性 B 細胞リンパ腫（diffuse large B-cell lymphoma）（51 頁参照）

　なかでも，T 細胞/組織球豊富型大細胞性リンパ腫（THRLBCL）および加齢性 EBV 陽性大細胞性 B 細胞リンパ腫（EBV-positive DLBCL of the elderly：EBV＋DLBCL）が，多彩な炎症性細胞を背景に大型腫瘍細胞が増生し，この大型細胞には HRS 細胞に似た形態のものがしばしば認められるため，CHL 混合細胞型（MC）との鑑別が必要となる。この 2 亜型はともに，CD20 をはじめとする B 細胞マーカーの発現を認め，通常 CD15 は陰性であることから鑑別される。しかし，EBV 感染細胞では発現マーカーの減弱あるいは消失がしばしば認められ，CD20 もその一つであることは留意しなければならない。なお，これら疾患亜型はすべて B 細胞性腫瘍であり，実際には境界病変の存在も否定できないのが現状であろう。

● 未分化大細胞型リンパ腫（anaplastic large cell lymphoma：ALCL）（185頁参照）

　腫瘍細胞の形態学的類似性，さらには免疫形質発現における同一性から病理学的鑑別疾患となる．ただし，CHLはB細胞性腫瘍であり，ALCLは細胞傷害性T細胞の腫瘍であることからは全く異なる疾患亜型である．2番目染色体上のALKに関連する異常によりALKの発現のみられるものは確固たる疾患単位として認識されているが，ALK発現の認められないALK-negative ALCLが鑑別の対象となろう．組織学的には腫瘍細胞核の特徴を把握することが重要であり，ALCLでは腎形，馬蹄形の形態が特徴的である．免疫形質において典型例はCD30＋，CD15－，PAX-5－，EBER－であり，ごくまれにPAX5発現をみる症例も報告されているが，通常，PAX5やEBVの存在はALCLを否定するものである．ALCLでは多くの症例で，何らかのT細胞マーカーや細胞傷害性分子の発現が認められる．

文献

1. Stein H, Poppema S, Weiss LM, et al : Hodgkin lymphoma. In Swerdlow SH, et al Editors, WHO classification of tumours of haematopoietic and lymphoid tissues., 4th edition, p.321-334, Lyon, IARC Press, 2008
2. Marafioti T, Hummel M, Foss HD, et al : Hodgkin and Reed-Sternberg cells represent an expansion of a single clone originating from germinal center B-cell with functional immunoglobulin gene rearrangements but defective immunoglobulin transcription. Blood 95 : 1443-1450, 2000
3. Tamaru J, Tokuhira M, Nittsu N, et al : Hodgkin-like anaplastic large cell lymphoma (previously designated in the REAL classification) has same immunophenotypic features to classical Hodgkin lymphoma. Leuk Lymphoma 48 : 1127-1138, 2007
4. Rosenwald A, Wright G, Leroy K, et al : Molecular diagnosis of primary mediastinal B cell lymphoma identifies a clinically favorable subgroup of diffuse large B cell lymphoma related to Hodgkin lymphoma. J Exp Med 198 ; 851-862, 2003
5. Hasenclever D, Diehl V : A prognostic score for advanced Hodgkin's disease. International Prognostic Factors Project on Advanced Hodgkin's Disease. N Engl J Med 339 : 1506-1514, 1998

診断トレーニング

問題

30歳，男性。生来健康であったが，無症候性の右頸部リンパ節腫脹のため来院し，その原因解明のために生検された。最も考えられる病理診断は？

1. follicular lymphoma（濾胞性リンパ腫）
2. T-cell/histiocyte rich large B-cell lymphoma（T細胞/組織球豊富大細胞型B細胞リンパ腫）
3. classical Hodgkin lymphoma（古典的Hodgkinリンパ腫）
4. nodular lymphocyte predominant Hodgkin lymphoma（結節性リンパ球優位型Hodgkinリンパ腫）
5. progressive transformation of germinal center（胚中心進展性異形成）

解答

4. nodular lymphocyte predominant Hodgkin lymphoma

異型性のない小型のリンパ球からなるぼんやりとした結節性病変（vaguely nodular lesion）がみられる。その中に大型のpopcorn（LP）細胞がみられる。

確定のためには免疫染色での検討が必要である。

結節性病変はCD20などのB細胞マーカーを発現するBリンパ球で構成され，背景にはCD21陽性の濾胞樹状細胞のmeshworkが認められる。腫瘍細胞であるpopcorn（LP）細胞もCD20＋であり，HRS細胞にみられるCD30, CD15などの発現は通常認められない。

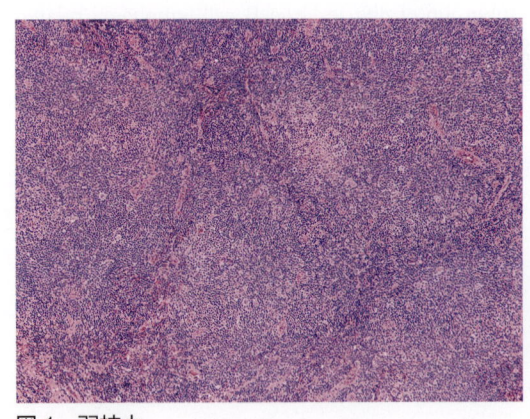

図1 弱拡大

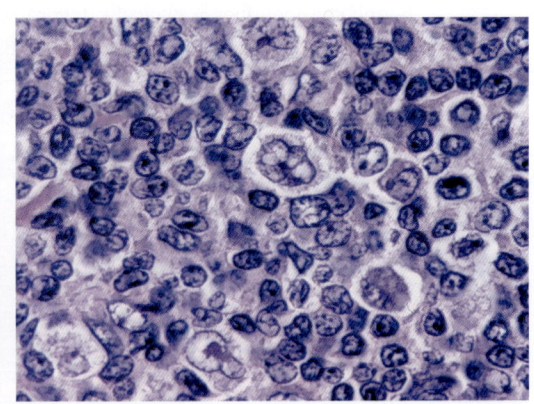

図2 強拡大

（田丸淳一）

11. 易出血，易疲労感

頻度 ★★★
難易度 ★★

症例 80代，男性。

　6か月前から四肢にアザのような出血斑が出現することがあった。散歩のときに疲れやすくなったため受診。発熱はなかった。身長162 cm，体重50 kg，体温36.8℃，脈拍92/分，整。血圧134/78 mmHg。

　血液所見：WBC 2,900/μL（分画(%)：芽球2，骨髄球1，桿状核好中球12，分葉核好中球51，好酸球6，単球17，リンパ球11，赤芽球＋），RBC 258万/μL，Hb 9.1 g/dL，Ht 29.1%，血小板1.3万/μL。総蛋白7.0 g/dL，アルブミン3.6 g/dL，AST 34 IU/L，ALT 14 IU/L，LD 335 IU/L（基準107〜220），ALP 359 IU/L（基準96〜284），BUN 19 mg/dL，Cr 0.75 mg/dL。本例で実施された骨髄穿刺の塗抹May-Giemsa染色標本（図1-a，1-b）とクロット切片組織および針生検組織のHE染色標本（図2-a，2-b）を示す。以上の所見から，最も考えられる病理診断は何か？

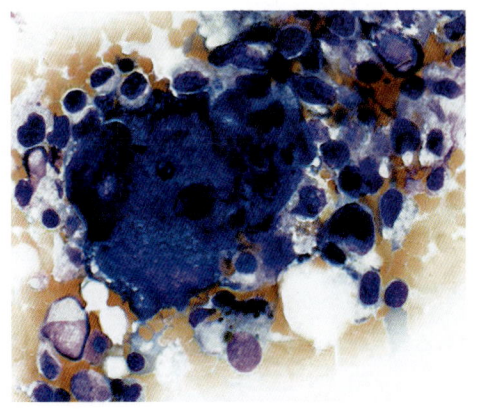

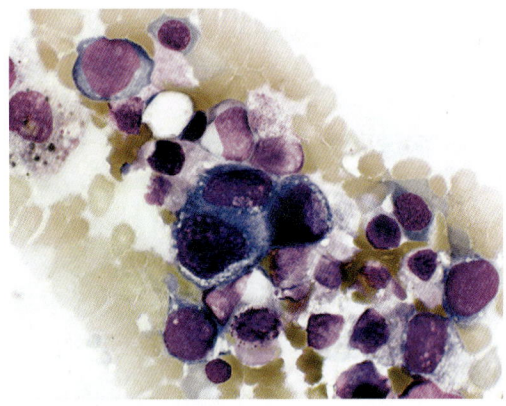

図1-a

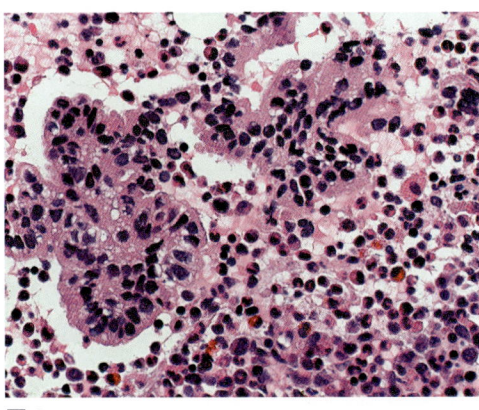

図1-b

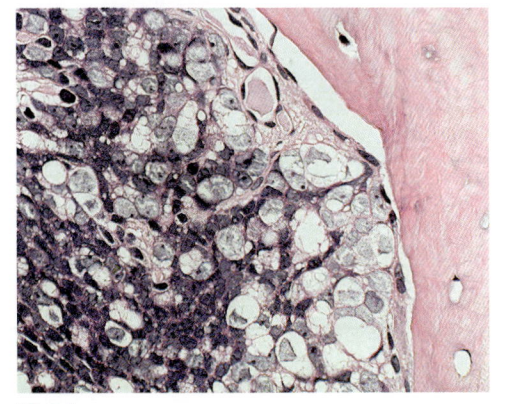

図2-a

図2-b

解説

診断プロセス

　出血傾向は血小板の減少，易疲労は貧血の症状として解釈可能である．白血球減少は軽度にとどまり，感染症を示唆する発熱もみられないが，高齢者では感染症があっても炎症反応に乏しいことがあるので注意を要する．また，高齢者の場合，潜在的(cryptic)な悪性腫瘍（固形腫瘍，白血病）や結核の可能性を念頭におく必要がある．悪性腫瘍の骨髄転移ではしばしば汎血球減少，代謝異常，腫瘍容積の増大による骨痛などがみられ，白血病やリンパ腫に類似した症状を呈する．

検査所見

　大球性貧血（MCV 113 fL），白赤芽球症(leukoerythroblastosis)を認める．大球性貧血はビタミン B_{12} や葉酸欠乏などの栄養障害や骨髄異形成症候群などの造血障害でみられる．白赤芽球症は原発性骨髄線維症をはじめとするさまざまな造血器腫瘍や悪性腫瘍の転移，あるいは二次性の骨髄線維症などによることが多い．LDの増加は組織崩壊の反映と考えられ，高ALP血症の存在は骨病変を示唆している．悪性腫瘍の骨髄転移では血清Ca値，UA値，BUN値の上昇や血小板減少がみられる．また骨髄壊死を伴うとAST値が上昇することが多い．

病理所見

　塗抹標本では，造血細胞より大型の細胞が立体的な集塊を形成している．細胞質は塩基性で淡明な空胞がみられる．核は濃染してクロマチンパターンが不明瞭である（図1-a再掲載）．異型細胞の重なりが少ないところでは，異型細胞の核が偏在し，核小体が観察される（図1-b，矢印再掲載）．腺癌を示唆する所見である．

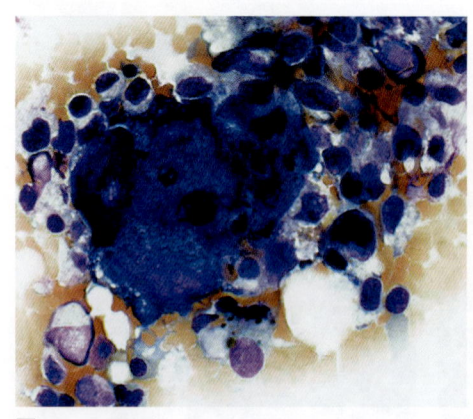

図1-a　再掲載

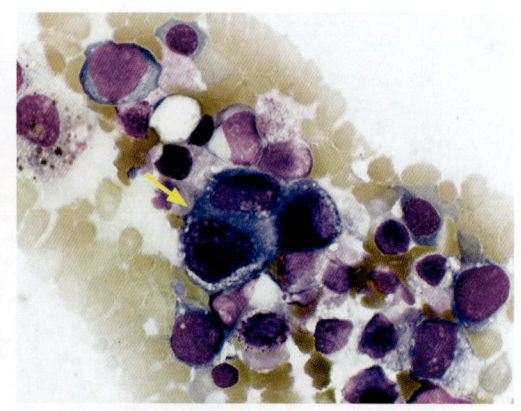

図1-b　再掲載

> **Memo** 悪性腫瘍の骨髄転移の検出率
>
> 骨髄穿刺による転移性腫瘍の検出感度は腫瘍の組織型によって異なり，小細胞癌では高く，前立腺癌やHodgkinリンパ腫では低い。これには腫瘍細胞相互の結合性の程度や二次的な骨髄線維化などの影響が考えられる。針生検の方が骨髄穿刺よりも悪性腫瘍の骨髄転移の検出率が高い[1]。

クロット切片では，骨髄は過形成で顆粒球系細胞が多く巨核球や赤芽球島は目立たない（図2-a再掲載）。造血組織と分離したように，濃染する大型核と好酸性の胞体を有する異型細胞の集塊が認められる。異型細胞は相互の結合性に富み，核は一定方向に偏在してみられ，円柱上皮様である。上皮性腫瘍と考えられる所見で造血器腫瘍は否定的である。ただし，非上皮性の悪性腫瘍すなわち肉腫の中にも類上皮肉腫のように腫瘍細胞相互の結合性が高く上皮様にみえる場合があるので注意を要する。針生検組織では骨梁に沿うように大型の腫瘍細胞が充実性に浸潤している。腫瘍細胞には核小体がみえる（図2-b再掲載）。

さらにPSA（prostatic specific antigen）免疫染色では腫瘍細胞の細胞質に明瞭な陽性像が得られた（図3）。

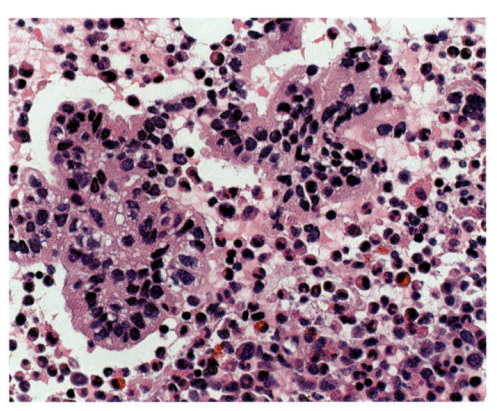

図2-a　再掲載

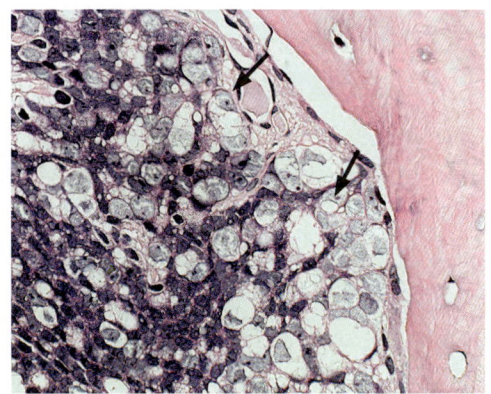

図2-b　再掲載

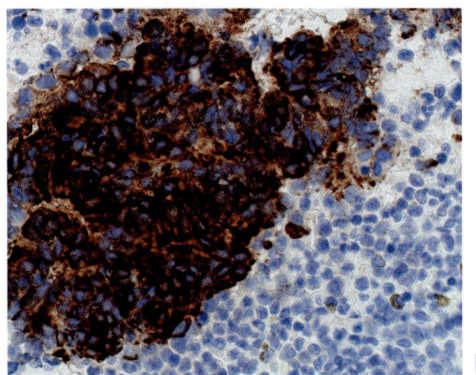

図3

最も考えられる病理診断は何か

前立腺癌の骨髄転移

治療方針・予後

リンパ管をもたない骨髄組織への悪性腫瘍の転移はすべて血行性で，骨髄のみに悪性腫瘍が転移することはまれである。本例でも他臓器への転移の可能性を考えるべきである。多くの悪性腫瘍で骨髄浸潤があれば臨床病期はIVと判定されることからわかるように，予後は不良である。

鑑別診断・類縁疾患

成人悪性腫瘍のうち，乳癌，前立腺癌，肺癌は骨髄に転移しやすい。大腸癌や膵癌は肝に，腎細胞癌や膀胱癌は肺に転移しやすい。転移性癌としての組織学的な診断は比較的容易であるが，消化器癌や悪性黒色腫も忘れてはならない。それに対して小児悪性腫瘍の骨髄転移は横紋筋肉腫，神経芽腫群（網膜芽腫，髄芽腫を含む）などの肉腫が多い。これらの腫瘍細胞は多くは小型円形で，相対的に核が大きく細胞質が狭い。HE染色では濃青色の粒の集まりとしてみえるためblue cell tumor，small round cell tumorなどと総称される。

原発不明癌では全身検索を行うとともに，病理診断には原発腫瘍と転移巣との比較が不可欠である。そのためには免疫組織化学的検索による細胞帰属の判定に有用な抗体の知識が欠かせない（表1）。例えば上皮性腫瘍は一般にcytokeratin（CK）を発現し，EMA，CD38，CD56，CD99，CD117，ALK，p63などは多様な造血器および非造血器腫瘍に発現がみられるなど，複数の抗体によるパネル検索が重要で単一のマーカーのみでは不可能である[2]。

● 成人悪性腫瘍の骨髄転移

乳癌：骨盤，腰椎などへの転移が多い。乳癌は導管癌と小葉癌とに大別され，導管癌では腫瘍細胞は相互の結合性が強く，病理組織学的に腫瘍細胞はシート状，胞巣状，あるいは策状の増殖像を呈することが多い。小葉癌では比較的小型で，均一な形態の腫瘍細胞が相互の結合性を示さずに孤在性に浸潤する。腫瘍細胞が一列に配列するindian file像もしばしばみられる。

肺癌：骨髄転移の頻度は組織型によって差がある。転移しやすいのは悪性度の高い小細胞癌でおよそ20％の例に骨髄転移がみられる。ついで扁平上皮癌，腺癌の順に骨髄に転移しやすい。小細胞癌の腫瘍細胞は小型で細胞質が狭くリンパ球に類似するが，相互の結合性は高く集簇を形成する。神経内分泌大細胞癌，carcinoid腫瘍も小細胞癌と同様に神経内分泌分化を呈し，骨髄に転移するが，細胞形態が互いに異なる。扁平上皮癌では細胞相互の結合性が強く，骨髄穿刺では腫瘍細胞が採取されないことがある。肺腺癌の組織像は多様で免疫組織化学的検索が診断に有用である。

前立腺癌：成人男性における悪性腫瘍の骨髄転移として重要である。骨硬化を伴う骨髄転移がよく知られている。組織学的には核小体の目立つ類円形細胞が篩状の腺管を形成して増殖する中等度分化腺癌をみることが多い。

消化管原発の癌：腺癌が多く，粘液産生をしばしば認める。Signet ring cell carcinoma が代表的である。大腸癌は一般に高円柱状の腫瘍細胞からなり腺腔形成も明瞭なことが多い。

小児悪性腫瘍の骨髄転移

横紋筋肉腫：最多の小児腫瘍で 30%の例に骨髄転移がみられる。ブドウ状(botryoid)，胎児性(embryonal)，胞巣性(alveolar)，退形成(anaplastic)などの組織亜型がある。胞巣性では t (2;13)(q25;q14)，t (1;13)(p36;q14)による *FKHR* 遺伝子の再構成の検出が診断特異的である。退形成型は成人にみられる。塗抹標本では腫瘍細胞が相互の結合性を示さずに孤在性にみられることが多い。

神経芽腫群腫瘍：神経堤由来の腫瘍で，未熟な細胞からなる神経芽腫，神経細胞への分化を伴う ganglioneuroblastoma, ganglioneuroma を含む。50%の例で骨髄転移を認める。生後 18 か月以内の発症例では比較的予後は良好である。

組織学的には腫瘍細胞のロゼット配列が特徴的である。塗抹標本でも腫瘍細胞が集塊を形成し，ロゼット配列がみられることがある。同様の組織像をとる腫瘍に網膜芽腫，髄芽腫があるが前者が骨髄に転移することは 10%に満たない。

ユーイング(Ewing)肉腫・primitive neuroectodermal tumor (PNET)：神経内分泌分化を呈する未熟な腫瘍で骨原発のものと，骨外性のものとがある。

表1 悪性腫瘍の特徴的な免疫形質[2]

乳癌	CK7+, CK20−, GCDFP5+
肺小細胞癌	CK7+, CK20−, TTF1+, 神経内分泌マーカー(CD56, synaptophysin, chromogranin, neuron specific enolase)
肺扁平上皮癌	CK7+, CK20−, CK5+, CK6, p63
肺腺癌	CK7+, EMA, CEA, TTF1
前立腺癌	CK−, CK20−, PSA
胃十二指腸癌	CK7+, EMA<CEA, CDX2
大腸癌	CK−, CK20+
腎細胞癌	CK7−, CK20−, EMA−, vimentin+, CD10+
悪性黒色腫	CK−, S100+, melanA+, HMB45+
横紋筋肉腫	Desmin+, myoD1+, myogenin+
神経芽腫，髄芽腫	神経内分泌マーカー
Ewing 肉腫群	CD99, FLI1

> **Memo　核内抗原**
>
> 　一般的に核内抗原は壊死や変性の影響を強く受けるので，BerEP4（上皮性マーカー），Ki67/MIB1（増殖能マーカー），terminal deoxynucleotidyl transferase（リンパ芽球に発現される），PAX5（Bリンパ球に発現される）など核内抗原に対する抗体を使用して免疫染色を行う際に注意を要する．一方，神経内分泌腫瘍に発現される Chromogranin A，悪性黒色腫に発現される Melan A や HMB45，多くの非上皮性腫瘍や腎細胞癌など一部の上皮性腫瘍に陽性となる vimentin，顆粒球系マーカーの myeloperoxidase, mast cell tryptase，リンパ球系の汎用マーカーである CD20，CD3 などは壊死組織においても反応性が保たれることが多く，病理診断に有用な抗体といえる．

● 良性腫瘍様病変

　骨髄炎では骨壊死と骨髄の線維化，炎症性細胞浸潤を伴い，FDG-PET 画像では腫瘍と紛らわしいことがある．Paget 病は成人に多発性の病変を形成し，組織学的には骨融解と再生修復像が混在した複雑な像をとる．

● その他の考慮すべき骨病変

　solitary bone cyst, aneurismal bone cyst, ganglion cyst などの囊胞性病変，non-ossifying fibroma, fibrous dysplasia などの充実性病変がある．

> **Memo　骨髄転移の成立機序**
>
> 　腫瘍増殖が骨芽細胞や破骨細胞によって促進され，巨核球や好中球によって抑制されるなど骨髄転移の成立機序が解明されつつある．例えば副甲状腺ホルモン関連ペプチド（PTHrP）は骨芽細胞や破骨細胞を刺激するとともに，骨髄由来間質細胞からの血管内皮成長因子の発現を誘導する．PTHrP 産生腫瘍ではこのようにして腫瘍細胞自体が骨髄の微小環境を転移が起こりやすい状態へと変化させる可能性がある[3]．

文献

1. Moid F, DePalma L : Comparison of relative value of bone marrow aspirates and bone marrow trephine biopsies in the diagnosis of solid tumor metastasis and Hodgkin Lymphoma ; institutional experience and literature review. Arch Pathol Lab Med 129 : 497-501, 2005
2. Hutchinson RE : Nonhematopoietic neoplasms of the bone marrow. Jaffe ES, Harris NL, Vardiman KW, et al : Hematopathology, pp939-950, Saunders/Elsevier, Philadelphia, 2011
3. Park SI, Soki FN, McCauley LK : Roles of bone marrow cells in skeletal metastases : no longer bystanders. Cancer microenviron 4 : 237-246, 2011

　　　　　　　　　　　　　　　　　　　　　　　　　　　　（茅野秀一，荒関かやの）

12. 血液検査で著明な顆粒球増多

頻　度　★
難易度　★★

症例　60代，男性。

　2日前より腹痛，タール便が出現し，紹介入院となる。CT検査で左肺下葉に腫瘤が存在し，さらに，両副腎，小腸や腹腔に転移を疑わせる結節が散在していた。

　末梢血検査所見は，RBC 310万/μL，Hb 9.8 g/dL，Ht 30.4％，MCV 98.1 fL，MCH 31.6 pg，MCHC 32.2％，網状赤血球2.3％，WBC 135,600/μL（桿状核好中球2％，分葉核好中球94％，リンパ球2％，単球2％，骨髄球，後骨髄球，赤芽球が少数），NAP score　正常，中毒顆粒 ++，血小板35.9万/μL。

　骨髄検査所見は，有核細胞数：$44.9×10^4$/μL，巨核球数：444/μL，顆粒球系91.8％（Myeloblast 0.2％，Promyelocyte 2.2％，N. Myelocyte 12.2％，N. Metamyelocyte 20.4％，N. Band 31.8％，N. Segmented 24.8％，Eosinophils 0％，Basophils 0％），赤芽球系8％，リンパ球系0.2％，単球系0.2％，（M：L：E＝11.5：0.1：1.0），染色体分析：Ph^1陰性。

　入院時に著明な白血球増多があり，骨髄穿刺が施行された。末梢血の血液像（図1-a, b）と穿刺吸収骨髄組織像（図2-a, b）を示す。剖検時の肺組織像を示す（図3）。以上の処見から，最も考えられる病理診断は何か？

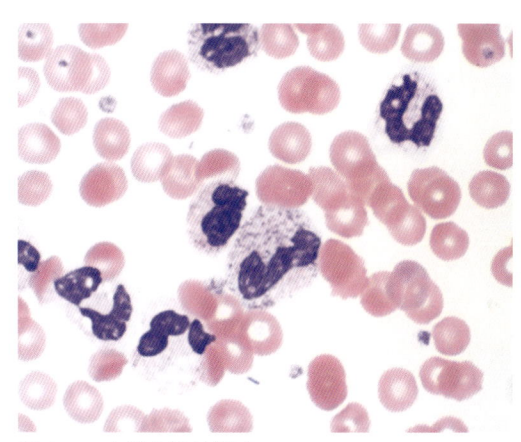

図1-a　末梢血塗抹標本　　　図1-b

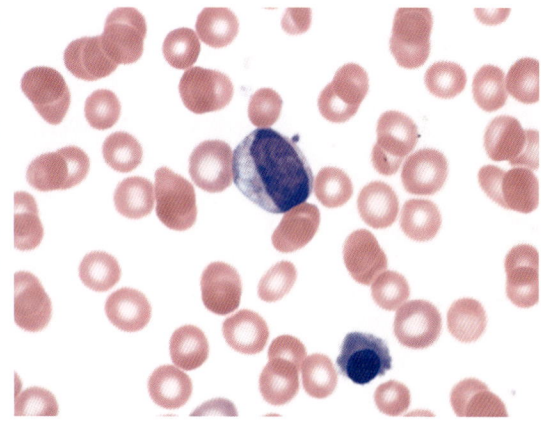

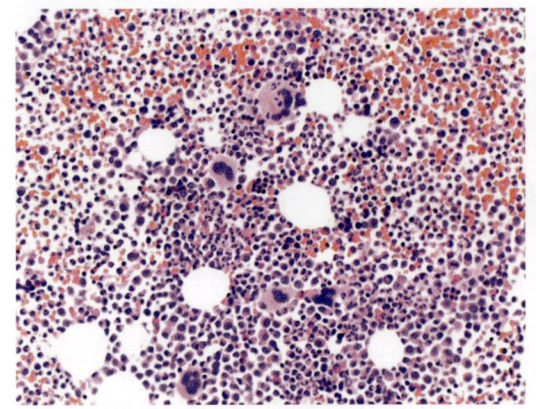

図2-a 骨髄クロット標本(弱拡大)

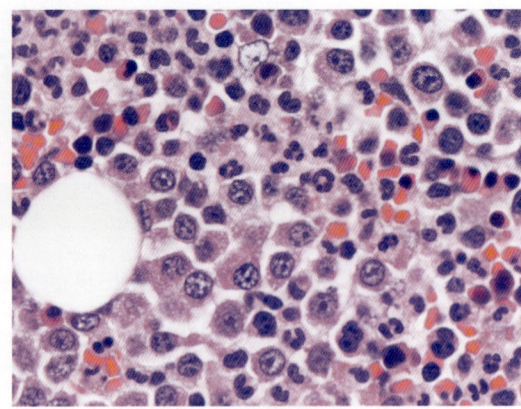

図2-b 骨髄クロット標本(強拡大)

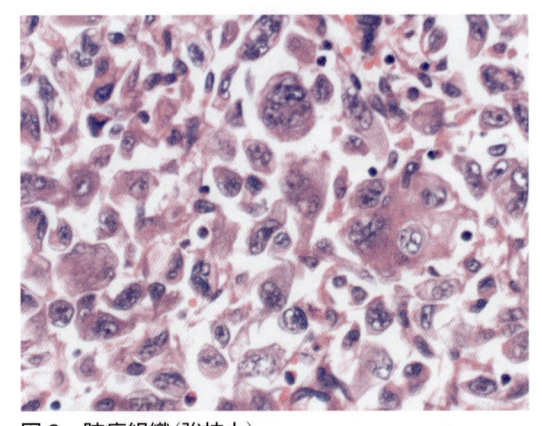

図3 肺癌組織(強拡大)

解説

診断プロセス

末梢血の白血球数は 13 万/μL 以上と著明に増加している。そのほとんどは成熟好中球であり，中毒顆粒を有する好中球（図 1-a）と少数の骨髄球や赤芽球が出現している（図 1-b）。また，骨髄は，顆粒系過形成で，芽球の増加はなく各成熟段階が増加している。造血細胞に異形成はみられない。

鑑別診断としては，類白血病反応（leukemoid reaction）と慢性骨髄性白血病（CML）が挙がる。類白血病反応は，反応性に末梢血白血球数が著明に増加（末梢白血球＞2.5～5 万/μL）し，末梢血液に幼若な白血球が出現する病態で，重症感染症，悪性腫瘍，中毒疾患が原因となる。特に G-CSF（granulocyte colony-stimulating factor）産生腫瘍では，著明な白血球増多を引き起こすことが知られている（表 1）[1,2]。

表 1　類白血病を示す原因疾患

1. 感染症
   細菌感染：敗血症などの重症感染症，結核（特に粟粒結核）
   ウイルス感染：百日咳，伝染性単核球症
2. 悪性腫瘍　胃癌，前立腺癌，乳癌，肺癌，G-CSF 産生腫瘍
3. 血液疾患
   反応性：溶血性貧血，大出血後
   腫瘍性：骨髄線維症，多発性骨髄腫，リンパ腫
4. 中毒，熱傷
   睡眠薬，水銀，サルファ剤，砒素剤，火傷，妊娠高血圧症，尿毒症

検査所見

末梢血や骨髄の検査所見から類白血病反応と慢性骨髄性白血病を鑑別する（表 2）。

本例では末梢血の好酸球，好塩基球の増加はなく，さらに NAP score の低下もなく，好中球には中毒顆粒が存在している（図 1）。骨髄では芽球の増加はなく，好塩基球や好酸球の増加もみられない。また Ph 染色体異常もないので，慢性骨髄性白血病は否定的である。通常の類白血病反応の白血球数は 5 万/μL 程度までで，本例のように背景に遠隔転移している腫瘍が存在し，10 万/μL 以上の白血球数の増加を起こす場合は，G-CSF 産生腫瘍を考慮する必要がある。実際，本例の血清 G-CSF 値は 134 pg/mL（正常：18 以下）と著増していた。

表2 類白血病と慢性骨髄性白血病との鑑別

		類白血病反応	慢性骨髄性白血病
末梢血	NAP score	正常～増加	低下
	好塩基球	正常	増加
	好酸球	正常～減少	増加
	好中球形態異常	中毒性顆粒，デーレ小体	－
骨髄	巨核球	正常～減少	増加
	Ph染色体，BCR-ABL	－	＋
	脾腫	＋/－	＋
	ビタミンB_{12}	正常	**増加**
	基礎疾患	感染症，腫瘍	なし

病理所見

末梢血塗抹標本(図1-a再掲載)：末梢血の好中球が多く出現し，その細胞質内には中毒顆粒が存在する。

中毒顆粒は青紫色に染まるやや大型の顆粒で，アズール顆粒の形成障害で生じ，顆粒の未熟や発達遅延を示す。敗血症などの重症の細菌感染症で出現する場合がある。

末梢血塗抹標本(図1-b再掲載)：末梢血に少数の骨髄球や赤芽球が出現している。

骨髄吸引クロット標本(図2-a, b再掲載)：細胞密度が増加し，特に顆粒球系の著明な増加(M：E＝12：1)がある。芽球の増加はない。顆粒球系，赤芽球系の成熟段階は保たれている。顆粒球系，赤芽球系造血細胞に異形成はない。好塩基球や好酸球の増加もない。巨核球系は増加しているが，巨核球の核異型はなく，成熟したものが主体である。血球細胞以外の細胞はなく，癌の転移はない。

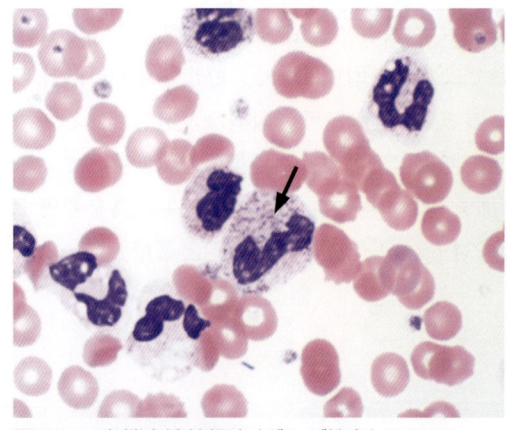

図1-a 末梢血塗抹標本(ギムザ染色)(再掲載)
白血球の中毒顆粒(矢印)

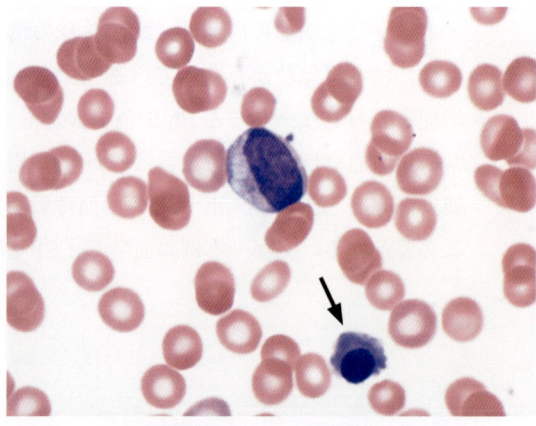

図1-b 末梢血塗抹標本(ギムザ染色)(再掲載)
幼若な白血球(骨髄球)と赤芽球(矢印)が出現

肺腫瘍組織標本(**図3**)：多型性に富む腫瘍細胞が浸潤し，多核巨細胞も混在している。肺癌取扱い規約(第7版)では多形癌に相当する。

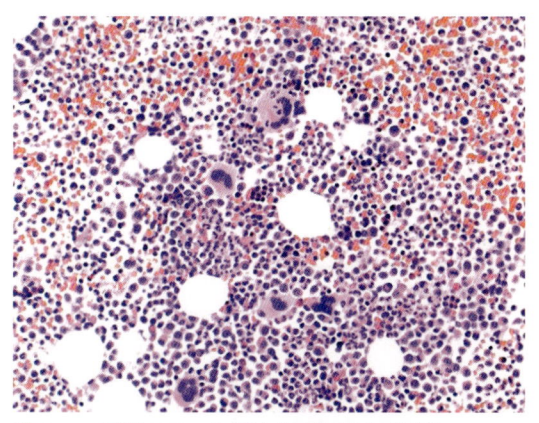

図2-a　骨髄クロット標本(弱拡大)(再掲載)

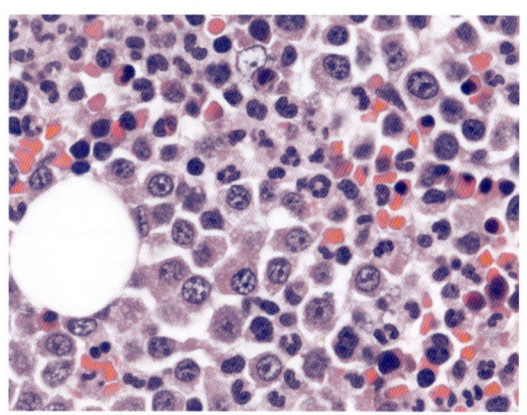

図2-b　骨髄クロット標本(強拡大)(再掲載)

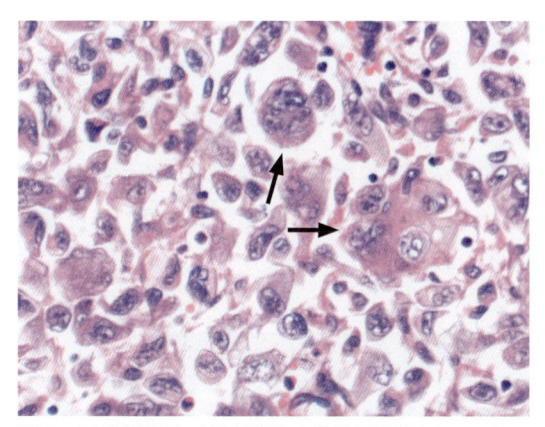

図3　肺癌組織(→は腫瘍性の多核巨細胞)(再掲載)

確定診断に必要な検査は何か？

　類白血病と診断するためには，感染源や腫瘍などの背景疾患を診断することが必要である。本例は左肺下葉に肺癌があり，血中 G-CSF も 134 pg/mL と上昇していることから，G-CSF 産生肺癌が疑われた。この肺癌が実際に G-CSF 産生腫瘍であると診断するためには，腫瘍細胞における RT-PCR での G-CSF の高発現や，腫瘍組織における免疫組織化学的染色での G-CSF の局在の証明が有用である。本例の抗 G-CSF 抗体による免疫組織化学的染色では，腫瘍細胞の細胞質が陽性であった(**図4**)。

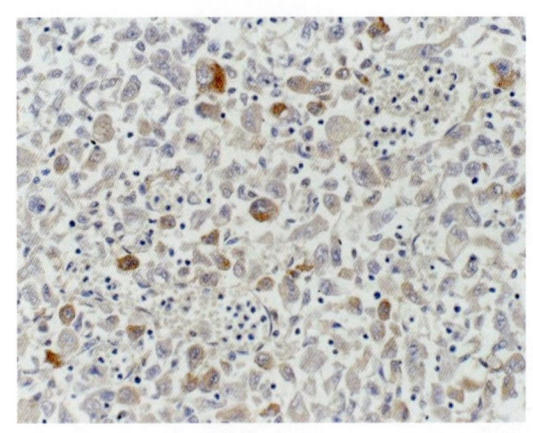

図4　G-CSFの免疫染色
腫瘍細胞に陽性

▶▶▶ 最も考えられる病理診断は何か？

　G-CSF産生肺癌による類白血病反応

▶▶▶ 治療・予後

　まず，類白血病の原因疾患を治療する。G-CSF産生腫瘍の場合は腫瘍を切除すれば，白血球数は減少し，血清G-CSFも低下する。しかし，一般にG-CSF産生肺腫瘍の予後は不良で，2年生存率は15％程度である[3,4]。

> **Memo　G-CSF産生腫瘍**
>
> 　G-CSF産生腫瘍診断基準として，①他に原因のない著明な白血球増多，②血清中G-CSF値の上昇，③腫瘍切除による白血球数の減少およびG-CSF値の低下，④腫瘍細胞におけるG-CSF産生の証明，が挙げられる。
> 　原発巣として，半数は肺癌（大細胞癌，多形癌，扁平上皮癌）が占め，その他，胃癌，膵癌，肝癌，上顎癌，腎癌，胆嚢癌，甲状腺癌，悪性リンパ腫，悪性中皮腫などが報告されている。G-CSF産生腫瘍のFDP-PETにおいて，G-CSFによる髄内の顆粒球系造血の亢進を反映する無症候性のびまん性骨集積像が報告されている[3,4]。

鑑別診断

　鑑別診断として慢性骨髄性白血病（CML）の他にPh陰性CML（atypical CML），慢性好中球性白血病（CNL）が挙げられる。

慢性骨髄性白血病（CML） (42頁参照)

表2を参照。末梢血像では幼若球から成熟球まで各成熟段階からなる好中球増加がみられ，好塩基球や好酸球の増加も認められる。通常，顆粒球に形態異常はみられない。

骨髄組織像は顆粒球系の過形成像で，各成熟段階の顆粒球が増加する。好酸球や好塩基球も増加する。Ph染色体やBCR-ABL融合遺伝子が証明される。

Ph陰性CML（atypical CML）

atypical CMLは形態異常を伴った好中球系細胞の増加（13,000/μL以上）があり，好中球前駆細胞（前骨髄球，骨髄球，後骨髄球）が白血球の10％以上。好塩基球は2％未満，単球は10％未満である。顆粒球系の増加と顆粒球系の異形成を伴う過形成性骨髄で，骨髄中の芽球は20％未満である。また，Ph染色体，あるいはBCR-ABL融合遺伝子は陰性，PDGFRAおよびPDGFRBの遺伝子異常もみられない[5]。

慢性好中球性白血病（chronic neutrophilic leukemia：CNL）

成熟好中球が25,000/μL以上末梢血に増加するまれな疾患で，骨髄増殖性腫瘍の一病型。

末梢血では好中球の著明な増加で，しばしば，細胞質内に粗大な中毒顆粒が存在する。幼若好中球はほとんどみられない。骨髄像は著明な過形成を示し，成熟型を優位とする種々の分化段階の好中球の増加がみられる。Ph染色体，BCR-ABL融合遺伝子は認められない。臨床的に肝脾腫大がみられる。NAP scoreは，正常または高値を示す[6]。診断のためには，生理的な好中球増加を起こす原因（感染や腫瘍など）がないことを証明する必要がある。

📖 文献

1. 通山薫：白血球系疾患．定平吉都編集：わかりやすい骨髄病理診断学．p105,西村書店,2008
2. 勝田逸郎,岡本昌隆,池本俊之,他：類白血病反応．ビジュアル臨床血液学．pp178-179,南江堂,2012
3. 瀬川正孝,仙田一貴,草島義徳：G-CSF産生肺癌切除例の臨床病理学的検討．日呼外会誌 21：544-549, 2007
4. Morooka M, Kubota K, Murata Y, et al：F FDG PET/CT findings of granulocyte colony stimulating factor (G-CSF)-producing lung tumors. Ann Nucl Med 22：635-639, 2008
5. Vardiman JW, Bennett BJ, Bain BJ, et al：Atypical chronic myeloid leukemia. SwerdLow SH, Campo E, Harris NL, et al：WHO Classification of Tumors of Haematopoietic and Lymphoid tissues pp80-81, LARC Press. Lyon, 2008
6. Bain BJ, Brunning RD, Vardiman JW, et al：Chronic neutrophilic leukaemia. SwerdLow SH, Campo E, Harris NL, et al：WHO Classification of tumors of haematopoietic and lymphoid tissues pp38-39, LARC Press, Lyon, 2008

（物部泰昌，定平吉都）

13. 若年者の白血球増多

頻　度 ★★
難易度 ★★

症例 10代後半，男性。

　発熱と皮疹（紫斑）を主訴に近医を受診し，採血で血小板減少と白血球増多を指摘され，紹介受診した。採血では，WBC 117,000/μL（blast 83%，好中球6%，リンパ球11%，単球0%），RBC 2.9万/μL，Hb 9.0 g/dL，血小板 3.2万/μL，LDH 516 IU/L，CRP 0.3 mg/dL，PT 1.32 INR，APTT 37秒。

　末梢血中の芽球はNC比が高く，わずかな細胞質は好塩基性で顆粒はみられない。

　骨髄穿刺では有核細胞数（NCC）68万/mm^{3}と著増しており，巨核球カウントは5/mm^3。ほとんどの細胞は末梢血中と同様の異型芽球だった。塗抹標本とクロット検体が作製された。

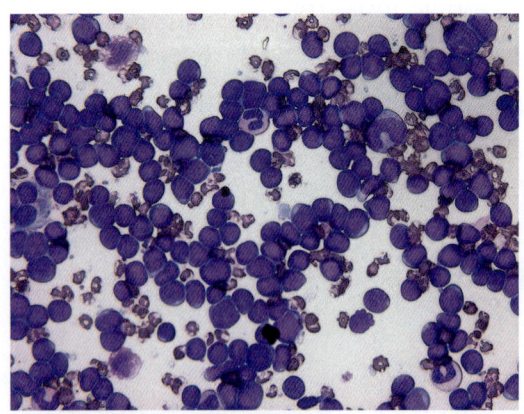

図1　塗抹標本 May-ギムザ染色
NC比の高い芽球がほとんどを占める。

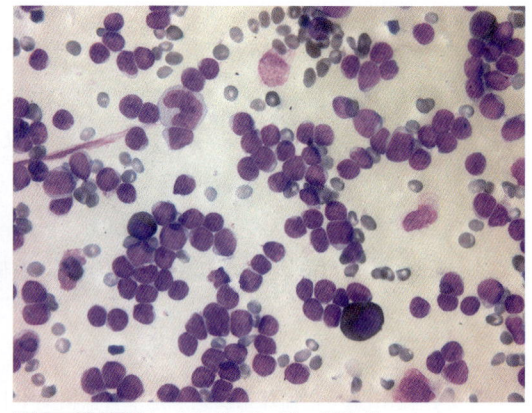

図2　塗抹標本ペルオキシダーゼ染色
芽球はペルオキシダーゼ陰性。

図3　クロット HE染色
Cellularity 80%以上の過形成髄で，NC比の高い幼若な芽球が占める。

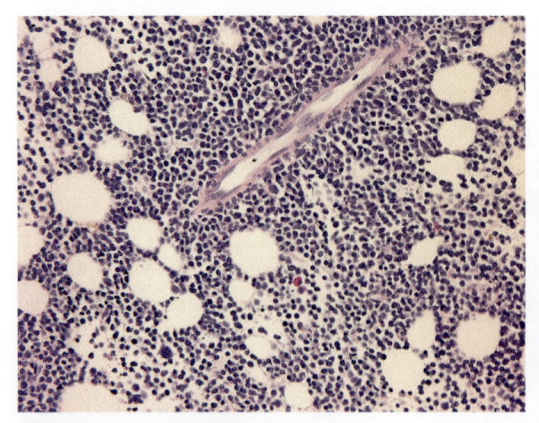

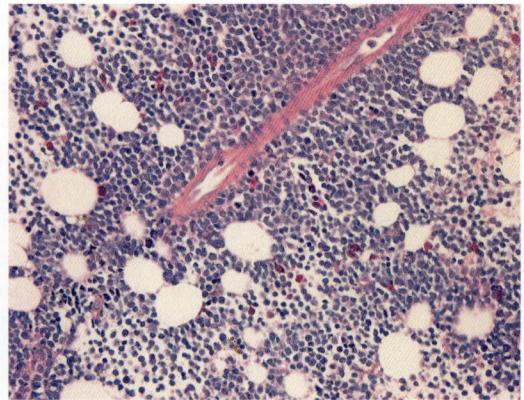

図4　クロット ASD-ギムザ染色
芽球はASD陰性。

解説

診断プロセス

　発熱と出血傾向を契機に発見された白血球増多と末梢血中の異型芽球で，急性白血病であることは診断できる．異型細胞は胞体に顆粒がなく，リンパ芽球様で，骨髄穿刺ではNCCが高く，ほとんどを異型芽球が占めた．塗抹標本のペルオキシダーゼ染色や骨髄クロットのASD-ギムザ染色で，顆粒球系への分化を否定し，フローサイトメトリーや免疫組織化学的で，TdTや表面マーカーの検討を行って，リンパ性，T細胞性/B細胞性と確定していく．

検査所見

　採血は白血球増多を呈し，血小板は著明な低値，貧血を伴う．骨髄は過形成で，ほとんどを異型細胞が占める．その他，芽球の増殖を反映して，LDHや尿酸の上昇などがみられる場合がある．診断時すでに感染やDICを合併していることもある．

病理所見

　骨髄は過形成を呈し，ほとんどの細胞はNC比が高い異型芽球の増殖からなる．急性リンパ性白血病(ALL)という診断までは塗抹細胞のみで確定できる場合も多いが，ときに未分化で顆粒形成が不明瞭な急性骨髄性白血病(AML)との鑑別が困難な場合があり得る．その場合は免疫組織化学的な検討や，フローサイトメトリーによる表面マーカーの検索が必要となる．また，芽球が大型で比較的細胞質があり，形態的にAMLとの鑑別が問題になるような場合にはPh陽性例である場合が多い．

　予後と治療プロトコール選択に関わるフィラデルフィア染色体(Ph)，BCR-ABLキメラ遺伝子のスクリーニングは必須で，それ以外の染色体異常やキメラ遺伝子のスクリーニングも行われる．

　免疫染色では，ほとんどの症例で芽球はTdT陽性を示す．HE染色およびASD-ギムザ染色でALLを疑った場合，当院ではTdT(図5)とCD34(図6)，B細胞マーカーのCD79a(図7)，CD10(図8)，T細胞マーカーのCD3を検索する(図9)．T細胞性であった場合には，CD2やCD7といったT細胞マーカーの検索を追加する．CD34は陰性症例から一部の芽球のみ陽性のもの，強陽性のものとさまざまで，強陽性の場合にはPh陽性ALLを疑う．

最も考えられる病理診断は何か？

　この症例では，骨髄はNCCが著明に増し，骨髄クロットでは細胞性密度(cellularity)が80％以上の過形成髄を呈した．芽球の細胞質は乏しく，ASD-ギムザ染色陰性で，ALLを疑い，免疫染色が行われた．芽球はTdT＋，CD34－，CD79a＋，CD10＋で，白血病キメラ遺伝子スクリーニングでBCR-ABL癒合遺伝子をみとめず，**Ph陰性のcommon B細胞性急性リンパ性白血病**と診断した．

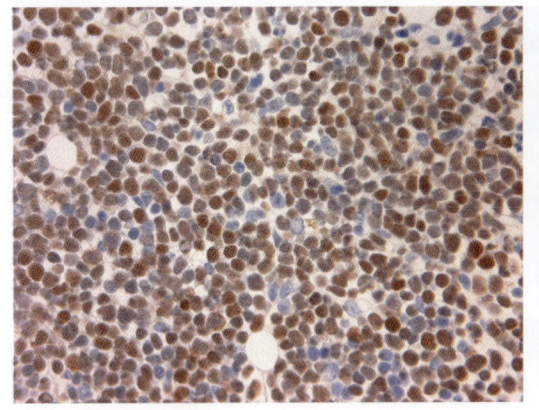

図5　TdT 免疫染色
芽球のほとんどが陽性。

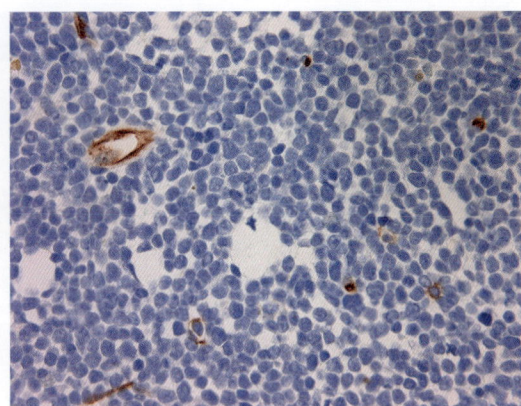

図6　CD34 免疫染色

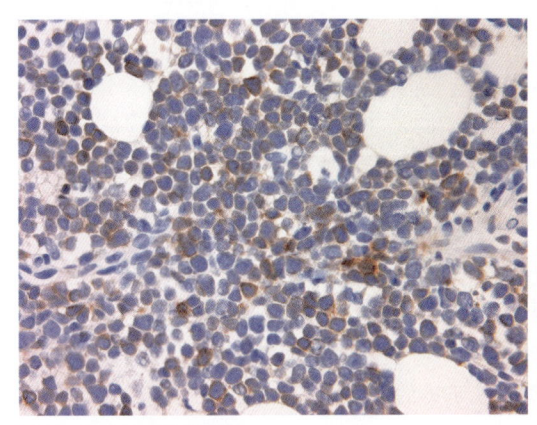

図7　CD79a 免疫染色
芽球の多くが陽性。

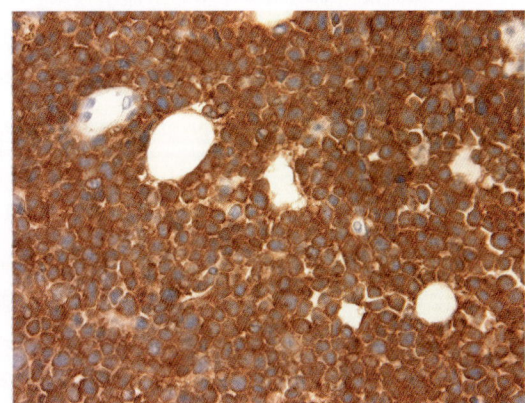

図8　CD10 免疫染色
芽球のほとんどが陽性。

```
              ASD−，TdT+  ┌─────┐      CD34 強陽性
                         │ ALL │ - - - - - - - →
           CD79a+，CD3−  └─────┘
                        ↙   ↓ CD3+，
                            │ CD79a−
                            ↓              ┌─────────┐
                  ┌───────────┐  ┌───────────┐   │ Ph+ ALL │
                  │ B 細胞性 ALL │  │ T 細胞性 ALL │   └─────────┘
                  └───────────┘  └───────────┘
                    ↙ CD10 ↘
                   −       +
         ┌──────────────┐ ┌──────────────────────┐
         │ pro B 細胞性 ALL │ │ common B 細胞性 ALL 以降 │
         └──────────────┘ └──────────────────────┘
```

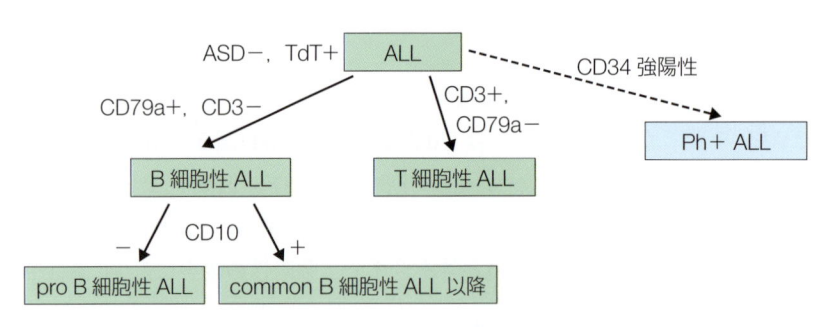

図9　診断フローチャート

▶ 病態生理

　急性リンパ性白血病(ALL)は，10歳前後を発症のピークとし，高齢者で再びわずかに発病率が増加するとされるが，65歳以上の発病率は人口10万人に対し1.2〜1.4人と報告されている。

　細胞の分化で分けると，成人症例では約75%がB細胞性で，残り25%がT細胞の表面マーカーを有している。B細胞性ALLは表面マーカーによる成熟段階から，pro-B，common，pre-B，matureに分類される。B細胞の初期成熟マーカーであるCD19, 22, 79aのうち2つを発現し，それ以外の成熟傾向を認めないものがpro細胞性B ALL，上記に加えCD10を発現するものがcommon B細胞性ALL，CD10と細胞質内IgMを発現するものがpre-B ALL，細胞表面または細胞質内に免疫グロブリンの軽鎖(κ/λ)を有するものがmature B-ALLとされる(表1)。

表1　B細胞性ALL分類

pro-B ALL	CD19，CD79a，CD22のうち2抗原以上が+
common ALL	pro-B ALLマーカー ＋ CD10+
pre-B ALL	common ALLマーカー ＋ cytoplasmic IgM
mature B-ALL	cytoplasmic or surfaceに免疫グロブリン軽鎖を発現

　T細胞性ALLも同様に，細胞質のCD3とCD7のみ陽性となるpro-T ALL，CD2, 5, 8のいずれかが1つ以上発現するpre-T ALL，CD1aをもつthymic T-ALL，細胞膜にCD3陽性となるmature T-ALLに分類される(表2)。T細胞性ALLは発症時の病勢（白血球増多）が著しい場合が多く，約半数の症例に縦隔腫瘍を認めるなど，B-ALLとは異なった臨床的特徴を有している。

表2　T細胞性ALL分類

pro-T ALL	cytoplasmic CD3，CD7+
pre-T ALL	pro-T ALLマーカー ＋ CD5 and/or CD2 and/or CD8
thymic ALL	T細胞性マーカーいずれか ＋ CD1a
mature T-ALL	T細胞性マーカーいずれか ＋ membrane CD3(CD1a陰性)

　また，予後と治療の観点から，フィラデルフィア染色体(Ph)と，そのキメラ遺伝子であるBCR-ABL遺伝子の検索は必須となる。Ph陽性ALLは，成人のB-precursor ALL（common B-ALLおよびpre-B ALL）の約4割を占める。特に高齢者ではその割合が高く，55歳以上では半数を超える。病理組織学的には，大型で大小不同がみられ，比較的細胞質

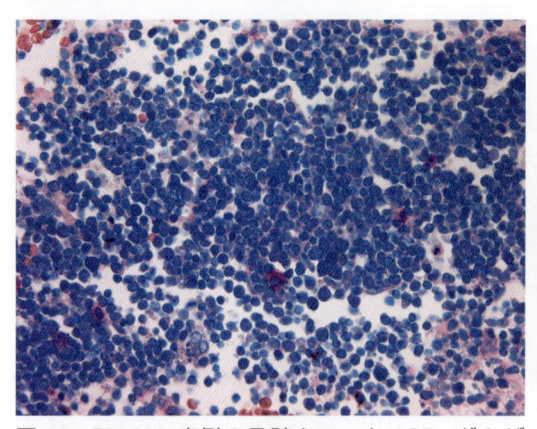

図10 Ph ALL症例の骨髄クロットASD-ギムザ染色
芽球は大型で，軽度の大小不同がある。

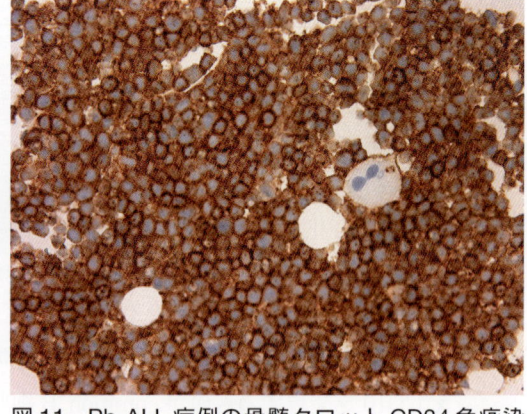

図11 Ph ALL症例の骨髄クロットCD34免疫染色
芽球に強陽性を示す。

を有する芽球が，CD34強陽性の場合にPh ALLを疑う(図10, 11)。

治療方針・予後

　化学療法による治療は，ステロイド，ビンクリスチン硫酸塩(VCR)，L アスパラギナーゼ(L-Asp)を軸とした寛解導入療法に，地固め療法として大量メトトレキサート(MTX)療法，大量シタラビン(Ara-C)療法を組み合わせ，その後2年にわたる維持療法を行う。小児では従来から全生存80％前後の良好な治療成績が得られているが，成人の場合，化学療法のみでの長期無病生存は30～40％とされる。

　思春期(15～20歳)ALLは小児プロトコールで治療成績が改善すると報告されており，若年成人に対する小児プロトコールの意義について臨床試験が行われている。

　予後因子として年齢，診断時白血球数，染色体異常，寛解までに要した期間(寛解導入療法に対する反応性)が挙げられ，これらにより複数のリスク分類が提唱されている(表3)。

表3　JALSG ALL93 ALLリスク分類[1]

Low risk	30歳未満かつ診断時白血球数3万/μL未満
Intermediate-risk	30歳以上または白血球数3万/μL以上
High-risk	Ph染色体陽性，30歳以上かつ白血球数3万/μL以上

　造血幹細胞移植は，AML同様，再発リスクの高い症例に対して適応が検討される。しかし，Ph陰性ALLに関しては，どのような症例に第一寛解期で移植を行うべきかのコンセンサスは得られていない。

　Ph陽性ALLについては，2000年以降チロシンキナーゼ阻害薬(TKI)であるimatinibと化学療法の併用により，治療成績の改善が示された。Dasatinibやnilotinibといった次世代

TKI により，さらなる治療成績の改善が期待されている。また移植後についても再発予防を目的とした TKI 投与の検討が行われている。

鑑別診断・類縁疾患

● 急性骨髄性白血病　　　　　　　　　　　　　　　　　　　(32 頁参照)

　AML の芽球は，ALL に比して細胞質が豊かな大型芽球である場合が多く，細胞質の顆粒を有し，ペルオキシダーゼ染色および ASD 染色陽性のものでは鑑別が問題になることは少ない。しかし，より未分化な AML が鑑別の対象となる。特に Ph 陽性 ALL や T-ALL では，一部にペルオキシダーゼ陽性芽球が出現する場合があり，その他の骨髄球系マーカーを検討する必要が出てくる。

　ほとんどの ALL 芽球は TdT 陽性であり，TdT 免疫染色が診断の一助となる。また，リンパ球系と骨髄球系の両方のマーカーを発現する biphenotypic/mixed linage leukemia も存在し，フローサイトメトリーと免疫染色の結果を合わせて慎重な検討が必要になる場合がある。

文献

1. Takeuchi J, Kyo T, Naito K, et al : Induction therapy by frequent administration of doxorubicin with four other drugs, followed by intensive consolidation and maintenance therapy for adult acute lymphoblastic leukemia : the JALSG-ALL93 study. Leukemia 16(7) : 1259-1266, 2002

（江中牧子）

14. 健診で白血球増加の指摘

頻　度　★
難易度　★★

症例　50代，男性。

　健診で白血球増加を指摘され精査となった。自覚症状は特に認められない。左右頸部，両側腋窩，鼠径部に小指頭大の表在リンパ節を数個触知した。

　血液検査：WBC 36,500/μL（Atypical cell 10，分葉核球 4，リンパ球 85，Atyp-lymph 1），RBC 482万/μL，Hb 15.7 g/dL，Ht 45.3%，血小板 17.7万/μL

　骨髄（フローサイトメトリー）：CD3：6.0%，CD5：59.7%，CD10：0.6%，CD19：92.2%，CD20：88.0%，CD21：61.2%，CD22：90.5%，CD23：71.3%，CD25：89.1%，κ：42.6%，λ：4.9%　　CD19/CD5陽性細胞 54.3%

　骨髄検査：NCC 92,000/μL，Meg 5/μL，Ret 16‰　小型異型リンパ球が87%を占める。

　PET/CT：両側頸部，鎖骨上，腋窩，腹部大動脈・腸骨動脈周囲，鼠径部にリンパ節腫大があり，軽度の集積亢進を認める。

　末梢血塗抹像（図1），穿引吸引骨髄組織像（図2），頸部リンパ節生検組織像（図3）を示す。以上の所見から，最も考えられる病理診断は何か？

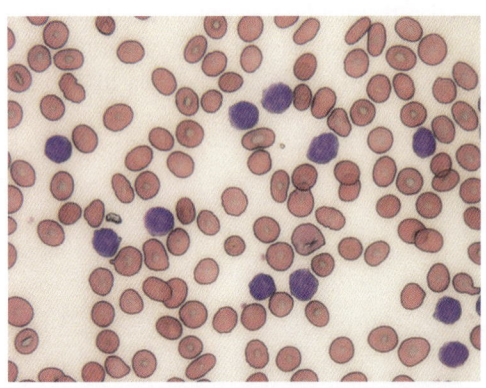

図1

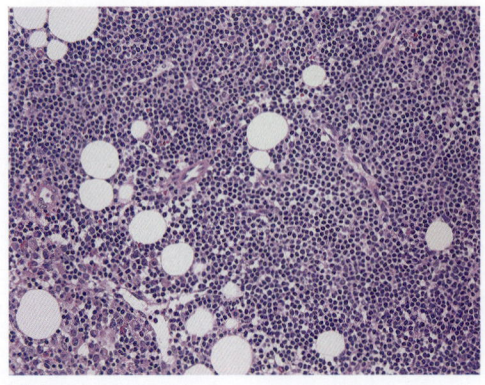

図2-a

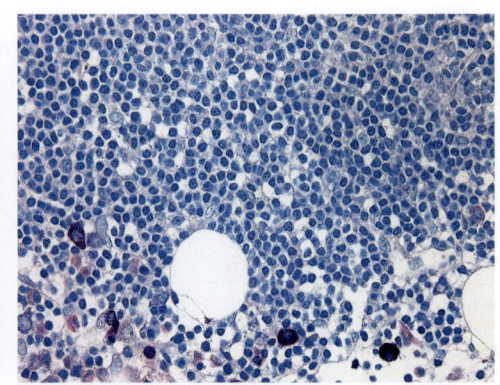

図2-b　ASDギムザ染色

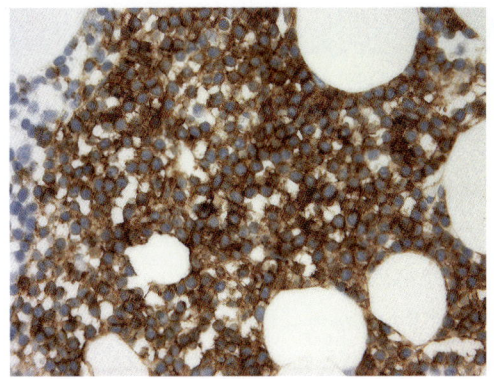

図 2-c　CD20 免疫染色

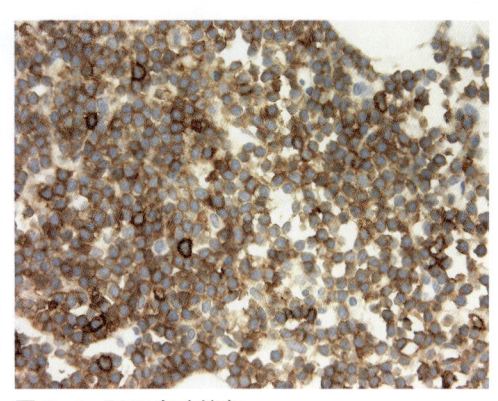

図 2-d　CD5 免疫染色

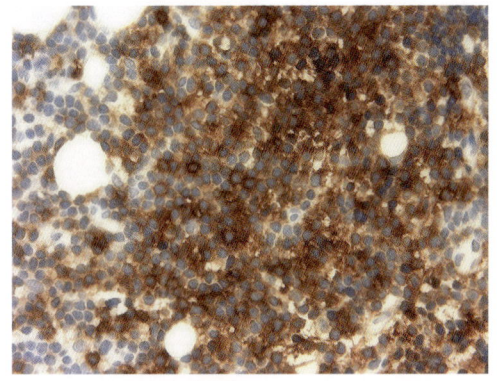

図 2-e　CD23 免疫染色

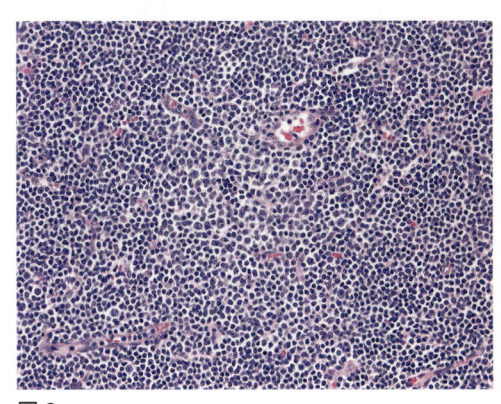

図 3

解説

診断プロセス

末梢血ではWBCの86%，骨髄では有核細胞の87%を小型リンパ球が占める。リンパ節腫大も伴っていることから，リンパ球の腫瘍性病変が疑われる。骨髄フローサイトメトリーの解析では，増生するリンパ球の多くはBリンパ球の形質を有しており，CD19/CD5 double positive 細胞を 54.3% 認める。CD5陽性のBリンパ球性腫瘍，CLLが示唆される所見である。骨髄やリンパ節組織から，白血化した他のB細胞性腫瘍を鑑別していく。

検査所見

International Work Shop on Chronic Lymphocytic Leukemia (IWCLL) では，CLLと診断するうえで表1のような項目を挙げている[1]。本例では，成熟リンパ球に類似した小型リンパ球が，末梢血や骨髄に増加しており，WBC 36,500/μL 中85%を占めている。骨髄ではBリンパ球関連抗原である CD19・CD20・CD22・CD23 陽性細胞を70%以上，CD19/CD5 double positive 細胞を 54.3%認め，immunoglobulin light chain もκ陽性細胞が優位である。表1のCLLの診断基準をほぼ満たす。

表1 CLL診断基準[1]

1) 末梢血では小型Bリンパ球が 5,000/μL 以上に増加し，大型の前リンパ球様細胞が認められる場合は，リンパ球の55%までにとどまる。
2) 骨髄ではリンパ球が30%以上を占める。[*1]
3) 増加するリンパ球は，CD19・CD20・CD23 などのBリンパ球関連抗原とTリンパ球関連抗原である CD5 がともに陽性である。
4) フローサイトメトリーによる解析では，正常Bリンパ球と比較し，表面免疫グロブリン(IgM/IgD)やCD20 などのBリンパ球関連抗原の発現は弱い。免疫グロブリン軽鎖はκかλどちらかが陽性で，monoclonal な性格を認める。
5) 他のリンパ増殖性疾患を否定できる。[*2]

*1 骨髄所見はCLLの診断に必要とされていないが，治療前や治療後には骨髄の評価を行うことが推奨されている。
*2 鑑別すべきB細胞性腫瘍には，follicular lymphoma, mantle cell lymphoma, marginal zone lymphoma, lymphoplasmacytic lymphoma, hairy cell leukemia がある。

病理所見

末梢血塗抹像(図1再掲載)

多数の小型リンパ球が認められる。これらのリンパ球は，凝集したクロマチンを有する小型類円形核と好塩基性の狭い胞体をもち，核小体は目立たない。小型成熟リンパ球に類似した細胞である。

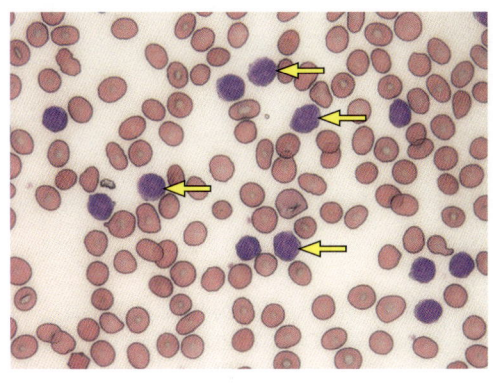

図1 CLL（末梢血塗抹像）（再掲載）
赤血球に混在して，成熟リンパ球に類似した小型リンパ球を多数認める（矢印）。多くは腫瘍細胞と考えられる。

骨髄組織像（図2-a, b 再掲載，c, d, e は⇒79頁参照）
　細胞数の増加した過形成髄で，びまん性に多数の小型異型リンパ球の浸潤を認める。成熟リンパ球に類似した細胞であり，小型核小体を有する細胞もみられる。免疫染色では，CD20・CD79α・CD5・CD23・bcl-2 陽性で，CD3・CD10・Cyclin D1・TdT は陰性である。

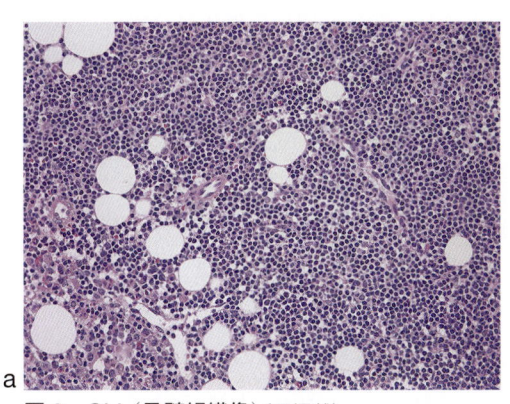

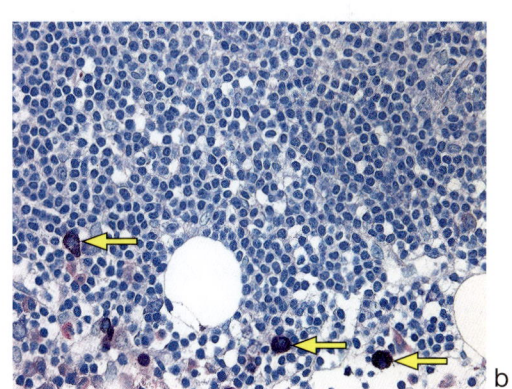

図2 CLL（骨髄組織像）（再掲載）
a, b：cellularity 80％以上の過形成髄で，多数の小型異型リンパ球のびまん性浸潤を認め，周囲には肥満細胞（矢印）を伴う。骨髄へ浸潤するリンパ球の腫瘍性病巣では，周囲に肥満細胞を認めることが多く，反応性のリンパ球集簇巣との鑑別に役立つ。
a：HE染色，b：ASDギムザ染色

リンパ節生検組織像（図3再掲載）
　リンパ節の基本的構築は破壊されており，骨髄と同様の小型異型リンパ球のびまん性浸潤を認める。核小体の目立つ中～大型リンパ球が small cluster を形成する proliferation center（矢頭）を一部に認める。免疫染色では，異型リンパ球は CD20・CD5・CD23 陽性で，CD3・Cyclin D1・TdT は陰性である。

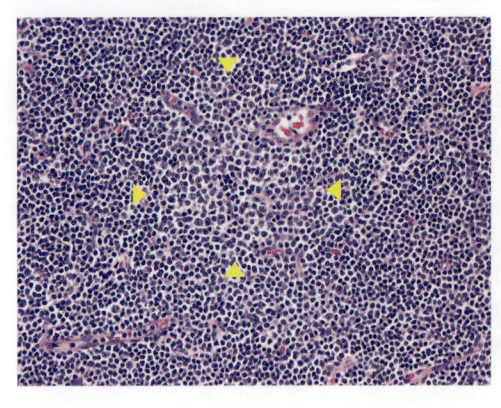

図3　CLL（リンパ節組織像）　再掲載
骨髄と同様の小型異型リンパ球のびまん性浸潤を認める。矢頭は proliferation center を示す。

最も考えられる病理診断は何か？

慢性リンパ性白血病（chronic lymphocytic leukemia：CLL）

病態生理

　CLLは慢性のリンパ増殖性疾患で，小型リンパ球の腫瘍性増殖からなる。50歳以上の発症が90%以上で，欧米ではすべての白血病の30%程度を占める。日本での発症頻度は低く，全白血病の3%程度であるため，発症に何らかの遺伝的背景が存在すると考えられている。一般的にゆっくりとした経過をたどり，初期には自覚症状がなく，定期健診などで偶然発見されることが多い。病変が進行すれば，貧血や血小板減少などの造血細胞障害，リンパ節腫大，肝脾腫などが認められ，自己免疫性溶血性貧血（AIHA）や特発性血小板減少性紫斑病（ITP）を合併する症例も知られている。CLLの10%以下の症例では，びまん性大細胞型Bリンパ腫に進行し，Richter症候群とよばれる。

　CLLの由来は，リンパ節マントル帯や末梢血に存在するCD5陽性Bリンパ球とされており，免疫グロブリンH鎖可変領域の somatic hypermutation（SHM）を有さない未分化なBリンパ球に由来するCLL（unmutated CLL：U-CLL）と，SHMを有する分化したBリンパ球に由来するCLL（matured CLL：M-CLL）の2型が知られている[2]。

治療・予後

　CLLは症状がない場合，無治療で経過観察される。経過中に①進行性の貧血や血小板減少，②進行性の脾腫やリンパ節腫大，③2か月以内に50%以上のリンパ球増加があるか，6か月以内に2倍以上のリンパ球増加が予想される，④ステロイド抵抗性のAIHAやITPの合併，⑤CLLに起因する体重減少・倦怠感増強・発熱・寝汗，などの症状や所見が認められた場合，治療を開始することが推奨されている[1]。

　治療の目的は，治癒ではなく，病勢のコントロールと生存期間の延長を図ることにあり，fludarabine，cyclophosphamide，ステロイド，モノクローナル抗体（rituximab）などを用いた単剤または多剤併用療法が主に行われる。

> **Memo** Bリンパ球性腫瘍の免疫組織学的鑑別
>
> 本例は CD5 陽性の B 細胞性腫瘍である．白血化した CD5 陽性を示すマントル細胞リンパ腫（mantle cell lymphoma：MCL）との鑑別が特に問題となるが，Cyclin D1 陰性，CD23 陽性であり，MCL は否定できる．また他の B 細胞性腫瘍とも表面形質は異なっており，CLL が考えられる（表2）．リンパ節は CLL の浸潤である．
>
> 現在の WHO 分類では，CLL は B リンパ球由来の腫瘍に限られており，T リンパ球性のものは prolymphocytic leukemia（PLL）に含まれている．
>
> 表2 Bリンパ球性腫瘍の表面形質
>
> | | CD5 | CD10 | CD23 | DBA-44 | CD103 | Cyclin D1 | Annexin A1 |
> | ---- | --- | ---- | ---- | ------ | ----- | --------- | ---------- |
> | CLL | + | − | + | − | − | − | − |
> | MCL | + | − | −/+ | −/+ | − | + | − |
> | FL | − | +/− | −/+ | −/+ | − | − | − |
> | MZL | − | − | − | − | − | − | − |
> | LPL | − | − | − | −/+ | − | − | − |
> | HCL | − | − | − | + | + | +/− | + |
>
> CLL：慢性リンパ性白血病，MCL：マントル細胞リンパ腫，FL：濾胞性リンパ腫
> MZL：濾胞辺縁帯リンパ腫，LPL：リンパ形質細胞性リンパ腫，HCL：有毛細胞性白血病
> +/−：陽性であることが多い　−/+：陰性であることが多い

予後は，診断されてから 2～20 年と症例によりさまざまで，Rai や Binet の病期分類が予後とよく相関することが知られている[3,4]．U-CLL，ZAP-70 や CD38 発現のあるもの，11q，17p の染色体欠失のあるものは予後不良とされる[5,6]．

鑑別診断・類縁疾患

● 単クローン性 B リンパ球増加症（monoclonal B-cell lymphocytosis：MBL）

リンパ節腫大や肝脾腫，血球減少などの症状を欠き，末梢血の B リンパ球数が 5,000/μL 以下であるなど，CLL の診断基準を満たさない場合は MBL と診断される．1 年で 1～2% が CLL に移行するとされている[7]．

● 小リンパ球性リンパ腫（small lymphocytic lymphoma：SLL）

CLL と同一疾患と考えられている．リンパ節に CLL と同様の形質を有する小型 B リンパ球の増生を認めるが，白血化していない群を SLL としている．proliferation center の存在は，SLL と診断するうえで重要である（図3）．

● マントル細胞リンパ腫（mantle cell lymphoma：MCL）（180頁参照）

　　MCLはCD5陽性B細胞性リンパ腫であり，白血化して骨髄や臓器浸潤を起こすと，CLLとの鑑別が必要となる。CLLに比べ，MCLの細胞は，切れ込みを有する核をもつなど核の不整を認める。免疫染色では，MCLは一般的にCyclin D1陽性，CD23陰性となるのに対し，CLLはCyclin D1陰性，CD23が陽性となることから鑑別していく（図4）。ただしまれではあるが，Cyclin D1陰性のMCLの存在が知られており，注意を要する。

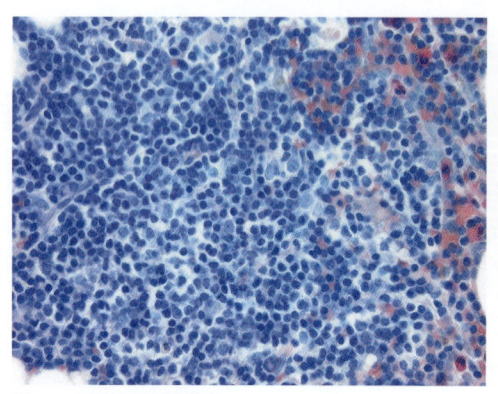

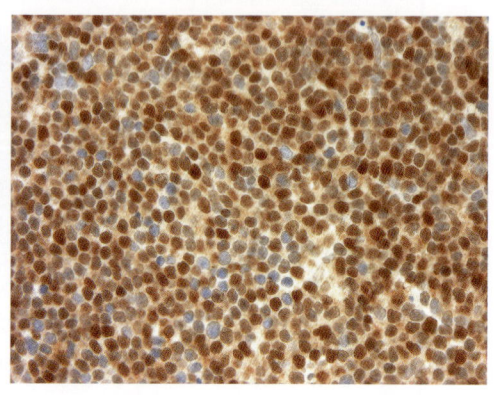

図4　MCL骨髄浸潤
a：MCLでは，CLLに比べ核の不整が目立つ細胞が多い。ASDギムザ染色
b：異型リンパ球はCyclin D1陽性である。Cyclin D1免疫染色

● 濾胞性リンパ腫（follicular lymphoma：FL）（93頁参照）

　　小型のcentrocyte主体のFLが骨髄に浸潤するとCLLと鑑別を要する。FLの骨髄浸潤巣は濾胞様パターンを呈することが多く，結節性に浸潤するCLLと類似する。FLは，通常bcl-2・CD10陽性のBリンパ球の増生からなり，CD5・CD23は陰性となる。CLLはCD10陰性，CD5・CD23は陽性となることから鑑別していく（図5）。

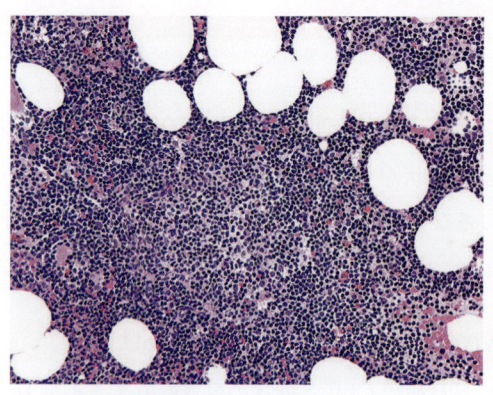

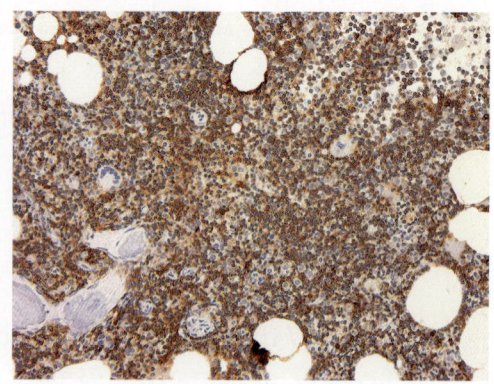

図5　FL骨髄浸潤
a：結節性病変を形成するFLの骨髄浸潤病巣。HE染色
b：異型リンパ球はCD10陽性である。CD10免疫染色

● リンパ形質細胞性リンパ腫(lymphoplasmacytic lymphoma：LPL) （128頁参照）

　LPL は小型 B リンパ球の増生が主体で，種々の程度に形質細胞への分化を認める。CLL でも形質細胞への分化を伴う場合があるが，LPL は CD5・CD23 陰性であることから CLL と鑑別していく。

● 濾胞辺縁帯リンパ腫 marginal zone lymphoma：MZL)

　原発部位により，splenic MZL，nodal MZL，extranodal MZL（MALT lymphoma）に分類され，胞体の広い中〜小型の単球様 B リンパ球の増生からなる。組織像だけでは CLL との鑑別は困難であるが，MZL は通常 CD5・CD23 陰性である(図6)。

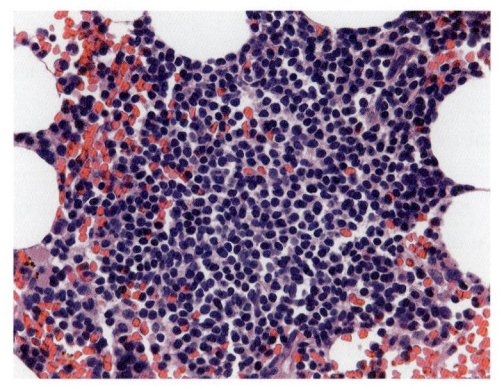

図6　MZL 骨髄浸潤
結節性病変を形成する MZL の骨髄浸潤病巣。形態所見のみでは CLL との鑑別は困難である。

● ヘアリー細胞白血病(Hairy cell leukemia：HCL)

　毛髪状の突起を有する小型 B リンパ球の腫瘍で，骨髄，末梢血，脾臓(赤脾髄)で増生し，骨髄ではびまん性に浸潤する。HCL は DBA-44・CD103・Annexin A1（ANXA1）陽性，CD5・CD23 陰性であり，その特徴的な細胞像から CLL と鑑別していく(図7)。

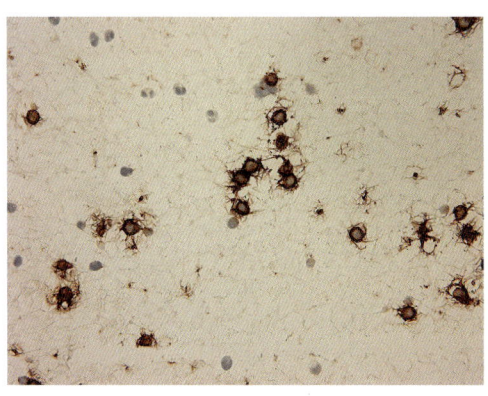

図7　HCL 骨髄浸潤
腫瘍細胞の胞体は毛髪状の突起を有しており，特徴的な細胞像を呈する。CD20 免疫染色

● 反応性リンパ球増加症(reactive lymphocytosis：RL)

骨髄に結節性の集簇巣を形成し，時に CLL との鑑別が必要となる。RL ではリンパ球に多彩性があり，B リンパ球と T リンパ球が混在して認められる。また周囲に，リンパ球の腫瘍性病巣で認められる肥満細胞を伴わないことが多い(図 2-b)。

📖 文献

1. Hallek M, Cheson BD, Catovsky D, et al：Guidelines for the diagnosis and treatment of chronic lymphocytic leukemia；a report from the International Workshop on Chronic Lymphocytic Leukemia updating the National Cancer Institute-Working Group 1996 guidelines. Blood 111：5446-5456, 2008
2. Stevenson FK, Caligaris-Cappio F：Chronic lymphocytic leukemia；revelations from the B-cell receptor. Blood 103：4389-4395, 2004
3. Rai KR, Sawitsky A, Cronkite EP, et al：Clinical staging of chronic lymphocytic leukemia. Blood 46：219-234, 1975
4. Binet JL, Leporrier M, Dighiero G, et al：A clinical staging system for chronic lymphocytic leukemia. Cancer 40：855-864, 1977
5. Rassenti LZ, Jain S, Keating MJ, et al：Relative value of ZAP-70, CD38, and immunoglobulin mutation status in predicting aggressive disease in chronic lymphocytic leukemia. Blood 112：1923-1930, 2008
6. Dohner H, Stilgenbauer S, Benner A, et al：Genomic aberrations and survival in chronic lymphocytic leukemia. N Engl J Med 343：1910-1916, 2000
7. Rawstron AC, Bennett FL, O'Connor SJM, et al：Monoclonal B-cell lymphocytosis and chronic lymphocytic leukemia. N Engl J Med 359：575-583, 2008

〔藤野雅彦〕

15. 頸部腫瘤にて，近医を受診

頻度 ★★★
難易度 ★★

症例 30代，男性。

頸部に腫瘤があり，近医受診。悪性リンパ腫の可能性が否定できないということで，診断を目的に頸部リンパ節生検が行われた（図1）。以上の所見から，最も考えられる病理診断は何か？

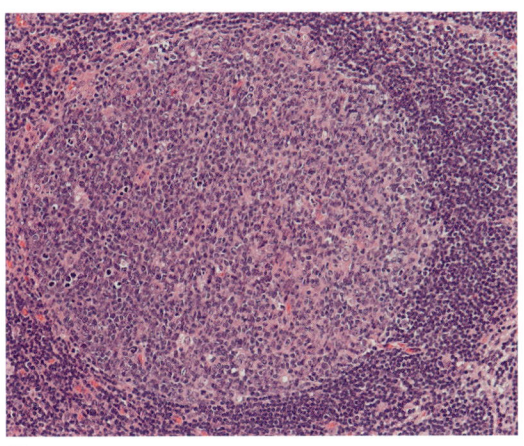

図1

解説

診断プロセス

　リンパ節腫脹をきたす疾患は多数あるが，大きく分けると腫瘍性と反応性(炎症性)とに分かれる。反応性リンパ節腫大はさまざまな原因があって起こるが，既知の病原体の直接的な侵入および炎症反応によって起こるリンパ節腫大については，病原体そのものから疾患を命名するのが普通である(結核性リンパ節炎など)。しかし，原因がはっきり特定できないようなリンパ節腫大も存在しており，そういったものを総称して"反応性リンパ節腫大"とよんでいる。可逆的な変化をするのが普通であり，炎症が治まればリンパ節腫大も軽快する。

　反応性リンパ節腫大であると臨床的に確診されれば，リンパ節生検を行うことはない。しかし，悪性リンパ腫などの腫瘍性疾患が否定できない場合，確定診断をするためにリンパ節生検が行われることになる。

病理所見

　図1(再掲載)はリンパ濾胞の拡大であるが，正常の過形成性のリンパ濾胞を示している。濾胞は胚中心を有しており，その周囲にマントル帯をもっている。胚中心には dark zone と light zone といった構造が認められる。light zone は胚中心の右側を占めており，やや明るめの細胞が多い。対して dark zone は胚中心の左側を占めており，核クロマチンが濃いものが主体である。このように分画があるのが正常のリンパ濾胞である。

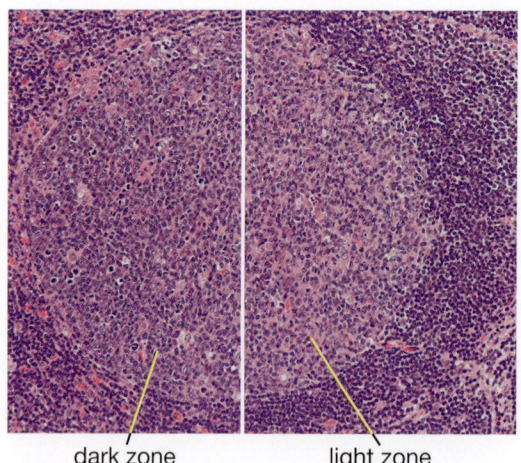

図1　再掲載

> **Memo** 反応性リンパ節腫大

リンパ節は常に抗原にさらされており，何らかの反応性変化を伴っている。よって正常リンパ節（normal lymph node）という呼称は適切ではなく，反応性リンパ節炎（reactive lymphadenitis）などとよばれる。

反応性リンパ節腫大の組織学的パターンとしては大きく分類すると4つに分かれる（表1）。これは病理標本における，組織学的に分類されたものである。表において濾胞および濾胞間，そしてリンパ洞が過形成になる疾患リストを記載している。いずれの表皮においても一番上に記載されている疾患は，全体を包括するような病名であり，それ以下の特徴的疾患に当てはまらないものを便宜的に診断する際に用いるとよい。

表1 反応性リンパ節炎組織像のパターンと主な疾患

follicular pattern (Follicular hyperplasia)：濾胞過形成
  ■主な疾患
   - follicular hyperplasia：濾胞過形成
   - progressive transformation of germinal center：胚中心進展性異形成
   - mantle zone hyperplasia：マントル帯過形成
   - rheumatoid arthritis：関節リウマチ

interfollicular pattern (Interfollicular hyperplasia)：濾胞間過形成
  ■主な疾患
   - interfollicular hyperplasia：濾胞間過形成
   - dermatopathic lymphadenitis：皮膚病性リンパ節症
   - granulomatous lymphadenitis：肉芽腫性リンパ節症
      – tuberculosis：結核
      – sarcoidosis：サルコイドーシス
      – fungal infection：真菌感染
      – Cat scratch disease：ネコひっかき病
   - Kimura disease：木村病
   - toxoplasma：トキソプラズマリンパ節症
   - Kikuchi disease：菊池病
   - systemic lupus erythematosus：SLE
   - Kawasaki disease：：川崎病

mixed pattern (follicular and interfollicular hyperplasia)：濾胞および濾胞間過形成

sinus pattern：リンパ洞過形成
  ■主な疾患
   - sinus histiocytosis：リンパ洞組織球症
   - vascular transformation of sinuses：脈管副鼻洞変化
   - hemophagocytic syndrome：血球貪食症候群

▶ 検査所見

特徴的な検査値の異常はみられない。リンパ節腫脹が認められることが特徴であるが，局所的で軽度の腫大を認めることが多い。全身リンパ節腫脹が認められるようなことは通常なく，そのような場合は悪性リンパ腫を考慮すべきである。

▶ 最も考えられる病理診断は何か？

反応性濾胞過形成

▶ 治療・予後

抗癌剤を主体とした化学療法は不要であり，予後は良好である。

鑑別診断・類縁疾患

● 濾胞性リンパ腫　　　　　　　　　　　　　　　　　　　　　（93頁参照）

最も重要な鑑別診断である。濾胞性リンパ腫の濾胞は通常，単調な増殖をしており，dark zone と light zone の分画は通常認められない。濾胞内の tingible body macrophage は通常消失している。

免疫染色を施行すると，濾胞内は CD20 陽性 B 細胞が多く，その多くが CD10 陽性となる。そして，反応性リンパ節腫大では BCL2 が通常陰性となるが，濾胞性リンパ腫では陽性になる。しかし，BCL2 が陰性となる濾胞性リンパ腫もあるので，絶対的な基準とはならない。

形態学的な異常所見は常に認められるので，形態学的所見を重要視すべきではあるが，判断が難しいことも多い。細胞表面マーカー解析なども併せて総合判断していくことが必要である。

● Burkitt リンパ腫　　　　　　　　　　　　　　　　　　　　（145頁参照）

若年者できわめて過形成性の胚中心を有するような症例の場合，本疾患が鑑別となることがある。florid follicular hyperplasia などと呼称されることもある。組織像としては非常に過形成になった胚中心がリンパ節のほぼ全域を占めているような状態である。

組織像だけをみていると，Burkitt リンパ腫との鑑別が非常に難しい。しかし，Burkitt リンパ腫は非常に急激に大きくなる腫瘍であるのに比して，Florid follicular hyperplasia では病変はある一定以上は大きくならない。また Burkitt リンパ腫はしばしば節外病変として発症する。病理標本のみではなく，臨床情報を参考にすれば，正確な診断に至るものと考えられるが，標本のみで判断しようとすると，誤ることもあるかもしれない。

（大田泰徳）

16. 腹部膨満感，CTにて膵尾部の腫瘍を確認

頻　度 ★★★
難易度 ★★

症例　50代，男性。

　2月頃から腹部膨満感が出現。近医にてCTを撮影し，膵尾部の腫瘍と診断された。LDHは正常上限。明らかなB症状は認められない。sIL2-Rは1,890。表在リンパ節腫大は軽微である。PET-CTでは最大径10 cm程度の高度集積(SUVmax：7.7→9.0)を腸間膜リンパ節領域に認める。

　特に腫瘤のサイズは増大していないが，6月に腹腔内リンパ節生検を外科にて施行(図1-a〜c)。以上の所見から，最も考えられる病理診断は何か？

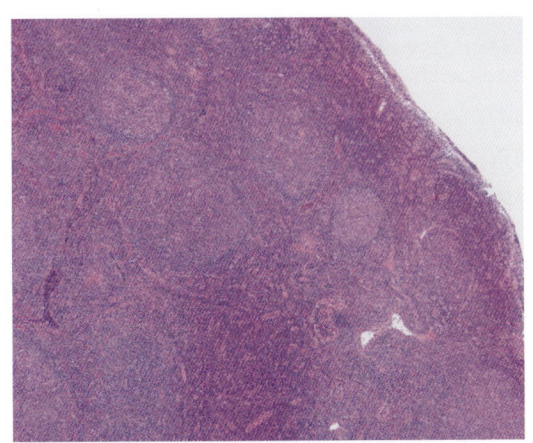

図1-a　弱拡大

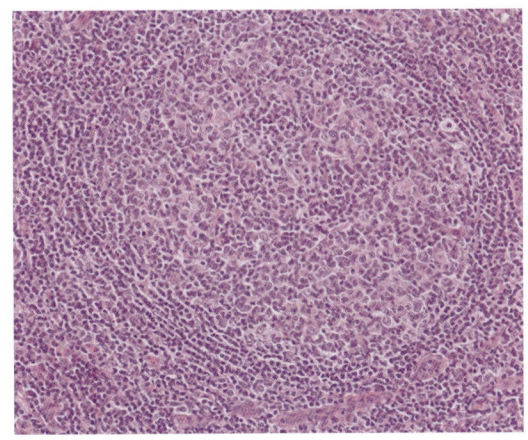

図1-b　中拡大

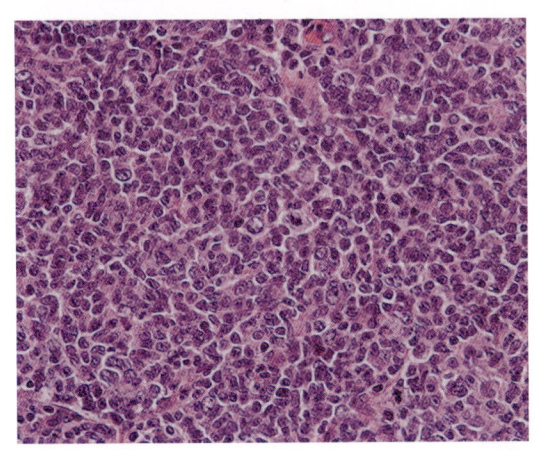

図1-c　強拡大

解説

診断プロセス

緩徐な進行をきたしたリンパ節腫脹が認められる。長径 3 cm を超えるリンパ節腫大がある場合は，悪性リンパ腫を鑑別として考えるべきである。腹部リンパ節の著明な腫大がある場合は，強く濾胞性リンパ腫が疑われる。リンパ節腫大が強いのに比して，その他の臨床症状が目立たないことも低悪性度リンパ腫に矛盾しない。

検査所見

LDH が正常範囲であることも，低悪性度リンパ腫に矛盾しない。PET-CT における SUV max 値は低悪性度リンパ腫・高悪性度リンパ腫の鑑別に有用である。施設により値は異なるが，10 を超える際には高悪性度リンパ腫を念頭に置く必要がある。

病理所見

弱拡大写真では濾胞が多数増生しているとわかる。中拡大写真を見るとマントル帯は保たれているようであるが，胚中心は不規則な構造になっており，少なくとも明確な dark zone, light zone の分画は失われている。強拡大では腫瘍は中型類円形でくびれのある centrocyte および大型で核クロマチンが淡く核小体を有する centroblast（黄色矢印）から構成されている（図 1-c 再掲載）。中型リンパ球と大型リンパ球の 2 つの種類の腫瘍細胞を認めることが濾胞性リンパ腫の特徴である。

濾胞性リンパ腫は組織学的 Grade（表 1）をつけることが必要で，治療選択にも直結する。本症例は Grade 2 相当と判断される。

免疫染色（図 2）では，濾胞を構成する細胞は CD20 陽性 B 細胞が主体であり，T 細胞マーカーである CD3 は陰性となる。濾胞内の細胞は CD10 が陽性になり，BCL2 も陽性となる。以上から濾胞性リンパ腫に合致した所見である。

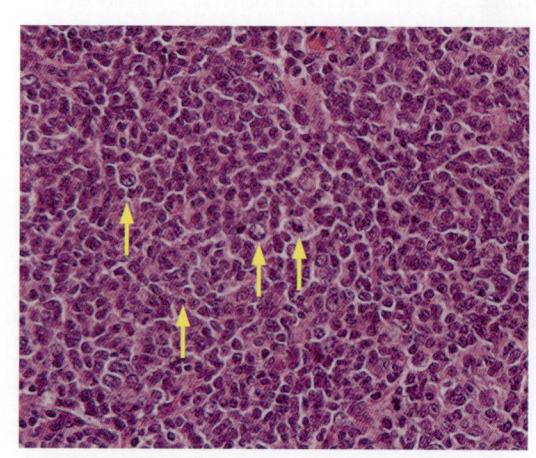

図 1-c　再掲載
中型で類円形でくびれのある centrocyte（大多数の細胞）および大型で核クロマチンが淡く核小体を有する centroblast（黄色矢印）からなる。クロマチン濃染した小型核を有する細胞は反応性 T リンパ球。

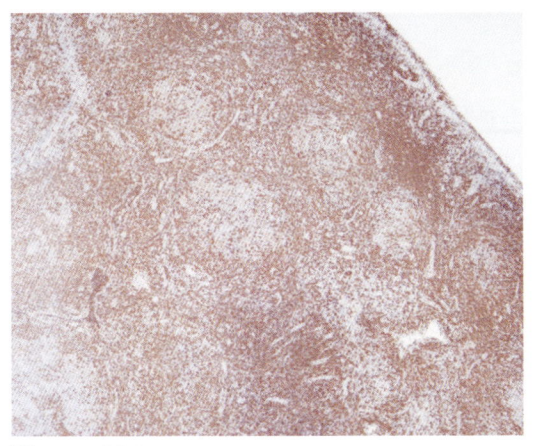

図 2-a　CD3

図 2-b　CD20

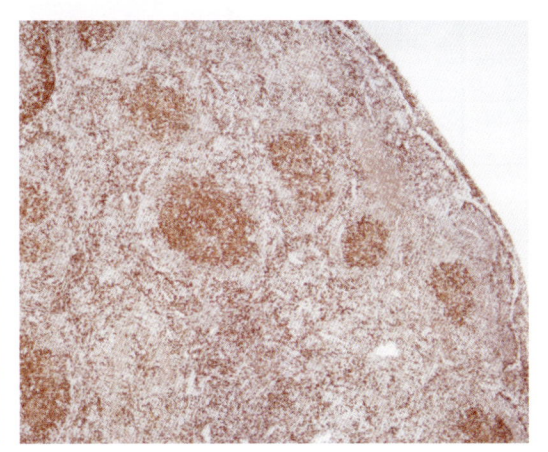

図 2-c　CD10

図 2-d　BCL2

▶▶ 最も考えられる病理診断は何か？

濾胞性リンパ腫（follicular lymphoma）［Grade 2.］

　濾胞性リンパ腫は，悪性リンパ腫の中で2番目に多い疾患亜型である。治療反応性，予後もさまざまであり，治療選択に重要な影響を与えるのが組織学的 Grade である（表1）。これは centroblast の数を数えることによって組織学的に行われる。場所によって centroblast の数が大きく異なる場合は，それらを加算平均するのではなく，各々の Grade について割合を記載することになっている（例：Grade 3A が 70％で Grade 1 が 30％）。本症例は centroblast の個数から Grade 2 相当と判断された。

　2008年に発刊された WHO 分類では，Grade 1 と Grade 2 とを無理に区別せず，Grade 1-2 としてもよいということになった。これは，Grade 1 と Grade 2 との間に臨床的な差がそれほどないこと，病理医間での判定の差が大きいことから，無理に鑑別しなくてもよいのではという意見が大きくなったためである。

表1　組織学的 Grade

Grade	定義
Grade 1-2	centroblast の数が 0〜15 個/HPF
Grade 1	centroblast の数が 0〜5 個/HPF
Grade 2	centroblast の数が 6〜15 個/HPF
Grade 3	centroblast の数が 15 個以上/HPF
Grade 3A	centrocyte が混在している。
Grade 3B	centroblast のみからなる。

個/HPF：HPF は high power field の略。対物レンズ 40 倍で見える 1 視野あたりの個数を表す。10 視野数えて平均することが推奨されている。

Memo　濾胞性リンパ腫についての解説

　濾胞性リンパ腫の確定診断は病理診断によって行われる。濾胞性リンパ腫は主に2つの要素で定義されていて，通常はその両者が，比較的まれなケースとして後者のみが成立する。
　定義①　濾胞を形成する B 細胞由来の腫瘍である。
　定義②　中型で核のくびれを有する centrocyte および大型で核小体を数個有する centroblast が混在した組織像を呈する。
　やや奇異であるが，定義②が成立すれば，濾胞がなくても「濾胞性リンパ腫」という分類になる(diffuse follicular lymphoma と診断される)。そして，定義①が成立しても，構成する細胞が異なっていれば濾胞性リンパ腫とはいわない(例えば marginal zone lymphoma が濾胞を占拠した場合，濾胞性リンパ腫とは診断されず，marginal zone lymphoma の follicular colonization とよばれる)。このあたりは例外的な症例において問題となってくる点であるが，濾胞性リンパ腫を考えるうえでは非常に重要である。

Memo　骨髄浸潤の様式(図3)

　濾胞性リンパ腫は骨髄浸潤において骨梁周囲に張り付くように浸潤するという peri-trabecular pattern という特徴的な浸潤様式をとる。濾胞性リンパ腫の約半数の症例で骨髄浸潤が認められる。

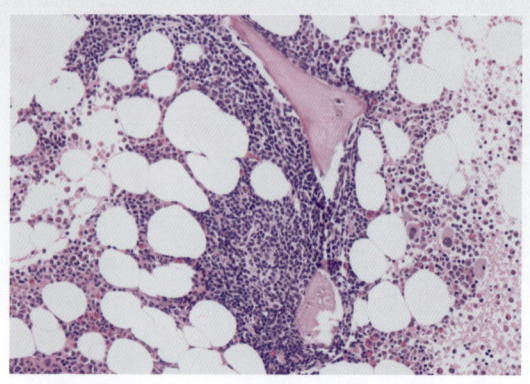

図3

> **Memo** 免疫学的形質（表2）
>
> 反応性リンパ節炎では，CD10陽性Bリンパ球はBCL2が陰性となるものであり，BCL2がCD10陽性部分に一致して，陽性となることが診断においては重要である。
>
> 表2 主な小型Bリンパ球由来リンパ腫の免疫学的形質
>
> | | CD5 | CD10 | CD20 | CD23 | CyclinD1 | BCL2 | BCL6 |
> |---|---|---|---|---|---|---|---|
> | CLL/SLL | + | - | + | + | - | + | - |
> | MCL | + | - | + | - | + | + | - |
> | FL | - | + | + | - | - | + | + |
> | MZL | - | - | + | - | - | +/- | - |
>
> CLL/SLL：chronic lymphocytic leukemia/small lymphocytic lymphoma
> MCL：mantle cell lymphoma
> FL：follicular lymphoma
> MZL：marginal zone lymphoma

治療・予後

治療法は病変分布や臨床的な病変進行状態，組織学的Gradeや年齢により，経過観察を要するものから造血幹細胞移植を考慮するものまで非常に幅が広い。悪性リンパ腫の中でも多い亜型の一つであるので，一口に濾胞性リンパ腫といっても，その実態は実に多彩である。新規治療薬も登場しており，治療法が日進月歩でupdateされている分野である。常に新しい知見に触れることが重要であり，治療選択を行う上でも，次々とupdateされる臨床研究の結果をfollow upしておかなければならない。

鑑別診断・類縁疾患

● 反応性濾胞過形成

濾胞胚中心は拡大していることが多く，Gradeの低い濾胞性リンパ腫よりも胚中心が大きいこともあるので弱拡大では鑑別に難渋することもある。しかし，胚中心の分画が保たれていることがポイントである。正常の胚中心ではCD10が陽性となり，BCL2は陰性となるので，この知見も合わせるとより確かな診断ができるものと思われる。

● BCL2陰性濾胞性リンパ腫と反応性濾胞過形成との鑑別（図4）

low Gradeの濾胞性リンパ腫は，80％程度の症例でBCL2とIgHの転座であるt(14;18)(q32;q21)が認められることが知られている。そのためBCL2発現が濾胞内で陽性となるわけであるが，10％程度陰性となるものが存在している。このBCL2陰性濾胞性リンパ腫は，

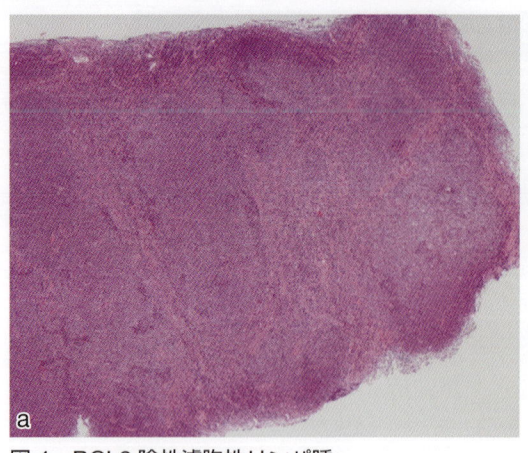

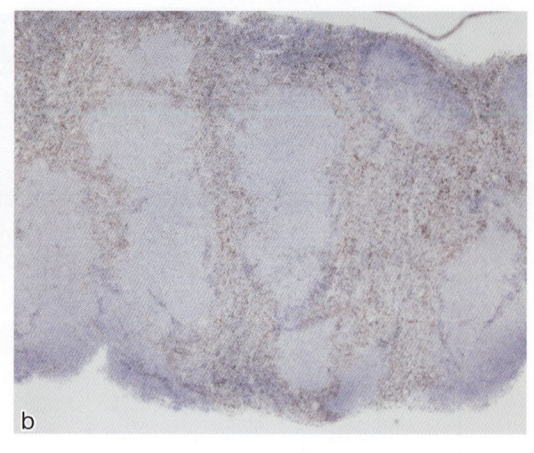

図4　BCL2 陰性濾胞性リンパ腫
a：HE，b：BCL2。一様な濾胞の増生がみられ，形態学的には濾胞性リンパ腫を疑うが，BCL2 は陰性となる。本症例は明確な軽鎖制限があり，BCL2 陰性濾胞性リンパ腫であった。

　胚中心における免疫学的形質が正常の濾胞過形成と同一になってしまうので，実際の病理診断の現場では非常に難解なこともある。もちろん形態学的には濾胞は一様な構造をとり，dark zone, light zone という，本来の反応性濾胞が保っているべき構造を失っている。形態学的には濾胞性リンパ腫の基本的な特徴は認められるのだが，免疫染色では反応性濾胞のパターンになるので診断に躊躇し，苦慮することが多い。

　病理医として誤診を避けるには，第一に臨床情報をよく吟味することである。そして細胞表面マーカー解析や染色体分析情報，遺伝子再構成検索などの検査が行っていればそれをよく検討することである。もちろんHE 標本をしっかり検討することが大事であるのは言うまでもない。

　臨床的には悪性リンパ腫が疑われるが，病理診断が"reactive follicular hyperplasia"などの病名となってくる。「濾胞が増生している」という意味を読み取り，悪性リンパ腫の可能性を考えて細胞表面マーカー解析や染色体分析情報などを検討することが望ましい。

● nodal/extranodal marginal zone lymphoma（辺縁帯リンパ腫）

　通常は濾胞辺縁帯という，リンパ濾胞の周りに腫瘍が分布するが，follicular colonization をきたして濾胞内に腫瘍が進展してくることが少なからずある。HE 染色による形態学的所見のみではきわめて鑑別が難解になることもある。免疫染色を施行して表2のパターンを用いて鑑別できることが多い。

● マントル細胞リンパ腫　　　　　　　　　　　　　　　　　（180頁参照）

　95%のマントル細胞リンパ腫はCyclin D1 が陽性になるので，免疫染色を施行すれば多くは鑑別可能である。

診断トレーニング

問題

50代，女性。特記すべき臨床症状なし。健診で行った上部内視鏡検査にて十二指腸に多数の白色隆起性病変を認めた(図1)。生検が行われた(図2, 3)。最も考えられる病名は何か？

1. duodenitis（十二指腸炎）
2. malignant lymphoma（MALTリンパ腫））
3. malignant lymphoma（濾胞性リンパ腫）
4. 反応性リンパ濾胞過形成
5. adenocarcinoma（腺癌）

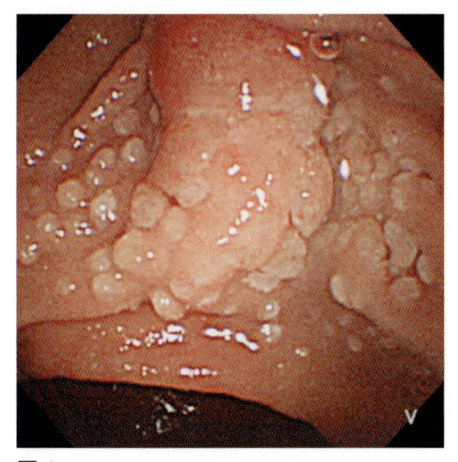

図1

図2　　図3

解答

3．濾胞性リンパ腫

小型リンパ球主体の細胞増生がみられ，一部で濾胞を形成している。図2から濾胞が一様な構造をしていること，図3から小型リンパ球浸潤は濾胞を越えて腸絨毛間に密に増生していることがわかる。これらの形態学的所見から濾胞性リンパ腫を疑い，免疫染色を行うと，大半の細胞がCD10, CD20, BCL2陽性であることがわかり，濾胞性リンパ腫と診断される。

十二指腸は濾胞性リンパ腫の好発部位である。生検では検体量が少なく，また挫滅も加わりやすい。濾胞構造がはっきり観察できないような症例も多いが，リンパ球浸潤が目立つような症例ではCD10, CD20, BCL2などの免疫染色(図4)を行って，注意深く対応する必要がある。

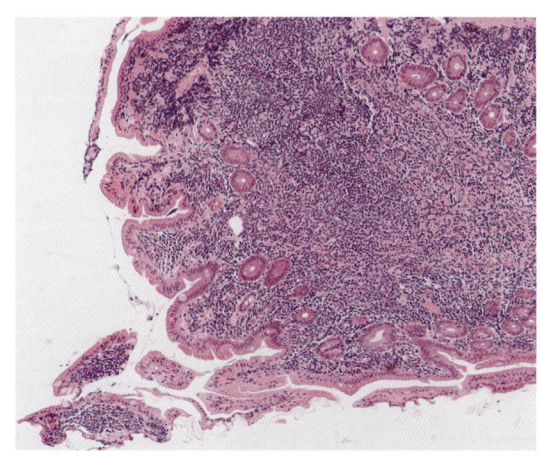

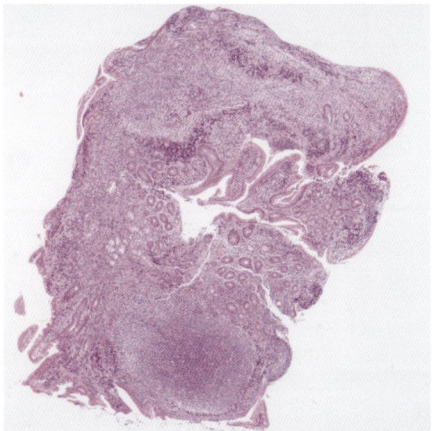

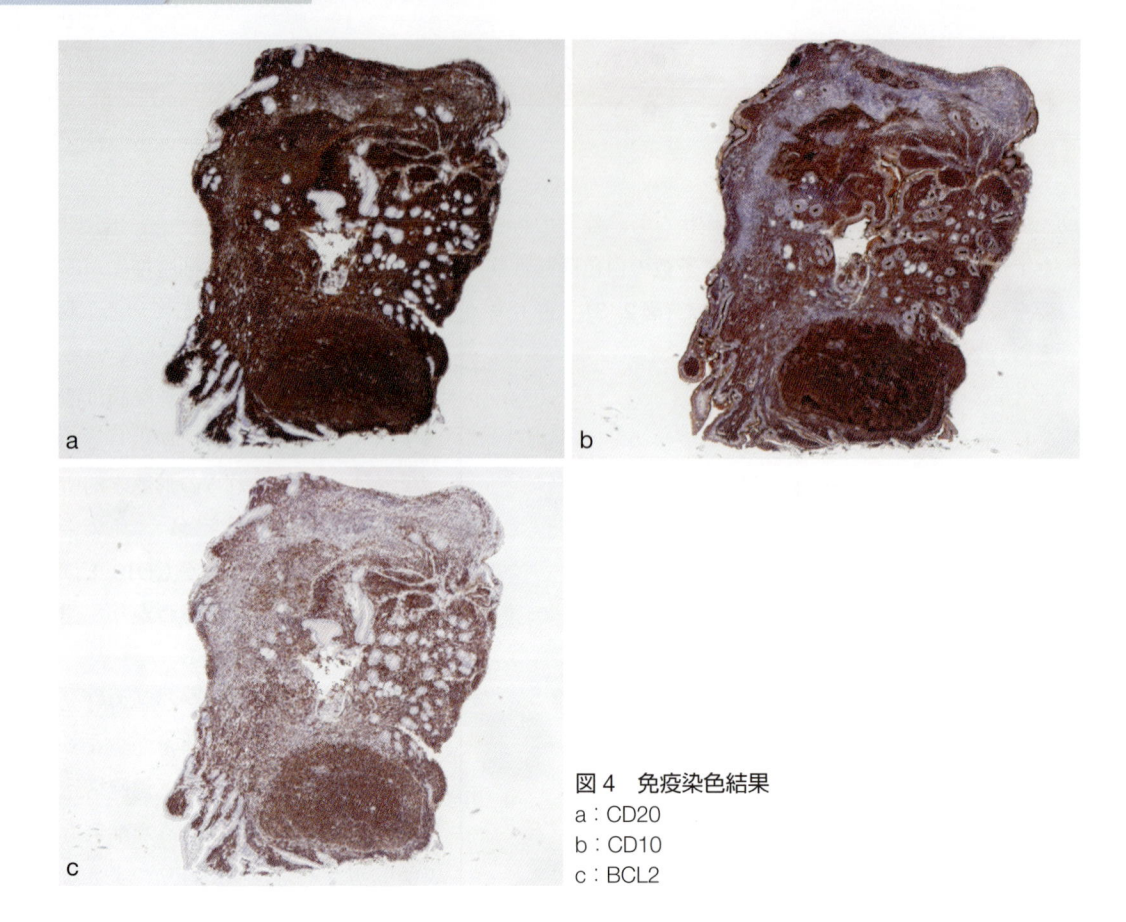

図4　免疫染色結果
a：CD20
b：CD10
c：BCL2

（大田泰徳）

17. 咽頭痛，悪寒，発熱

頻　度 ★★
難易度 ★★★

症例　30代，男性。

　約1週間前より咽頭痛，悪寒，39℃台の発熱が持続。近医にて抗菌薬(クラリスロマイシン)処方を受けたが改善乏しく，紹介受診となる。既往歴として1か月前に突然の下血があり，近医にて直腸型潰瘍性大腸炎の診断を受けている(サラゾスルファピリジン内服中)。受診時(経過5日後)の血算で，WBC 2,500/μL (好中球3%，リンパ球62%，好酸球2%，好塩基球2%，単球31%)，RBC 455万/μL，Hb 15.0 g/dL，Ht 43.0%，血小板16.0万/μLであった。身体所見では両側口蓋扁桃の著しい発赤，腫脹を認める。

　鑑別診断のため骨髄穿刺が実施された。塗抹標本像(図1)，穿刺吸引骨髄組織像(図2)を示す。以上の処見から，最も考えられる病理診断は何か？

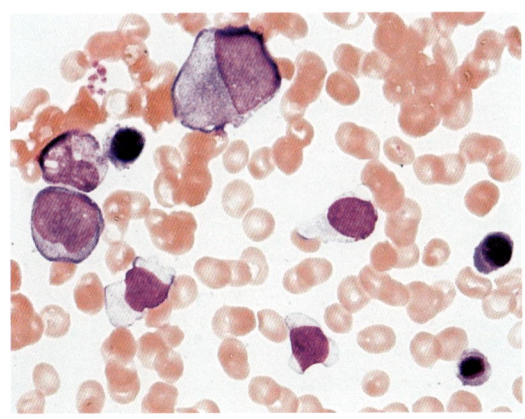

図1

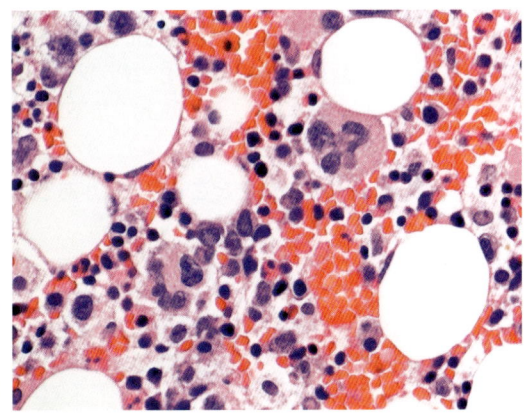

図2

解説

診断プロセス

　まず，身体所見から急性咽頭扁桃炎があり，発熱の原因となっていることがわかる。しかし，好中球数は 75/μL と著しく低下しており，単なる局所感染症ではなく無顆粒球症であることを疑う。人種や年齢（特に新生児や乳児）によって好中球数には差があるが，顆粒球数が 1,500 以下を顆粒球減少症とし，特に 500/μL 以下を無顆粒球症とよぶ。無顆粒球症は先天性（Shwachman-Diamond 症候群，severe congenital neutropenia，Kostmann 症候群，周期性好中球減少症など）と後天性に分類され，後天性の多くは薬剤が原因である。

　本患者では好中球減少の発症頻度が高いサラゾスルファピリジンを内服しており，薬剤性無顆粒球症と推測できる。

Memo 1　好中球減少を起こす可能性がある薬剤（表1）

　発症頻度に差はあるものの，どのような薬剤も原因となりうると考えておくべきである。新規薬剤が使用されている場合には特に注意を必要とする。チアマゾール（抗甲状腺薬），チクロピジン塩酸塩（抗血小板薬），サラゾスルファピリジン（抗炎症治療薬）などでの発生頻度が高いが，H_2 ブロッカー，NSAIDs，抗不整脈薬，降圧薬なども使用頻度が高く重要である[1,2]。

表1　好中球減少を起こす可能性がある薬剤[1,2]

抗菌薬
　ペニシリン系，カルバペネム系，ペネム系，セフェム系，アミノグリコシド系，マクロライド系，テトラサイクリン系，クロラムフェニコール系，ニューキノロン系，テイコプラニン，バンコマイシン塩酸塩，リファンピシン，イソニアジド，ストレプトマイシン硫酸塩，ST合剤

抗炎症治療薬
　サラゾスルファピリジン，インドメタシン，イブプロフェン

抗甲状腺薬
　チアマゾール，プロピルチオウラシル

抗精神病薬
　フェノチアジン系，ブチロフェノン系，セロトニン・ドパミン拮抗薬，ドパミン系安定薬，多元受容体標的化抗精神病薬，クロザピン

抗痙攣薬
　フェニトイン，カルバマゼピン，ジアゼパム

循環器系薬
　チクロピジン塩酸塩，アンジオテンシンII受容体拮抗薬，ACE阻害薬，カルシウム拮抗薬，プロカインアミド塩酸塩，ヒドララジン塩酸塩，メチルドパ水和物，キニジン硫酸塩水和物，ニフェジピン，ベスナリノン

その他
　ランソプラゾール，ファモチジン，インターフェロン，アロプリノール，アミノフィリン水和物，リトドリン塩酸塩，アプリンジン塩酸塩，リツキシマブ，フルダラビンリン酸エステル，サイアザイド系利尿薬，アシクロビル，ガンシクロビル

症例 17. 咽頭痛，悪寒，発熱

検査所見

　薬剤性顆粒球減少の病態としては，自己抗体に伴う免疫学的機序（アミノフィリン，プロピルチオウラシル，リツキシマブ，フルダラビンリン酸エステルなど）と顆粒球系前駆細胞に対する直接毒性（クロルプロマジン，プロカインアミド塩酸塩など）が挙げられる。免疫学的機序の場合は少量で急性（数時間以内～）に発症するのに対し，直接毒性では大量で遅延発症（数週間～）といった違いがある。このような病因，病態の把握として抗好中球抗体の測定が必要であるが，二つの原因が重複することもあり確定が困難なことが多い。また，薬剤以外にもウイルス（HIV，RS ウイルス，インフルエンザ，麻疹，ムンプス，水痘，サイトメガロ，EB ウイルス，パルボウイルス B19，A 型および B 型肝炎）や細菌（腸チフス，赤痢，結核）などによる感染症も好中球減少の原因となりえるため，病状に応じた検査を行う。
　本患者では抗好中球抗体，各ウイルス検査はすべて正常範囲であった。

病理所見

　骨髄塗抹像（図 1，再掲載）では ① 赤芽球，② リンパ球，③ 骨髄芽球，④ 後骨髄球，⑤ 前骨髄球などを認めるが，成熟好中球を認めない。このような状態を maturation arrest という。幼若顆粒球系細胞が確認できることから，今後，好中球の回復が期待できる。また，3 系統の血球細胞には異形成を認めない。
　骨髄組織像でも，赤芽球系細胞（図 2 黄点線内，再掲載）や巨核球（図 2 矢印，再掲載）は認められるが，成熟好中球を認めない。免疫組織化学では，ミエロペルオキシダーゼ（MPO）に陽性を示す幼若顆粒球系細胞（図 3 矢印，再掲載）をごく少数認める。

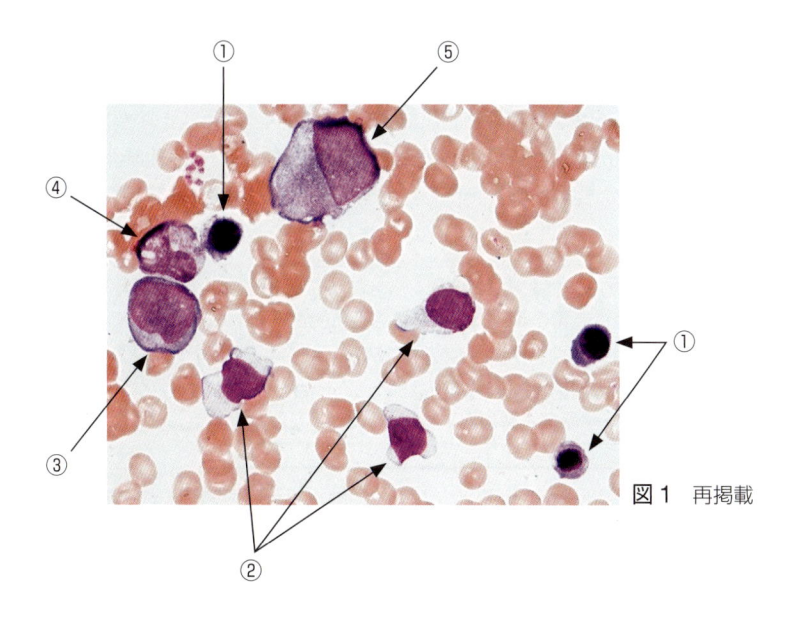

図 1 再掲載

図2　骨髄組織像　再掲載

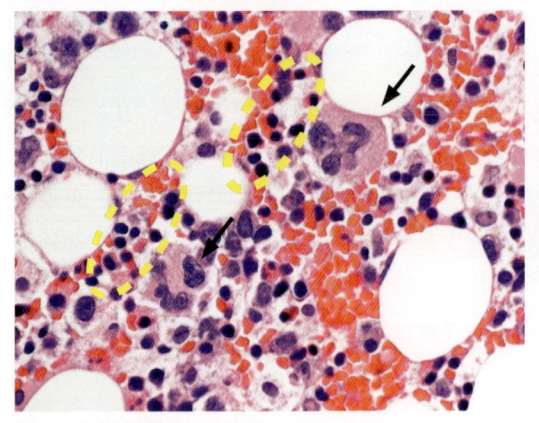

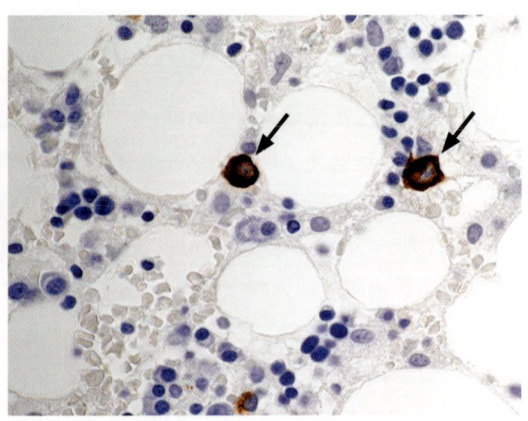

図3　MPO染色

▶▶ 最も考えられる病理診断は何か？

サラゾスルファピリジンを原因とした薬剤性無顆粒球症

▶▶ 治療・予後

原因として薬剤性が疑われた時点で，可能な限りすべてを速やかに中止すべきである。薬剤性好中球減少は数日から2〜3か月以内に発症し，被疑薬を中止すれば多くは1〜2週間で回復する。好中球数と重症感染は相関するため，発熱性好中球減少症に準じた感染症治療が

Memo 2　発熱性好中球減少症

好中球減少に伴う発熱は（発熱性好中球減少症；febrile neutropenia（FN）），がん薬物療法での主要な合併症でもある。ときに重篤な細菌感染に発展し致死的となることから，広域スペクトラムの抗菌薬を十分量用いた治療を行うべき病態として扱われる。FNでは起因菌が同定されることはきわめて少なく，必要な検査を実施したのち培養結果を待たずに治療を開始することが肝要である[3]。

①好中球 500/μL 未満あるいは
　1,000/μL 未満で 500/μL 未満になる可能性
②口腔温 38℃以上または腋窩温 37.5℃以上
③他に発熱の原因となる疾患がない
　（薬剤熱，膠原病，腫瘍熱）

| 10%
敗血症 | 10〜20%
臨床的感染症
肺炎，口内炎，血管炎 | 70〜80%
原因，起因菌不明の発熱 |

図4　発熱性好中球減少症の定義と特徴（文献3, p359/fig 1より転載）

症例17. 咽頭痛, 悪寒, 発熱

行われなければ致死的となりうる。

本患者は発症頻度の高いサラゾピリンが原因と推測でき, 本剤中止と G-CSF 製剤使用にて数日で好中球数の回復と解熱を認めた。

鑑別診断・類縁疾患

● 骨髄異形成症候群　　　　　　　　　　　　　　　　　　　　　(26 頁参照)

MDS のなかで好中球減少のみを示す症例は全体の約 2～3% とされている。MDS では染色体異常などがクローン性疾患を示す証拠となる。しかし, 正常核型を示す場合は形態異常 (細胞異形成) のみが鑑別の決め手となり, 慎重な判断が必要となる。このような 1 系統のみの血球減少と異形成を示す MDS は, 現在の WHO 分類では refractory cytopenia with unilineage dysplasia (RCUD) (単一血球系統の異形成を伴う不応性血球減少) に含められる。

● 慢性特発性好中球減少症

慢性特発性好中球減少症は自己抗体の関与がなく, 染色体異常や臨床症状も伴わない原因不明の好中球減少症である。たまたま行った血液検査などでみつかり, 通常は慢性的に経過し重篤な感染症の合併などはみられない。近年の報告ではヘリコバクター・ピロリ菌との関与が指摘されている[4]。

● 栄養欠乏症に伴う好中球減少 (巨赤芽球性貧血と銅欠乏症)　　(3 頁参照)

栄養欠乏症では血液学的に貧血に加え好中球減少を示す場合があることが知られている。一般的にこのような栄養欠乏の多くでは, 骨髄での顆粒球系細胞は正常を示す。しかし, ビタミン B_{12} や葉酸欠乏症では赤芽球系細胞の巨赤芽球性変化がみられる (巨赤芽球性貧血)。また, 銅欠乏では顆粒球系細胞 (特に前骨髄球や骨髄球) (図 5-a) や赤芽球系細胞 (図 5-b) に

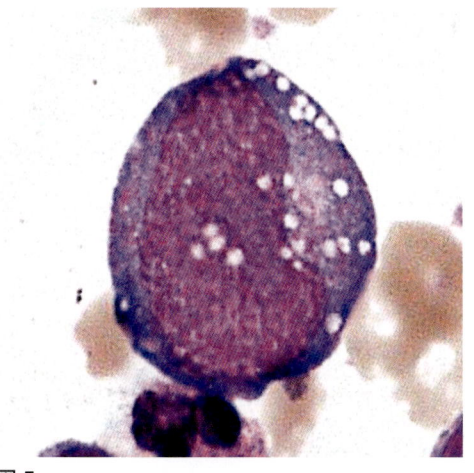

図 5-a 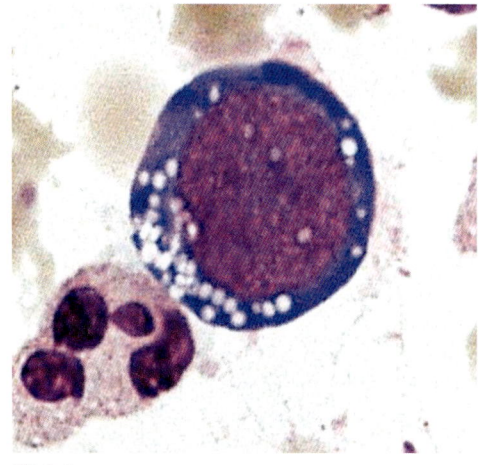　　　　　　　　　図 5-b

顕著な空胞を伴う変化(cytoplasmic vacuoles)が認められる．銅欠乏症は長期の経管栄養や高カロリー輸液，胃バイパス術後のほか，亜鉛を含むサプリメントの過剰摂取者などでも認められることがあることに注意する．

● 膠原病に伴う好中球減少

慢性的な自己免疫性好中球減少は膠原病患者でもみられることがあり，その多くは全身性エリテマトーデス(SLE)と関節リウマチ(RA)である．特に，RA に脾腫と白血球減少を伴うものを Felty 症候群とよび，大顆粒リンパ急性白血病と類似する大型顆粒リンパ球の出現をしばしばみる．このような膠原病では身体所見や自己抗体検査によって鑑別可能である．

● 再生不良性貧血 (19頁参照)

骨髄では著明な低形成髄あるいは脂肪髄となることで容易に鑑別可能である．好中球の半減期は短いため(6〜7時間)，リンパ球や形質細胞が残存する傾向がある．

📖 文献

1. 笹田昌孝：薬剤と血液疾患．浅野茂隆, 池田康夫, 内山卓(編)：三輪血液病学，pp1859-1863, 文光堂, 2004
2. 重篤副作用疾患別対応マニュアル(無顆粒球症)．厚生労働省, 2007
3. 田村和夫：Febrile Neutropenia 診療の現状と課題．感染症学雑誌 80：358-365, 2006
4. Papadaki HA, Pontikoglou C, Eliopoulos DG, et al：Helicobacter pylori infection is probably the cause of chronic idiopathic neutropenia(CIN)-associated splenomegaly. Am J Hematol 81：142-144. 2006

〈木村芳三，大島孝一〉

18. 出血傾向，血小板減少症

頻　度 ★★
難易度 ★★★

症例　60代，女性。

　3か月ほど前から腰痛を訴える。他院にて CT 検査を行ったところ，多発骨転移・両側の卵巣腫瘍が疑われたため来院。口腔内に粘膜下出血を，全身に紫斑を認める。

　末梢血の検査所見は，WDC 7,200/μL，RBC 400万/μL，Hb 11.4 g/dL，血小板 7.5万/μL。白血球分画では骨髄球，後骨髄球が少数出現。

　穿刺吸引骨髄組織像(図1-a, b)を示す。以上の所見から，最も考えられる病理診断は何か？

図1-a

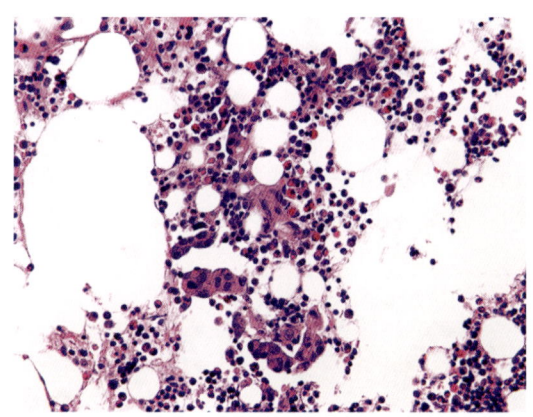

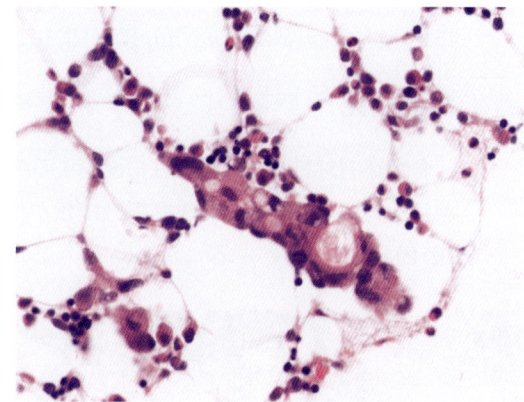

図1-b

解説

診断プロセス

臨床所見上，高度の出血傾向が認められるが，血小板数は 7.5 万/μL と軽度の減少にとどまっており，症状との乖離がある。このような出血傾向は血小板数が 2.0 万/μL 以下程度にならないと起こらないはずである。したがって，本例では，凝固・線溶系の異常も伴っていると考えられる。CT 検査で多発性骨転移が疑われたことから，病態としては悪性腫瘍の進展に伴う播種性血管内凝固症候群（DIC：disseminated intravascular coagulation）の可能性が考えられる。

検査所見

追加の血液検査により，FDP 168.25 μg/mL（正常は 5 μg/mL 以下），D-ダイマー 13.6 μg/mL（正常は 1 μg/mL 以下）より DIC と考えられた。

病理所見

骨髄穿刺材料では，散在性に浸潤する癌胞巣を認める（図 1-a 再掲載）。強拡大では印環細胞癌を認める（図 1-b）。腫瘍細胞は核が偏在し，豊富な細胞質内に PAS 陽性の粘液をもつ（図 2）。

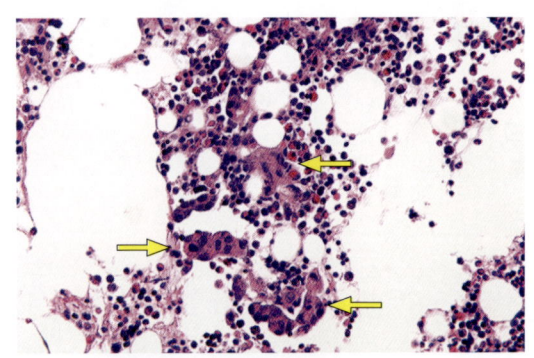

図 1-a　穿刺骨髄組織像（再掲載）
骨髄組織内に胞巣状に増殖する腫瘍細胞を認める（矢印）。

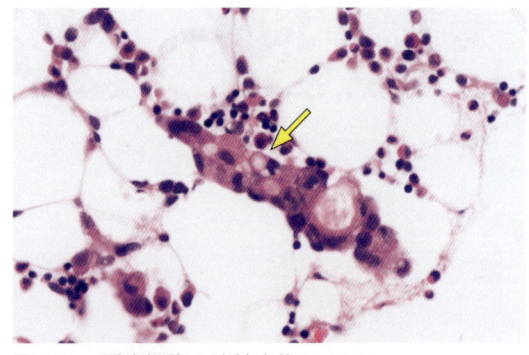

図 1-b　腫瘍細胞の強拡大像（再掲載）

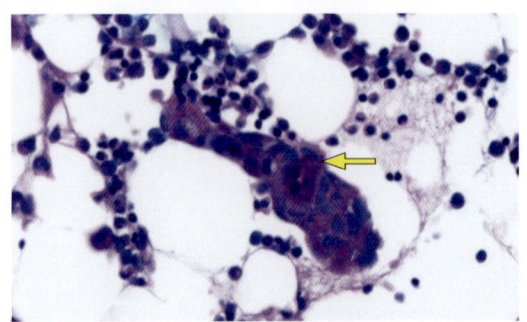

図 2　PAS-Alcian blue 染色像
腫瘍胞巣内に微小腺腔を認め（矢印）PAS 陽性を呈する。

最も考えられる病理診断は何か？

癌の骨転移。両側卵巣に印環細胞癌転移による Krukenberg 腫瘍が考えられる。

治療・予後

さらに行うべき検査として，悪性腫瘍について全身検索を行った。その結果，上部消化管内視鏡検査により4型の進行胃癌が認められた。胃生検材料の組織像を示す（図3）。予後不良である。

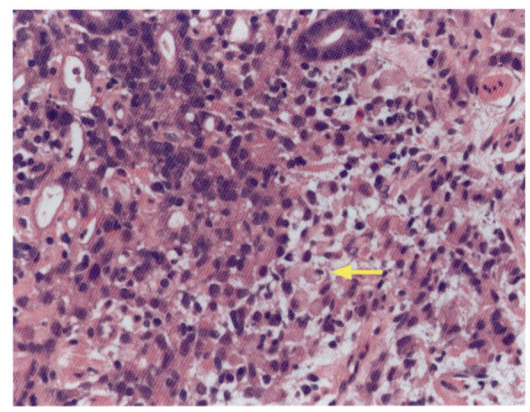

図3　胃粘膜生検材料
不規則な索状～小胞巣状に増殖する低分化腺癌を認める。背景に印環細胞癌も認められる（矢印）。

別の症例であるが，Krukenberg 腫瘍の肉眼像（図4）と組織像（図5）を示す。

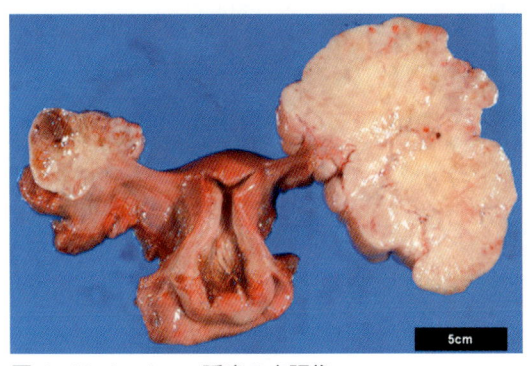

図4　Krukenberg 腫瘍の肉眼像
両側卵巣は著明に腫大している。

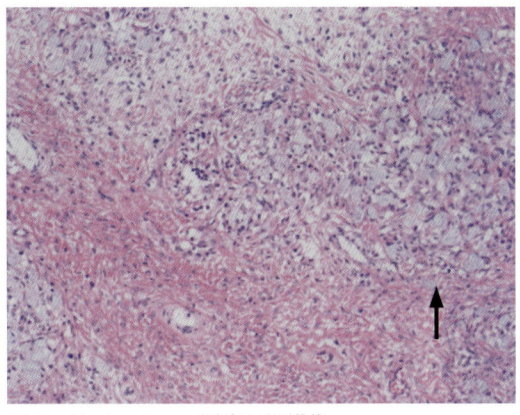

図5　Krukenberg 腫瘍の組織像
印環細胞癌の転移（矢印）を認める。

DIC のマーカー(表1)

　DIC の本態は，基礎疾患の存在下における全身性持続性の著しい凝固活性化状態であり，出血症状や臓器症状，血小板数の低下，あるいは FDP や D-ダイマーが上昇することではない。そこで DIC の病態を反映するマーカーとして，凝固活性化の指標であるトロンビン-アンチトロンビン複合体(TAT)や線溶活性化を評価するマーカーであるプラスミン-α_2プラスミンインヒビター複合体(PIC)が使用されている。DIC の本態を見極めるために TAT を用い，DIC の病型を見極めるために PIC を用いることになる[4]。

表1 DIC 診断基準

	厚労省 DIC 診断基準 (文献1)	国際血栓止血学会基準 (文献2)	急性期 DIC 診断基準
基礎疾患 臨床症状	基礎疾患あり：1点 出血症状あり：1点 臓器症状あり：1点	基礎疾患は必須項目	基礎疾患は必須項目(文献3) 除外診断あり(文献3) SIRS(3項目以上)(文献3)
血小板数 ($\times 10^4/\mu L$)	8＜≦12：1点 5＜≦8：2点 ≦5：3点	5＜≦10：1点 ≦5：2点	8≦＜12 or 30％以上減少/24 hr：1点 ＜8 or 50％以上減少/24 hr：3点
フィブリン分解産物 FDP($\mu g/mL$)	10≦＜20：1点 20≦＜40：2点 40≦：3点	FDP, D-ダイマー, 可溶性フィブリン 中等度増加：2点 著明増加：3点	10≦＜25：1点 25≦：3点 Dダイマーも FDP に換算して使用可
フィブリノゲン	100＜≦150：1点 ≦100：2点	100＜：1点	―
PT	PT 比 1.25≦＜1.67：1点 ≦1.67：2点	PT 秒 3秒≦＜6秒：1点 ≦6秒：2点	PT 比 1.2≦：1点
DIC 診断	7点以上 (白血病群では，出血症状と血小板数を除いて，4点以上)	5点以上	4点以上 (白血病群には適応できない)
特徴	早期診断には不向き	早期診断には不向き	感染症に合併した DIC の診断に威力を発揮

DIC の病型

① 凝固優位型 DIC：凝固活性化は高度(TAT 著増)であるものの，線溶活性化は軽度(PIC 上昇は軽度)，多発性微小血栓溶解を反映した FDP や D-ダイマーの上昇は軽度。敗血症などの重症感染症に合併した場合が多く，臨床的に臓器障害は高度であるが，出血症状は比較的みられにくい。

② 線溶優位型 DIC：凝固・線溶活性化ともに高度(TAT 著増 & PIC 著増)であるため，FDP や D-ダイマーの上昇は高度。APL，腹部大動脈瘤，固形癌などに合併することが多く，臨床的には出血症状は高度であるが臓器障害はほとんどみられない。

DICを起こしやすい疾患・病態[3]

① 重症感染症（特に敗血症）
② 組織障害（外傷, 熱傷）
③ 血管性病変（大動脈瘤, 巨大血管腫, 血管炎）
④ トキシン・免疫学的反応（蛇毒, 薬物, 大量輸血）
⑤ 悪性腫瘍（非ホジキンリンパ腫, 肝癌, 急性骨髄性白血病, 肺癌, 胃癌）
⑥ 産科疾患（前置胎盤, 常位胎盤早期剥離）
⑦ SIRS（systemic inflammatory response syndrome）を起こす他の疾患（急性膵炎, 劇症肝炎, ショック, 熱中症, 脂肪塞栓, 横紋筋融解）
★頻度が高いのは, 敗血症, ショック, 非ホジキンリンパ腫
★合併率が高いのは, 急性前骨髄性白血病, 劇症肝炎, 前置胎盤

DICの病理所見

　DICの病理所見を理解するためには, 特徴的な3病変, すなわち① 多発する微小血栓, ② 出血に伴う病変, ③ 虚血病変, の病理を理解することに加えて, 悪性腫瘍や感染症などの基礎疾患の病理・病態を把握することが重要である。しかし微小血管内血栓病変は, 剖検時には二次線溶により溶解していることが多く, また最近のDICの剖検症例では治療修飾が高度なため, 微小血栓の証明は困難である。血管内皮細胞傷害も重要な病変であるが, これを形態学的に診断するのは困難である。したがって, 剖検を含めたDICの病理学的検討には, 臨床と病理の緊密な情報交換が不可欠である。

　かつて, 剖検例でDICによる微小血栓が多くみられたころの検討では, フィブリン微小血栓が3臓器以上の細動脈, 毛細血管, 細静脈に認められることが病理組織学的な診断基準として提唱された[7]。微小血栓は腎（図6）, 肺, 脾, 副腎, 心, 脳, 肝に多く認められる。

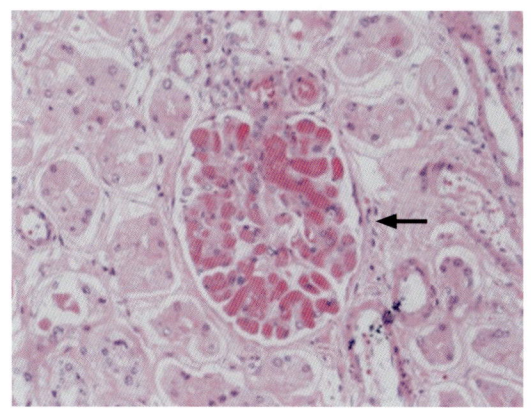

図6　DICの組織像（腎）
矢印部分の腎糸球体の血管内に好酸性のフィブリン血栓が認められる。

> **Memo 1** 急性前骨髄性白血病（acute promyelocytic leukemia：APL, M3）⇒ 35頁参照

　APLの白血病細胞には大量の組織因子（tissue factor：TF）（旧称：組織トロンボプラスチン）が発現しているため，外因系凝固活性化が起こり，DICを合併することが多い。また，APL細胞には，アネキシンⅡが過剰発現している。アネキシンⅡは，組織プラスミノゲンアクチベータ（tissue plasminogen activator：t-PA）とプラスミノゲンに結合することにより，t-PAのプラスミノゲンに対する作用を飛躍的に高めるため，著しい線溶活性化が起こると考えられている[5]。

　APLでは末梢血中の白血球増加を伴う。骨髄穿刺にて病的な前骨髄球様細胞が全細胞数の90％以上みられることが多い。束状のアウエル小体（ファゴット細胞）がみられる。APLの治療には all-trans retinoic acid（ATRA）が使われ，合併したDICにも有効であることが知られている。

> **Memo 2** Trousseau症候群

　悪性腫瘍（肺癌，胃癌や卵巣癌などの腺癌が多い）により凝固亢進状態を生じ，脳の動静脈血栓症を併発してさまざまな神経症状を呈する病態で，傍腫瘍症候群の一つとされている。腫瘍細胞に由来するさまざまな物質が凝固カスケードを活性化する因子として作用し，血栓傾向を引き起こす[6]。検査成績上 FDP，D-ダイマー，TAT，PICの上昇が認められるが，血小板の減少や出血症状は目立たない。

文献

1. 青木延雄, 長谷川淳：DIC診断基準の『診断のための補助的検査成績, 所見』の項の改訂について. 厚生省特定疾患血液凝固異常症調査研究班, 平成4年度業績報告集. pp37-41, 1988
2. Taylor Jr FB, Toh CH, Hoots WK, et al：Towards definition, clinical and laboratory criteria, and a scoring system for disseminated intravascular coagulation - On behalf of the Scientific Subcommittee on disseminated intravascular coagulation (DIC) of the International Society on Thrombosis and Haemostasis (ISTH). Thromb Haemost 86：1327-1330, 2001
3. 丸藤哲, 的場敏明, 江口豊, 他：急性期DIC診断基準　多施設前向き試験結果報告. 日救急医会誌 16：188-202, 2005
4. 朝倉英策：凝固・線溶マーカー測定値解釈のポイント. 臨床病理 59：970-977, 2011
5. Menell JS, Cesarman GM, Jacovina AT, et al：Annexin II and bleeding in acute promyelocytic leukemia. N Engl J Med 340(13)：994-1004, 1999
6. Varki A：Trousseau's syndrome；multiple definitions and multiple mechanisms. Blood 110(6)：1723-1729, 2007
7. Tanaka K, Imamura T：Incidence and clinicopathological significance of DIC in autopsy cases. Bibl Haematol 49：79-93, 1983

〔倉田盛人〕

19. 発熱，全身倦怠感

頻度 ★
難易度 ★★★

症例 60代，男性。

労作時の息切れ，全身倦怠感を主訴に近医を受診し，貧血(Hb 6.2 g/dL)，胸部X線写真で胸水と心拡大を指摘され紹介受診となった。5年前に健診で貧血を指摘されたが放置していた。入院時，身長 164 cm，体重 54 kg。体温 37.4℃。脈拍 96/分，整。血圧 128/78 mmHg。眼瞼結膜は貧血様で眼球結膜に黄染を認めない。表在リンパ節や肝を触れないが，脾腫を認めた。

血液所見：WBC 2,750/μL(分画(%)：芽球 1，骨髄球 1，桿状核好中球 7，分葉核好中球 7，リンパ球 84，赤芽球＋，涙滴赤血球を認める)，RBC 187万/μL，Hb 5.7 g/dL，Ht 16.9%，血小板 1.1万/μL。血液生化学所見：総蛋白 6.8 g/dL，アルブミン 2.4 g/dL，AST 31 IU/L，ALT 58 IU/L，LD 483 IU/L(基準値：107〜220)，ALP 221 IU/L(基準値：96〜284)，BUN 30 mg/dL，Cr 0.75 mg/dL。

骨髄穿刺は dry tap で，生検が実施された。生検組織の HE 染色標本(図1-a)と鍍銀染色標本(図1-b)を示す。血液細胞の遺伝子検査で *BCR-ABL* 遺伝子再構成陰性，*JAK2* V617F 遺伝子変異陽性であった。以上の所見から，最も考えられる病理診断は何か？

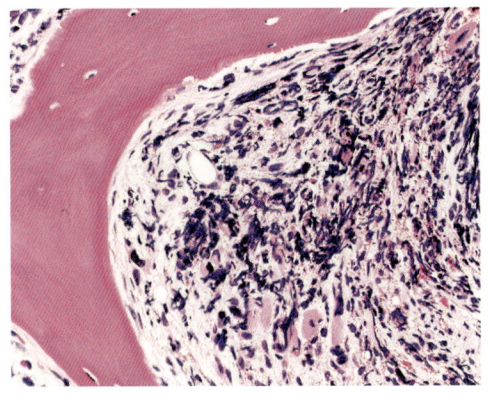

図1-a

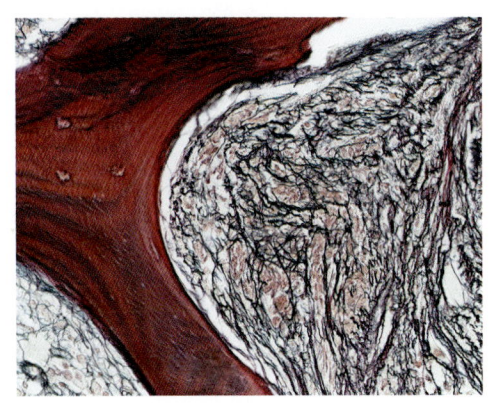

図1-b

解説

診断プロセス

5年前に貧血を指摘されていることから慢性進行性の疾患を想定する。労作時の息切れ，全身倦怠感は貧血の症候として説明がつくが，胸水貯留と心拡大からうっ血性心不全の合併も考慮すべきであろう。

検査所見

一般的にLDの増加は組織崩壊による。汎血球減少症と白赤芽症(leukoerythroblastosis)は骨髄における造血組織の減少を示唆しており，涙滴赤血球と脾腫も合わせ骨髄増殖性疾患，髄外造血が想定される。BCR-ABL遺伝子再構成は認められないことから慢性骨髄性白血病(chronic myelogenous leukemia：CML)は否定してよい。JAK2 V617F遺伝子変異(⇒169頁参照)はさまざまな骨髄増殖性腫瘍に認められるが，血小板の減少，貧血から本態性血小板血症(essential thrombocythemia：ET)，真性赤血球増加症(polycythemia rubra vera：PV)は否定的である。原発性骨髄線維症(primary myelofibrosis：PMF)の可能性が高いと考えられる。

病理所見

PMFの病理組織所見は病期によって異なる。前線維化期(prefibrotic stage)では細胞密度は高く，巨核球と顆粒球系細胞の増殖が目立つ。巨核球は3個以上の集塊を形成し，N/C比の高いものが多く，裸核細胞，入道雲様の分葉核，クロマチンの増加など異型性が強い。細網線維は増加する。図2にprefibrotic stage PMFの骨髄を示す。脂肪の減少した過形成骨髄で核の腫大，濃染した異型巨核球の増加が目立ち，また顆粒球系の幼若細胞も増加している。芽球の単調増加はみられない(図2-a)。鍍銀染色では細網線維の増加や交差像が認められる(図2-b)。

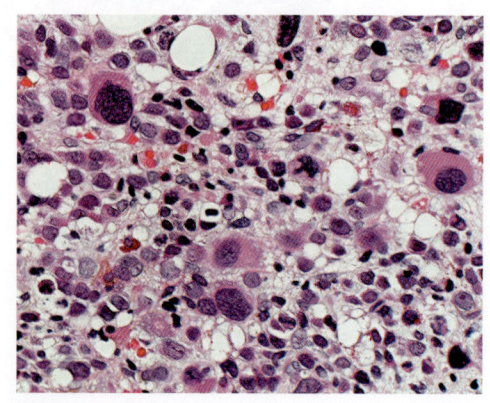

図2-a

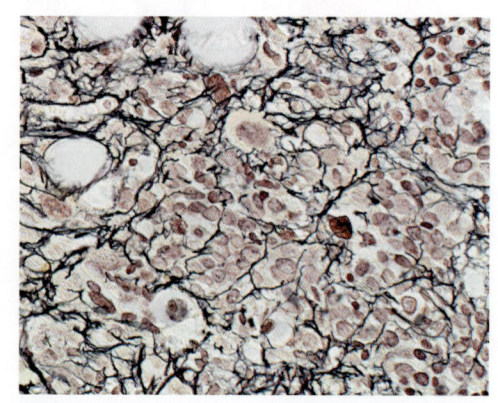

図2-b

線維化期（fibrotic stage）に入ると骨髄では細網線維の増加に加え膠原線維の出現，骨硬化を伴うようになる。PMF ではこの時期になって初めて診断される例が多い。肝脾では髄外造血が行われ，腫大する。末梢血では幼若な造血細胞が出現し，白赤芽球症とよばれる。

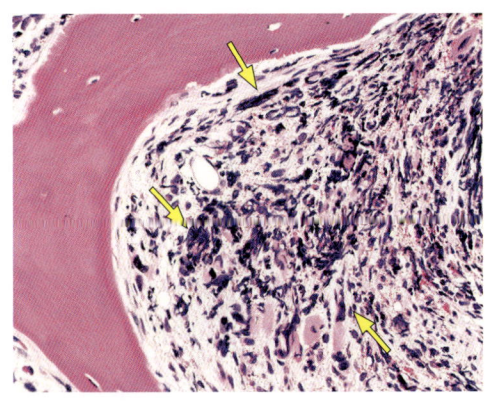

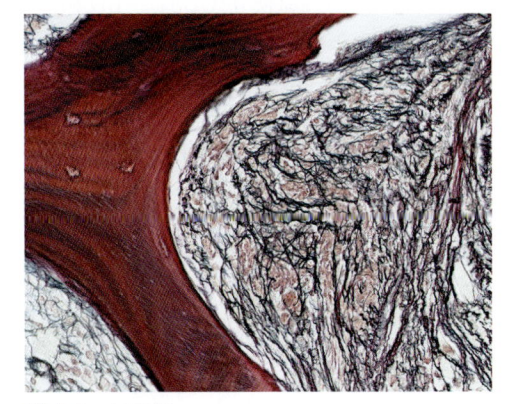

図 1-a　再掲載

図 1-b　再掲載

本例では骨髄のびまん性線維化を認め，造血細胞は減少している。線維化のため個々の細胞形態が不明瞭になっているが核の濃染した巨核球が認められる（図 1-a 再掲載矢印）。鍍銀染色では細網線維の増生と交差像とが目立つ（図 1-b 再掲載）。

> **Memo　骨髄の線維症（myelofibrosis:MF）の評価基準[2]**
>
> MF0：正常。細網線維を認めるが交差像は認められない。
> MF1：細網線維は増加し，交差像を伴い網目様配列がまばらに認められる。
> MF2：びまん性に密な細網線維の網目状配列が認められる。線維の交差像も目立つ。局所的な膠原線維束や骨硬化所見がみられる。
> MF4：びまん性に密な細網線維の網目状配列が認められる。線維の交差像も目立つ。太くて粗い膠原線維束が認められ，骨硬化所見もみられる。

表 1　原発性骨髄線維症（PMF）の診断基準[2]

大項目	1. 細網線維または膠原線維の増加を伴った巨核球の増殖と異型がある。あるいは細網線維の増加がないが，巨核球の増殖と異型，顆粒球系細胞の増加と，しばしば赤芽球造血抑制を特徴とする骨髄細胞密度の増加を伴うこと。 2. CML，PV，MDS，他の骨髄系腫瘍の診断基準を満たさない。 3. *JAK2* V617F 変異や *MPL* W515K/L のような造血細胞のクローン性増殖を示す所見がある。あるいはクローン性増殖の所見がない場合，骨髄の線維化，変化が感染症，自己免疫疾患，慢性炎症，hairy cell leukemia を含むリンパ系腫瘍，転移性腫瘍，中毒による骨髄障害などの反応性変化を否定できること。
小項目	1　末梢血の赤芽球，骨髄芽球の出現 2　血清 LD の増加 3　貧血 4　触知可能な脾腫

骨髄の線維化はPMF以外にも多様な腫瘍性および非腫瘍性疾患に伴う。WHO分類の診断基準では大項目3つのすべてと小項目4つのうち2つ以上を満たす場合にPMFと診断できる。PMFと診断するには骨髄の病理検査のほかに，病歴，身体所見，末梢血検査，末梢血の表面抗原検査(CD34)，LD値，染色体検査，腹部エコー検査，JAK2遺伝子検査(末梢血の好中球を用いる)が必要である。

本例では大項目と小項目のすべてを満たしている。

最も考えられる病理診断は何か

原発性骨髄線維症(primary myelofibrosis)

治療方針・予後

■層別化治療の概要

8つのリスク要因，すなわち，① 年齢が65歳以上，② ヘモグロビン値が10 g/dL未満，③ 白血球数が 25×10^9/L以上，④ 末梢血中の芽球の割合が1%以上，⑤ 血小板数が 100×10^9/L未満，⑥ 持続的な臨床症状がある，⑦ 輸血依存性である，⑧ 複雑核型を有する，のそれぞれを1点として層別化して治療方針を定める[1]。

低リスク：スコア0点。観察のみでよい。平均生存期間は15.4年。

中間リスク1：スコア1点。観察のみでよいが，症状があれば通常の治療またはJAK2インヒビターなどの研究的治療を試みる。平均生存期間は6.5年。

中間リスク2：スコア2点または3点(平均生存期間2.9年)および**高リスク**：スコア4点以上(平均生存期間1.3年)。

allogenic stem cell transplantationが適応となる。研究的治療を試みることがある。薬物不応性の脾腫には脾摘やlow doseの放射線照射が施行される。放射線療法が行われる場合として，肝脾以外での髄外造血，肺高血圧症の合併や四肢の骨痛などがある。

鑑別診断・類縁疾患

● 骨髄増殖性腫瘍(myeloproliferative neoplasms)

CML，ET，PV，PMFなどの骨髄増殖性腫瘍は相互に共通する所見があり，特にPMFは病期によって骨髄所見が変化すること，他の疾患でも骨髄の線維化を伴うことから鑑別すべき疾患は多様である。本邦における二次性骨髄線維化の基礎疾患のおよそ90%は悪性腫瘍で，その内訳はMDS 31%，ET 15%，PV 12%，CML 10%，急性骨髄性白血病8%，急性リンパ性白血病6%，悪性リンパ腫5%，転移性癌4%である[3]。

なお，ETやPVと診断された例で数年以上経過した後に骨髄の線維化が進行し，貧血，LD増加，白赤芽球症や脾腫を呈する場合がある[4]。

● 骨髄線維症を伴う急性汎骨髄症(acute panmyelosis with myelofibrosis : APMF)

急性骨髄性白血病の特殊亜型で，汎血球減少がみられるが脾腫はみられない。骨髄線維化の程度にもよるが多くは骨髄有核細胞の20％以上をCD34陽性芽球が占める。

● 自己免疫性骨髄線維症(autoimmune myelofibrosis)

SLEなどの自己免疫疾患に伴って骨髄に線維化がみられることがある。文献的には自己抗体陽性でありながら臨床症状がないこと，および骨髄の線維化で特徴づけられる病態が記載されている[1]。

文献

1. Tefferi A : Primary myelofibrosis ; 2012 update on diagnosis, risk stratification, and management. Am J Hematol 86 : 1017-1026, 2011
2. Thiele J, Kvasnicka HM, Tefferi A, et al : Primary myelofibrosis.(Swerdlow SH, Campo E, Harris NL, et al eds : WHO classification of tumours of haematopoietic and lymphoid tissues, 4th ed). pp44-47, IARC Press, Lyon, 2008
3. Okamura T, Kinukawa N, Niho Y, et al : Primary chronic myelofibrosis : clinical and prognostic evaluation in 336 Japanese patients. Int J Hematol 73 : 194-198, 2001
4. Barosi G, Mesa RA, Thiele J, et al : Proposed criteria for the diagnosis of post-polycythemia vera and post-essential thrombocythemia myelofibrosis : a consensus statement from the International Working Group for Myelofibrosis Research and Treatment. Leukemia 22 : 437-438, 2008

（茅野秀一，荒関かやの）

20. 健診にて血小板増多を指摘／経過観察中に脳梗塞を発症

頻　度　★
難易度　★★★

症例　60代，女性。

　健診で血小板増多を指摘され，来院。採血検査では，WBC 11,000/μL，RBC 460万/μL，Hb 13.7 g/dL，血小板 105万/μL。血小板増多の診断のため，骨髄穿刺と骨髄生検が施行された。骨髄生検組織像〔HE染色（図1-a，図1-b，図2-a，図2-b，図2-c）〕，CD42bの免疫組織化学（図1-c，図1-d，図2-d），骨髄と末梢血の塗抹標本（図2-e，図2-f）を示す。

　診断後，通院および経過観察されていたが，経過中に右中大脳動脈領域の脳梗塞を発症（発症時，血小板 97万/μL）。その後，誤嚥性肺炎，イレウスをきたし死亡した。死後の病理解剖所見を示す。右中大脳動脈領域に亜急性期の梗塞巣（図3-a），小脳に陳旧性の梗塞巣（図3-b）がみられ，時期の異なる多発性梗塞巣。中大脳動脈内には血小板血栓がみられる（図3-c）。以上の所見から，最も考えられる病理診断は何か？

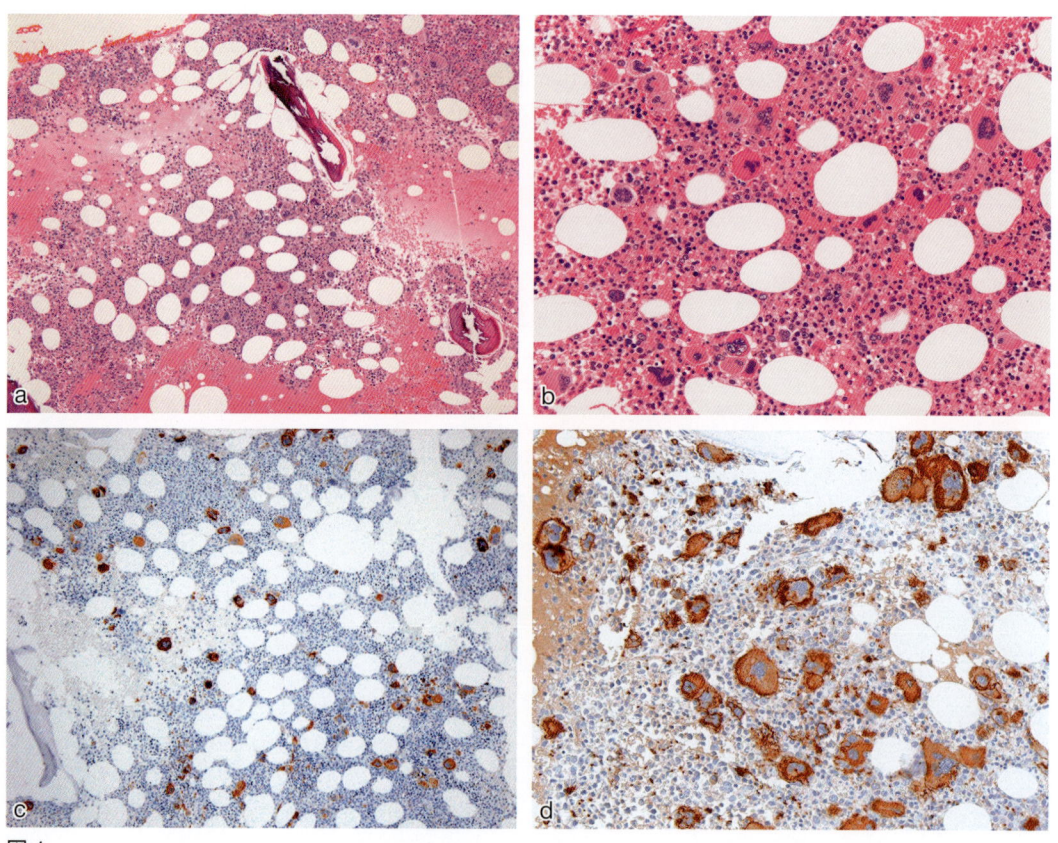

図1

116

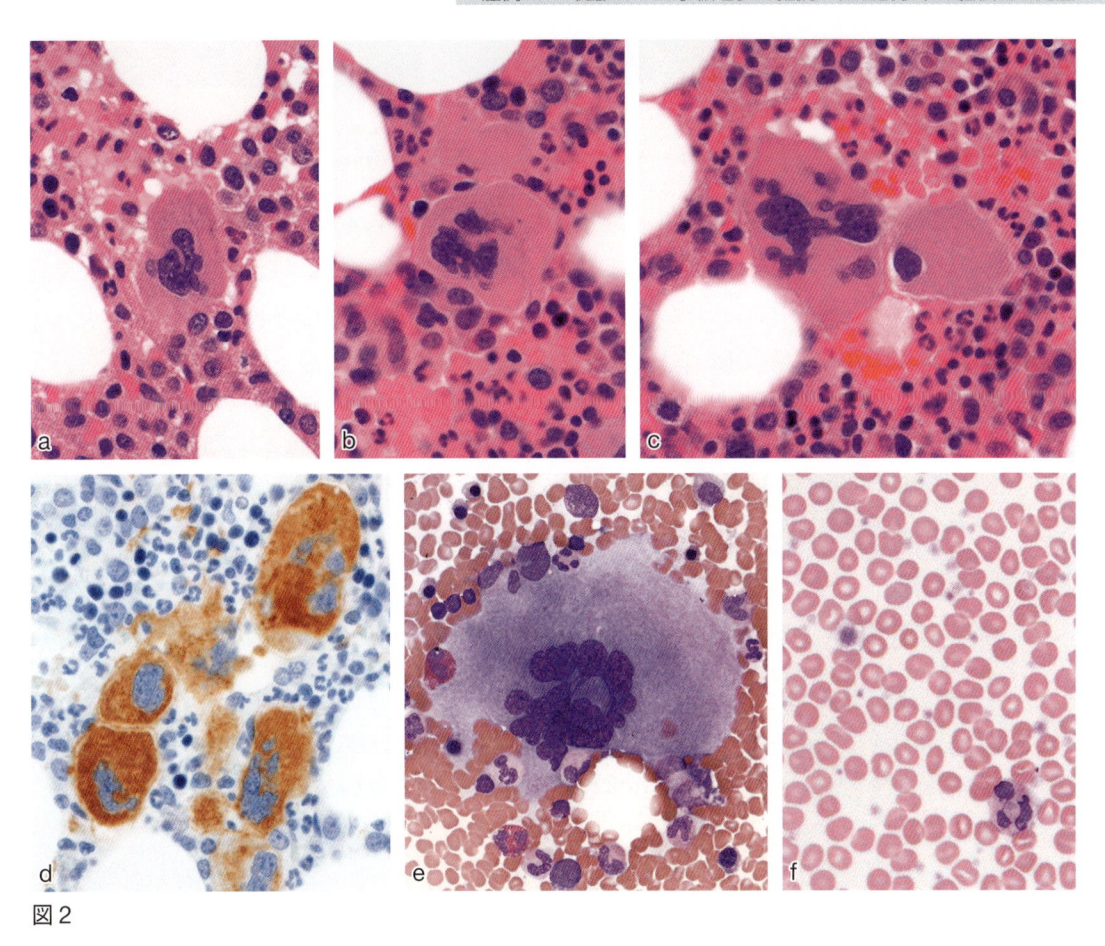

症例 20. 健診にて血小板増多を指摘／経過観察中に脳梗塞を発症

図2

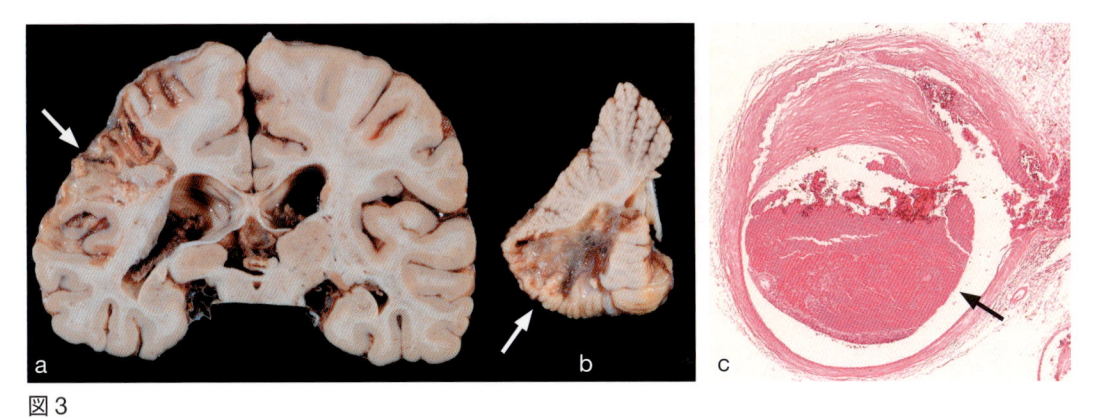

図3

解説

診断プロセス

　血小板数が100万を超える血小板増多症で、赤血球数・ヘモグロビン値は正常範囲内、白血球は軽度上昇している。反応性血小板増多，本態性血小板血症，真性赤血球増多症，原発性骨髄線維症，慢性骨髄性白血病，骨髄異形成症候群/骨髄増殖性腫瘍などを鑑別する必要がある。そのためには，2008年WHO分類に従って鑑別を進めるとよい[1]（下記"鑑別疾患・類縁疾患"の項参照）。

　近年，骨髄増殖性腫瘍の診断においてJAK遺伝子変異が重要視されている（⇒169頁参照）。これは，反応性血小板増多との鑑別にきわめて有効である。骨髄増殖性腫瘍の可能性について、まず*JAK2*変異をスクリーニング的に検査し、次いで骨髄生検および染色体検査を施行する[2,3]。

検査所見

　本態性血小板血症では、血小板数が持続的に45万/μL以上に増加し、多くの症例で100万/μLに達する。末梢血では、血小板の巨大化や大小不同がみられる（図2-f再掲載）。重要な合併症である血栓症の予測は血小板数のみでは判断できない。

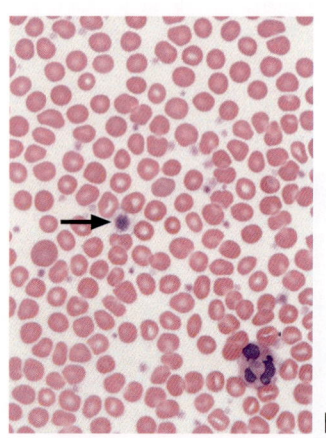

図2-f　再掲載

病理所見

　骨髄は正形成〜中等度過形成で、巨核球の増加が目立つ[1,2,5]。本態性血小板血症では、巨核球は骨髄内に散在性に分布することが多いが、部分的にクラスター形成（集簇像）を呈することもある。通常、大型で成熟した豊富な細胞質を有し、stag-horn likeと呼称される深く切れ込んだ過分葉核を示す（図1-b再掲載）。赤芽球系の増加がまれにみられる。顆粒球系の著明な増加はみられず、芽球の増加や異形成は認めない。線維化はみられないか、あっても極軽度（WHO基準：MF-1程度）である。

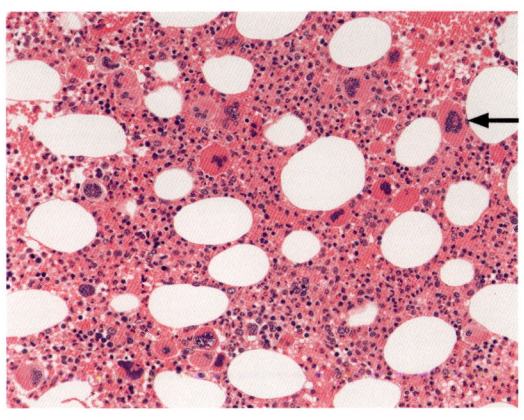

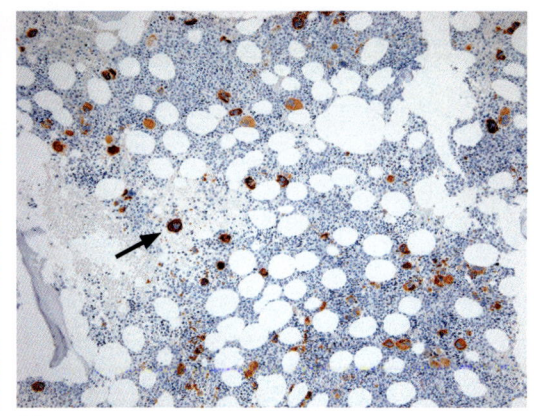

症例 20. 健診にて血小板増多を指摘／経過観察中に脳梗塞を発症

図 1-b　再掲載　　　　　　　　　　　　図 1-c　再掲載

　ホルマリン固定パラフィン包埋切片における巨核球の免疫組織化学的マーカーとしてCD42b（図 1-c 再掲載）が鑑別診断に有用である[4]。

最も考えられる病理診断は何か？

本態性血小板血症（essential thrombocythemia：ET）

治療・予後

　多くの症例で，健常者に近い寿命が期待できるが，血栓症の合併には注意が必要である。年齢が 60 歳以上，血栓症の既往，血小板 150 万/μL 以上，喫煙や脂質異常症などの心血管病変のリスクファクターの存在は，血栓症のリスクを高める。
　急性骨髄性白血病や骨髄異形成症候群への移行がみられることもあるが，頻度は低い。

鑑別診断・類縁疾患

血小板増多症の鑑別に挙がる疾患について，骨髄における巨核球の形態と分布様式をまとめると表1のようになる。

表1 巨核球の形態からみた骨髄増殖性腫瘍(MPN)の鑑別診断のポイント

	RT	ET	PMF	PV
核異型	0	0	2+	0
小型化	1+	0	1+	2+
大型化	0	2+	1+	2+
核分葉	0	2+	0	1+
裸核	0	0	1+	0
風船状核	0	0	2+	0
集簇巣	0	1+	2+	1+

RT：reactive thrombocythemia (反応性血小板血症)
ET：essential thrombocythemia (本態性血小板血症)
PMF：primary myelofibrosis (原発性骨髄線維症)
PV：polycythemia vera (真性赤血球増多症)

0：なし
1+：軽度
2+：高度

● 反応性血小板増多

血小板数が100万/μL以上の場合，反応性はほぼ否定的。*JAK2*遺伝子変異が検出されれば反応性血小板増多は否定できる。

● 真性多血症 (167頁参照)

赤芽球系・顆粒球系の過形成がともにみられる場合，真性赤血球増多症の前駆症の可能性を考える。巨核球には大小不同などの多形性がみられるが，異型は目立たない。骨梁付近を含めて集簇傾向を示す。

● 原発性骨髄線維症 (113頁参照)

原発性骨髄線維症(primary myelofibrosis：PMF)はhigh riskグループであり，白血化へ進展しやすいが，ETは線維化への進展以外は悪化しない疾患で，この両者を鑑別することは臨床的にも重要である。両者は*JAK2*変異を示し，診断には形態学的な検索が必須である。これには，細胞密度の評価や骨髄線維化の程度，および巨核球の分布・核の形態を評価する必要がある。細胞密度や骨髄線維化の程度に関しては，一致したクライテリアがあるが，巨核球の評価にはバラツキがある。prefibrotic/early stageのPMFでは細網線維の増生が軽度で，特にETとの鑑別が問題となるが，PMFの巨核球は異型が目立つ大型核を有し，異常なクロマチン凝集像を示し，裸核の増加もみられる。また，濃密な集簇像を示し，特に骨梁や静脈洞に隣接して集簇像を示す。ETから移行した骨髄線維症(ETが線維化へ進展する率は10年後で3～4％)とPMFとの鑑別はさらに困難で，WHO分類の診断基準に厳格に従うことが求められる。

慢性骨髄性白血病 (42頁参照)

小型で低分葉核を示す巨核球(dwarf megakaryocyte)が特徴的である。ph染色体,BCR-ABL融合遺伝子を検出できる。

骨髄異形成症候群 (26頁参照)

単核の巨核球や小型の異形成を示す巨核球などは骨髄異形成症候群(myelodysplastic syndrome：MDS)を疑わせる所見である。5q−症候群では巨核球増加がみられることが多く,単核の巨核球が特徴的である。

その他,著明な血小板増多および環状鉄芽球を伴う不応性貧血(refractory anaemia with ring sideroblasts associated with marked thrombocytosis：RARS-T)も鑑別に挙がる。RARS-Tは血小板増多を伴ったMDSの1病型で(WHO分類では,分類不能型MDS/MPD),*JAK2* V617F変異(⇒169頁参照)が約半数に認められる[3]。

MDSとの鑑別については,異形成の有無を含めて検討する。

以上の病理形態学的な鑑別については,パラフィン包埋切片における免疫組織化学(免疫染色)を用いた各種造血細胞の同定および形態・分布の評価,特殊染色(細網線維染色・Masson染色)による骨髄線維化の評価が重要となる(表1)。

文献

1. Swerdlow SH, Campo E, Harris NL, et al：World Health Organization Classification of Tumours of Haematopietic and Lymphoid Tissue, 4th ed. IARC Press, Lyon, 2008
2. 近藤敏範,定平吉都,杉原尚：骨髄増殖性腫瘍と*JAK2*遺伝子変異.病理と臨床 27：1059-1065, 2009
3. 桐戸啓太：骨髄増殖性腫瘍と類縁疾患.臨床血液 50：134-146, 2009
4. 定平吉都：わかりやすい骨髄病理診断学 吸引クロット,生検組織の見方.西村書店, 2008
5. 宮内潤,泉二登志子：骨髄疾患診断アトラス；血球形態と骨髄病理.中外医学社, 2010

(西村広健,定平吉都)

21. 全身倦怠感，体重減少，腰痛

頻　度 ★★★
難易度 ★★★

症例 70代，男性。

全身倦怠感，体重減少，腰痛を自覚し受診。

血液検査：WBC 5,900/μL，RBC 260万/μL，Hb 7.0 g/dL，血小板 15.0万/μL

TP 13.2 g/dL（6.7〜8.3），Alb 2.6 g/dL（4.0〜5.0），Ca 14.5 mg/dL（8.8〜10.2），Cr 4.2 mg/dL（0.6〜1.0）

免疫血清検査：IgG 11,725 mg/dL（870〜1700），IgA 40 mg/dL（110〜410），IgM 17 mg/dL（35〜220）

尿検査：β_2MG 21.4 mg/L（0.9〜1.9）　　（　）内は基準値

血清免疫電気泳動：IgG-κ型M蛋白（＋）

尿免疫電気泳動：Bence Jones蛋白-κ型（＋）

骨髄検査：NCC 73,000/μL，Meg 48/μL，Ret 40‰．形質細胞を49％認める。

骨X線：頸胸椎・肋骨・右前腕骨・左上腕骨・骨盤に溶骨像を認める。

穿刺吸引骨髄組織像（図1）を示す。以上の所見から，最も考えられる病理診断は何か？

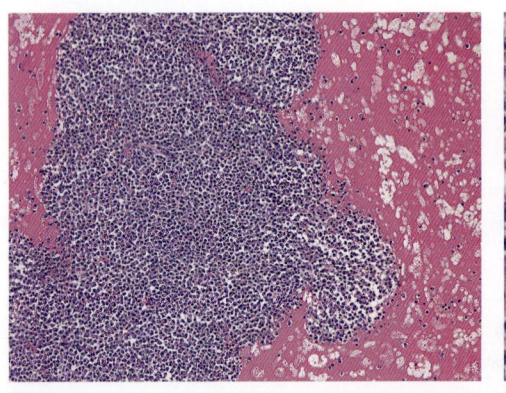

図1-a

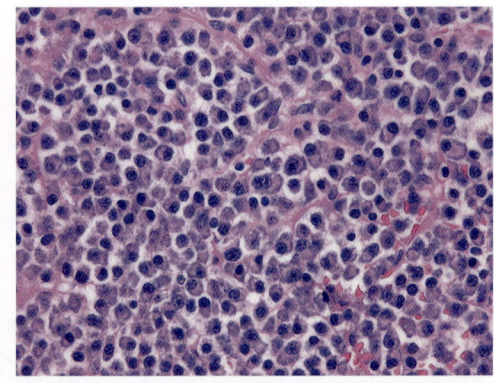

図1-b

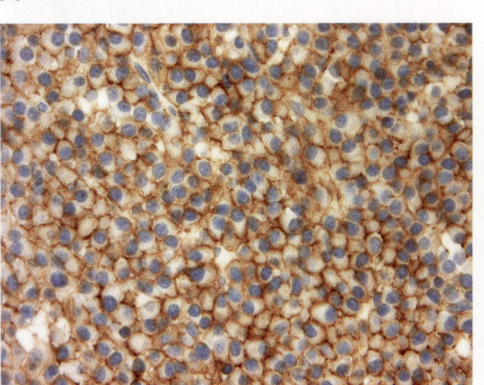

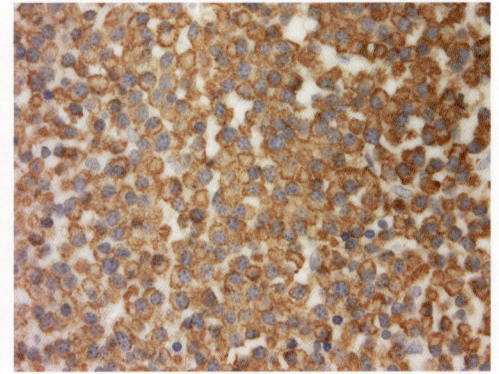

図1-c　CD138免疫染色

図1-d　κ免疫染色

解説

診断プロセス

高齢の男性。血清 IgG（11,725 mg/dL）は高度上昇し，他の免疫グロブリンは低値である。血清や尿の免疫電気泳動で，IgG-κ型 M 蛋白，Bence Jones 蛋白を認め，骨髄では形質細胞が 49％を占めている。多発性骨病変を伴っており，IgG 型の多発性骨髄腫が考えられる。臓器障害の評価や骨髄組織で単クローン性形質細胞の増殖を確認し，診断を確定する。

検査所見

血清 IgG の高度上昇や血清および尿中に IgG-κ型 M 蛋白，Bence Jones 蛋白を認めること，骨髄で形質細胞が 49％を占めていることから，骨髄腫を考える。貧血を認め，Cr（4.2 mg/dL）が上昇していることから腎障害もみられる。腎障害は，尿中に Bence Jones 蛋白が検出されており，骨髄腫に関連したものである。また高カルシウム血症（14.5 mg/dL）は多発性骨病変によるものが考えられる。International Myeloma Working Group（IMWG）により提唱された症候性多発性骨髄腫の診断基準をほぼ満たす（表 1, 2）[1]。β_2MG（21.4 mg/L）上昇，Alb（2.6 g/dL）低下は予後と相関し，これらの値は新しい International Staging System（ISS）に用いられている（表 3）[2]。

表 1　SMM, AM, MGUS の診断基準[1]

SMM	AM	MGUS
1) 血清, 尿中の M 蛋白をいずれか一方, あるいは両方を認める。*	1) 血清 M 蛋白 3.0 g/dL 以上	1) 血清 M 蛋白 3.0 g/dL 未満
2) 骨髄にクローナルな形質細胞の増生を認める。**	2) 骨髄におけるクローナルな形質細胞 10% 以上 ・1) 2) のいずれか一方, あるいは両方を満たす場合	2) 骨髄におけるクローナルな形質細胞 10% 未満
3) 骨髄腫に関連した臓器や組織障害, 症状を認める。***	3) 骨髄腫に関連した臓器や組織障害, 症状が認められない。	3) 骨髄腫に関連した臓器や組織障害, 症状が認められない。
		4) M 蛋白を産生する B 細胞性腫瘍が存在しない。

＊：2) 3) の基準を満たすものの, M 蛋白が 3.0 g/dL 以下の症例が少数あるため, 数値は設定されていない。
＊＊：多くの症例では, 骨髄でのクローナルな形質細胞の増加が 10％を超えるが, 10％を超えない症例が少数あり, 数値は設定されていない。
＊＊＊：高カルシウム血症, 腎障害, 貧血, 骨病変（CRAB：hypercalcemia, renal insufficiency, anemia, bone lesion）, 過粘稠度症候群（hyperviscosity syndrome）, アミロイドーシス, 易感染性を指す。
SMM：Symptomatic multiple myeloma（症候性多発性骨髄腫）
AM：Asymptomatic myeloma（無症候性骨髄腫）
MGUS：Monoclonal gammopathy of undetermined significance（良性単クローン性γグロブリン血症）

表2　骨髄腫関連疾患(IMWG)[1]

1) Monoclonal gammopathy of undetermined significance (MGUS)
   （良性単クローン性γグロブリン血症）
2) Symptomatic multiple myeloma（症候性多発性骨髄腫）
3) Asymptomatic (smoldering) myeloma〔無症候性（くすぶり型）骨髄腫〕
4) Non-secretory myeloma（非分泌型骨髄腫）
5) Solitary plasmacytoma of bone（骨の孤在性形質細胞腫）
6) Extramedullary plasmacytoma（髄外形質細胞腫）
7) Multiple solitary plasmacytoma（多発性孤在性形質細胞腫）
8) Plasma cell leukemia（形質細胞性白血病）

表3　International Staging System (ISS)[2]

病期	基準	生存期間中央値(月)
I	血清β_2MG＜3.5 mg/L 血清 albumin≧3.5 g/dL	62
II*	I or III にあてはまらないもの	44
III	血清β_2MG≧5.5 mg/L	29

*病期IIには以下の2型がある。
 1) 血清β_2MG＜3.5 mg/L であるが，血清 albumin＜3.5 g/dL のもの
 2) 血清 albumin 値に関わりなく，血清β_2MG 3.5 to＜5.5 mg/L のもの

病理所見

骨髄には，偏在した核と核周囲明庭をもつ多数の異型形質細胞が結節性に増生しており，造血細胞はほとんど認められない。背景は好酸性変化を呈し，高蛋白血症を反映した所見を認める。免疫染色では，腫瘍細胞は CD138 陽性で，ほとんどの細胞が κ 陽性を示し，単クローン性の増生が確認できる。CD20 は陰性である（図1再掲載）。

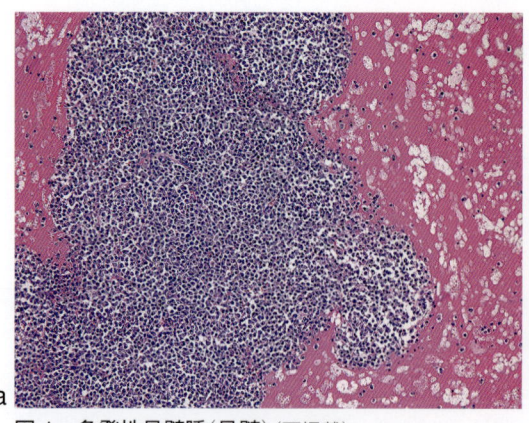

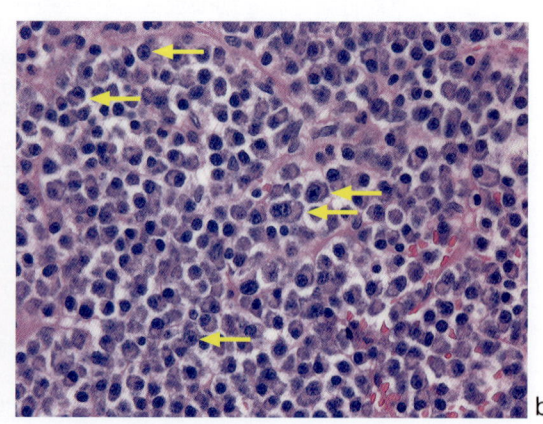

図1　多発性骨髄腫（骨髄）(再掲載)
a：腫瘍性形質細胞の結節性増生を認める。高蛋白血症を反映し，背景は好酸性変化を呈する。HE 染色
b：腫瘍細胞は，偏在した核と核周囲明庭をもつ広い細胞質を有し，成熟した形質細胞に類似している。一部の細胞には小型の核小体を認める（矢印）。

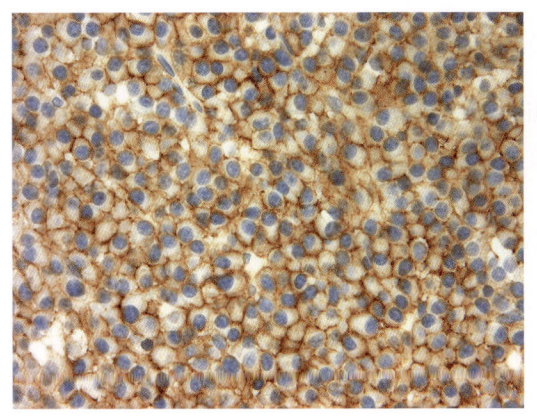

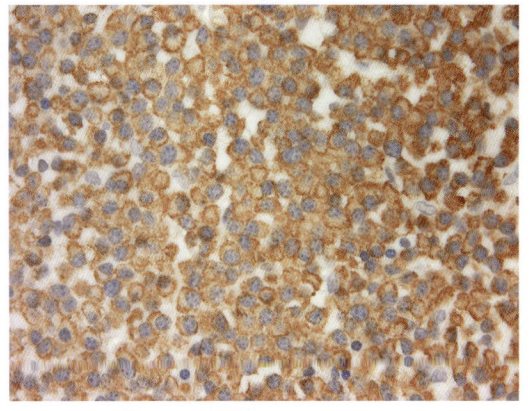

症例 21．全身倦怠感，体重減少，腰痛

図 1-c　多発性骨髄腫（骨髄）（CD138 免疫染色，再掲載）

図 1-d　多発性骨髄腫（骨髄）（κ 免疫染色，再掲載）

　骨髄腫の細胞は，本例のように比較的成熟した形質細胞に類似するものから，大型で異型の強い plasmablastic な形態を示すものまで，種々の細胞がみられる（図2）。核内封入体（Dutcher body）があれば，形態的に腫瘍性としてほぼ間違いがない（図3）。免疫染色では，形質細胞のマーカーである CD138 の特異性が高い。CD56 が腫瘍細胞に陽性となる症例があり，その場合は形質細胞性白血病の可能性を考慮する必要がある。一部の症例は，t(11;14) に伴う Cyclin D1 過剰発現により，Cyclin D1 陽性となる。B リンパ球のマーカーである CD20 は一般に陰性であるが，まれに陽性となり，B 細胞性リンパ腫との鑑別が問題となる。腫瘍量の多いものや plasmablastic な形態を示すもの，p53 陽性を示す症例は予後不良である。

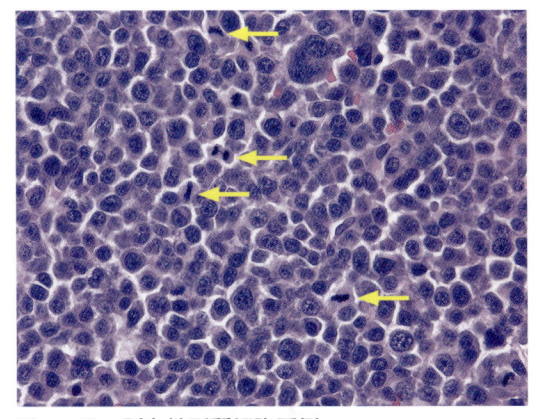

図2　骨の孤在性形質細胞腫例
クロマチン増量した N/C 比大の大型異型細胞の増生を認める。明瞭な核小体を有しており，多核の細胞もみられる。核分裂像（矢印）が散見される。Diffuse large B cell lymphoma と鑑別を要したが，本例は CD138 陽性，CD20 陰性であった。

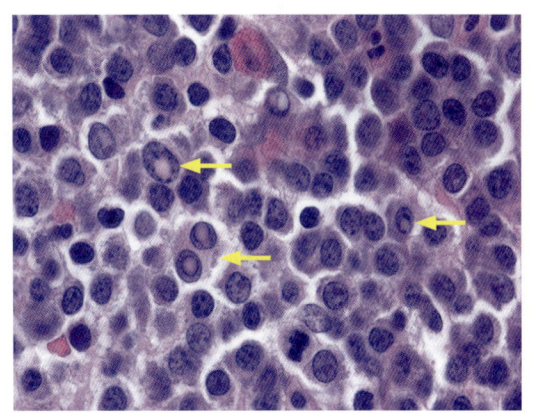

図3
骨髄腫では，しばしば腫瘍細胞に Dutcher body（矢印）が認められる。

最も考えられる病理診断は何か？

症候性多発性骨髄腫（symptomatic multiple myeloma：SMM）
多発性骨髄腫（multiple myeloma：MM）と同義

> **Memo　病型分類**
>
> IMWGでは，骨髄腫関連疾患を8つの病型に分類している（表2）[1]。
> **無症候性骨髄腫**は，臓器障害を伴わない点で症候性骨髄腫と異なっている（表1）。無治療で経過観察されるが，症候性骨髄腫やアミロイドーシスへの移行は，最初の5年で10％/年，次の5年で3％/年とされ，累積すると15年で73％が移行する[3]。
> **非分泌型骨髄腫**は，臓器障害や骨髄に10％以上のクローナルな形質細胞を認めるにもかかわらず，M蛋白を検出できないものをいう。
> **骨の孤在性形質細胞腫**は，骨に1か所，形質細胞の増殖による腫瘍性病変を形成する疾患で，骨以外の病変は認められない。50％程度が症候性骨髄腫に移行するとされる。
> **髄外形質細胞腫**は，骨以外の組織に病変を形成するもので，鼻腔や鼻咽頭などの上気道に多い。骨髄腫への移行は15％程度とされる。
> **多発性孤在性形質細胞腫**は，骨や髄外組織に多発性の病変を形成するものをいう。
> **形質細胞性白血病**は，末梢血に，形質細胞が$2\times10^3/\mu L$以上あるいは白血球分画の20％以上を占めるもので，しばしば肝臓や脾臓，胸水，腹水など髄外へ浸潤する。

病態生理

症候性多発性骨髄腫は，Bリンパ球から成熟・分化した形質細胞の腫瘍性病変で，骨髄を増殖の場とし，多発性の病変を形成する。90％以上が50歳以上に発症し，造血腫瘍の10〜15％を占める。IgG型が約50％と最も多く，IgA型と免疫グロブリン軽鎖のみを産生するBence Jones型がそれぞれ20％程度を占める。

組織障害には，腫瘍の増殖，M蛋白やアミロイドの沈着の他，腫瘍細胞が骨髄間質細胞と接着することで産生される，種々のサイトカインが重要な役割を担っている[4]。

症状は，骨病変に伴う病的骨折，腎障害（骨髄腫腎），高カルシウム血症，貧血などの造血細胞障害，M蛋白により血液粘度が上昇することによって起こる過粘稠度症候群，神経症状，免疫力低下による感染などさまざまである[1]。

治療・予後

IMWGの診断基準により，症候性多発性骨髄腫と診断された症例が治療対象となり（表1），従来から用いられているDurie-Salmonの分類[5]ではⅡ期およびⅢ期に相当する。65歳以上の高齢者に対しては，主に化学療法が行われる。MP療法やCP療法，VAD療法，アルキル化剤を中心とした多剤併用療法などがあるが，完全寛解に至ることはまれである。

近年導入されたサリドマイド，ボルテゾミブの新規薬剤は優れた有効性が報告されている．65歳未満の症例に対しては，自家造血幹細胞移植併用大量化学療法が標準的治療となっている．同種造血幹細胞移植は治療関連死亡が多く，40歳以下の若年者を除き一般的に行われない[6]．

多発性骨髄腫は予後不良な疾患である．生存期間の中央値は3～4年であるが，急速に進行するものから，ゆっくりとした経過をたどるものまであり，経過を予測することは治療方針を立てるうえで重要である．ISS分類（表3）は，Durie-Salmonの分類よりも簡単で，予後ともよく相関している[2]．染色体・遺伝子異常は，治療の反応性に大きく影響するなど重要で，13染色体の欠失や，t(4;14)，t(14;16)，t(14;20)，17p13欠失を認める症例は予後不良とされる[7]．

鑑別診断・類縁疾患

● 良性単クローン性γグロブリン血症 (monoclonal gammopathy of undetermined significance : MGUS)

クローナルに増生する形質細胞によりM蛋白血症を呈する疾患で，骨髄腫の診断基準を満たさないものをいう（表1）．ほぼすべての多発性骨髄腫はMGUSから進展するとされており，また骨髄腫と同様の遺伝子や染色体異常を有する症例があることから，MGUSは前骨髄腫状態と考えられている．

安定した経過を辿る症例が多く，治療は必要とされないが，1年で約1％の症例が骨髄腫やマクログロブリン血症，アミロイドーシスへ移行するとされ，定期的な検査が必要となる．骨髄では，単クローン性の形質細胞の小集簇巣を認める場合もあるが，少数であり，組織像のみでの確定診断は困難である[1,8]．

● 原発性アミロイドーシス (primary amyloidosis)

形質細胞により産生される単クローン性免疫グロブリン由来アミロイド蛋白が，全身諸臓器に沈着し臓器障害を起こす疾患である．大部分はL鎖に由来するALアミロイドーシスだが，まれにH鎖由来のものも知られている．骨髄腫や稀ではあるが原発性マクログロブリン血症に伴って起こる症例から，背景に腫瘍性病変が確認できない症例まである（2008年WHO分類）．

組織学的には，好酸性の無構造な物質が，血管壁に限局性に沈着したり，全身諸臓器や間質にびまん性に沈着する．アミロイド蛋白は，コンゴーレッド染色やDFS染色で橙赤色に染色され，偏光顕微鏡で緑色の複屈折性を呈する．

ALアミロイドーシスでは，過マンガン酸処理によりコンゴーレッドやDFSの染色性は減弱しないが，慢性炎症性疾患などに合併するAAアミロイドーシスでは，染色性が低下するため鑑別に用いられる．またALアミロイドーシスでは，免疫グロブリン軽鎖抗体による免疫染色が陽性となるため，診断に有用である（図4）．

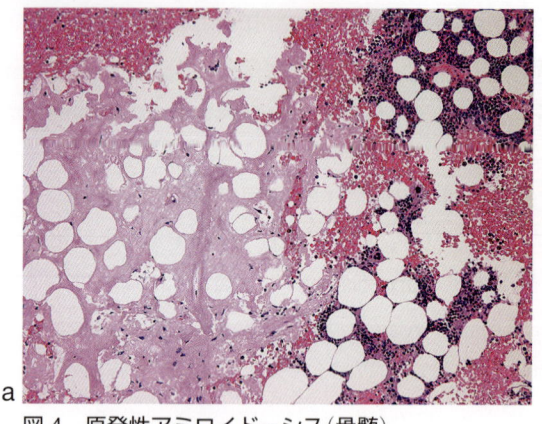

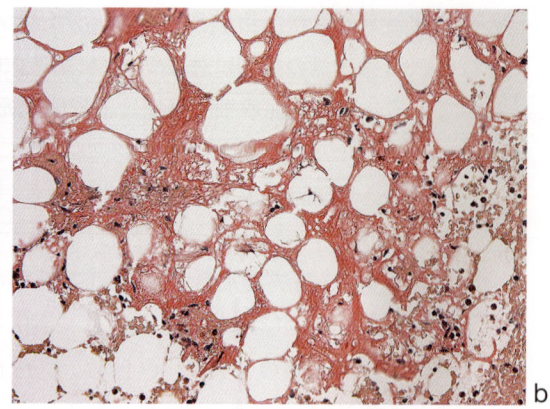

図4　原発性アミロイドーシス（骨髄）
a：骨髄間質に好酸性無構造な物質の沈着を認める。
b：好酸性物質はコンゴーレッド陽性である。コンゴーレッド染色
本例は多発性骨髄腫に合併したアミロイドーシスである。

● 原発性マクログロブリン血症（primary macroglobulinemia：PM）

　単クローン性IgMを産生するリンパ形質細胞の腫瘍性増殖により，IgM型のM蛋白血症を呈する疾患である。リンパ形質細胞性リンパ腫（lymphoplasmacytic lymphoma）/Waldenströmマクログロブリン血症（Waldenström's macroglobulinemia）とほぼ同義である。骨髄では，種々の程度に形質細胞への分化を伴う小型Bリンパ球の増生を認め，リンパ節，脾臓，肝臓にもしばしば浸潤する。

　リンパ球はCD20，CD79aなどのBリンパ球関連抗原陽性を示し，CD138陽性形質細胞が混在して認められる。形質細胞は通常IgMを発現する。PMでは小型Bリンパ球の増生が主体であり，形質細胞の腫瘍性病変である骨髄腫とは異なる（図5）。

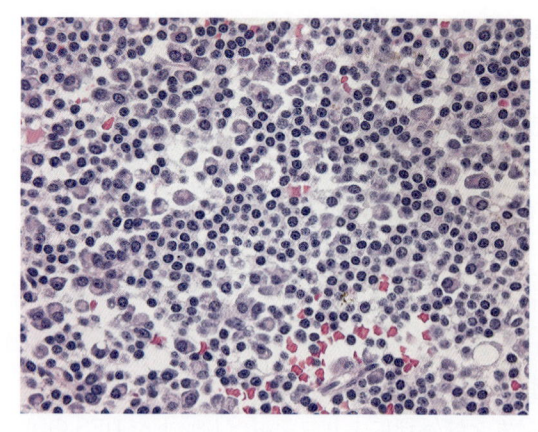

図5　原発性マクログロブリン血症（骨髄）
小型Bリンパ球に混在して，形質細胞の浸潤を認める。

● 反応性形質細胞増加症（reactive plasmacytosis）

　感染や慢性炎症性疾患，悪性腫瘍など種々の疾患に付随して起こる。反応性の場合，形質

細胞は主に血管周囲性に集簇して認められ，骨髄腫のように結節性，びまん性に増生することはない。また一部の骨髄腫に陽性となる CD56 や Cyclin D1 は陰性であり，鑑別に有用な場合がある（図6）。

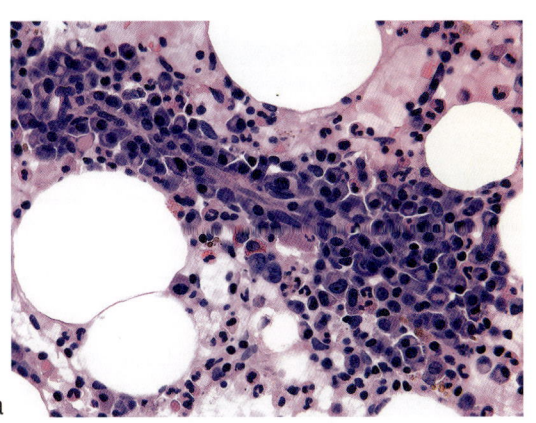

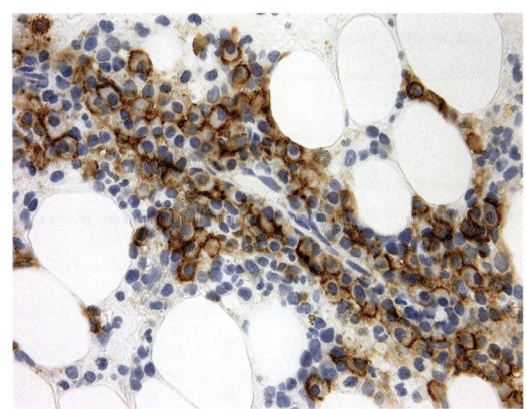

図6 反応性形質細胞増加症（骨髄）
a, b：血管周囲性に CD138 陽性を示す形質細胞の集簇，増生を認める。
a：HE 染色　b：CD138 免疫染色

文献

1. The International Myeloma Working Group : Criteria for the classification of monoclonal gammopathies, multiple myeloma and related disorders ; a report of the International Myeloma Working Group. Br J Hematol 121 : 749-757, 2003
2. Greipp PR, Miguel JS, Durie BGM, et al : International staging system for multiple myeloma. J Clin Oncol 23 : 3412-3420, 2005
3. Kyle RA, Remstein ED, Therneau TM, et al : Clinical course and prognosis of smoldering (asymptomatic) multiple myeloma. N Engl J Med 356 : 2582-2590, 2007
4. Mitsiades CS, McMillin DW, Klippel S, et al : The role of the bone marrow microenvironment in the pathophysiology of myeloma and its significance in the development of more effective therapies. Hematol Oncol Clin N Am 21 : 1007-1034, 2007
5. Durie BGM, Salmon SE : A clinical staging system for multiple myeloma-correlation of measured myeloma cell mass with presenting clinical features, response to treatment, and survival. Cancer 36 : 842-845, 1975
6. 造血細胞移植ガイドライン—多発性骨髄腫　日本造血細胞移植学会（編）　2010 年
7. Stewart AK, Bergsagel PL, Greipp PR, et al : A practical guide to defining high-risk myeloma for clinical trials, patient counseling and choice of therapy. Leukemia 21 : 529-534, 2007
8. Landgren O, Kyle RA, Pfeiffer RM, et al : Monoclonal gammopathy of undetermined significance (MGUS) consistently precedes multiple myeloma ; a prospective study. Blood 113 : 5412-5417, 2009

〔藤野雅彦〕

22. リンパ節腫脹を伴う不明熱

頻　度 ★
難易度 ★★★

症例　30代，女性。

2か月前に感冒様症状あり，3週間後より発熱が出現，咽頭炎として抗菌薬治療を受けたが改善がなく，さらに39℃を超える高熱となり精査となった。

診察時，扁桃の軽度腫大と右腋窩の疼痛，弾性軟のリンパ節腫脹がみられた。

生化学的な異常値として，AST 40 U/L，LDH 450 U/L，CRP 4.0 mg/dL，フェリチン 1,300 ng/mL，可溶性IL-2R 1,300 U/mL があった。

悪性リンパ腫，抗酸菌感染が疑われ鑑別のために腋窩リンパ節生検を施行した。ルーペ像（図1-a），中拡大像（図1-b, c）を示す。以上の所見から，最も考えられる病理診断は？

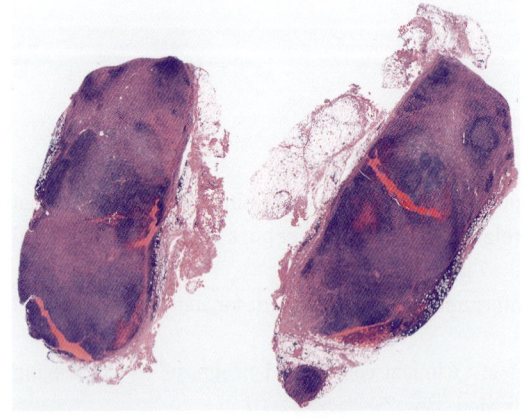

図1-a

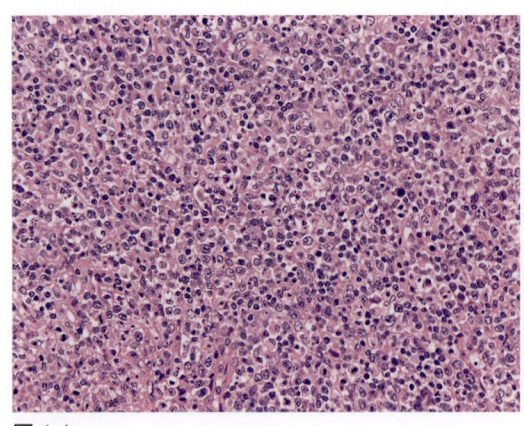

図1-b 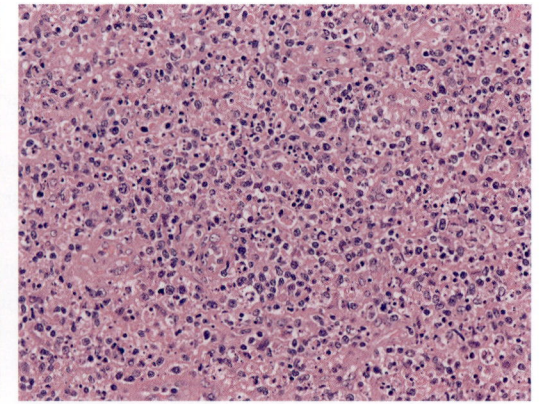　　　　　　　　　　　　　　　図1-c

解説

診断プロセス

　感冒様症状が先行したリンパ節腫大病変の鑑別診断を考える。感染症としての病歴があり，リンパ節が腫大している。壊死像があるため，各種感染症との鑑別診断が必要である。腫大した増生細胞に細胞異型が目立つため，悪性リンパ腫の鑑別も重要となる。

　壊死を引き起こす感染症の特徴的病理像の有無から炎症性疾患の鑑別を行い，病態に特徴的な病理像に気づけば確定診断にたどり着くことができる。

検査所見

　発熱，感冒様症状の有無，CRP値，リンパ節の壊死性病変を示す典型的病態である結核症，ネコひっかき病，トキソプラズマ症のそれぞれの起炎菌の抗体価，結核症のツベルクリン反応やクォンティフェロン(QFT)検査などが参考となる。

　病理組織像が確定診断となる[1]。

病理所見

　スライドガラスを肉眼で見るルーペ像(図1-a)で，リンパ濾胞はわずかに残存しているが，正常構造が消失し，好酸性(赤色)の変性像が目立っている。

　変性病変の近傍を強拡大で観察すると，核小体を伴う大型円形細胞が目につき，まずリンパ腫を考えてしまう所見がある(図2-a)[1,2]。一方，壊死病巣を観察すると，凝固壊死を示す細胞と，核崩壊産物(nuclear debris)を貪食した組織球が目立つ。壊死が強いにもかかわらず，類上皮細胞性肉芽腫や好中球，好酸球など他の炎症性成分は含まれていない(図2-b)。周辺には泡沫細胞浸潤巣も観察される(図2-c)。

　免疫染色(図3)ではT細胞系のリンパ球とCD68陽性マクロファージが主体で，B細胞系のリンパ球は少ない。

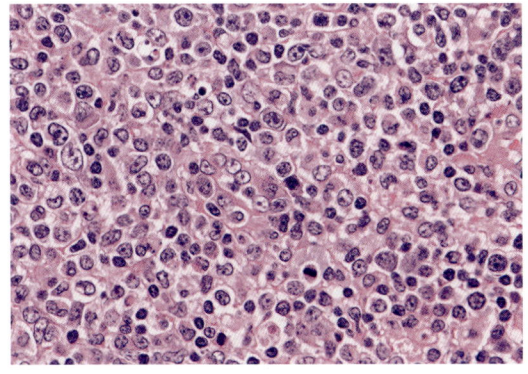

図2-a

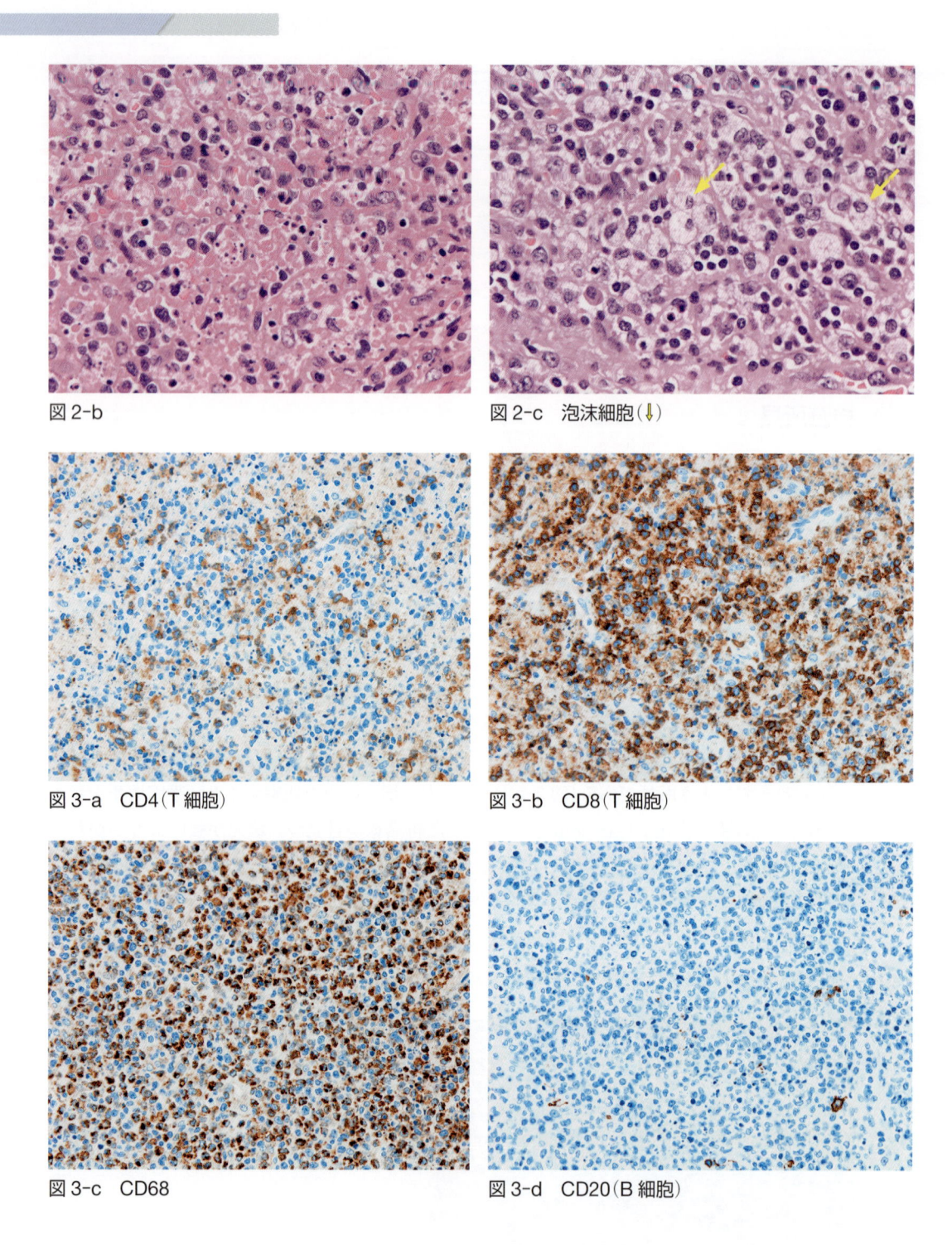

図 2-b

図 2-c　泡沫細胞(⬇)

図 3-a　CD4(T 細胞)

図 3-b　CD8(T 細胞)

図 3-c　CD68

図 3-d　CD20(B 細胞)

最も考えられる病理診断は何か？

亜急性壊死性リンパ節炎（菊池病）

治療・予後

リンパ節腫大は2cm程度までで，深部リンパ節の腫大はまれである．治療を施さなくとも1〜3か月以内に治癒する．再発する症例や，重篤な症例も有り，ステロイドが有効とされている[1,2]．

鑑別診断・類縁疾患

● 結核性リンパ節炎　　　　　　　　　　　　　　　　　　（46頁参照）

はっきりしない感染症状，無痛性のリンパ節腫大を示す．

病理像で特徴的な類上皮細胞性肉芽腫，Langhans型巨細胞，乾酪壊死を示すため，病理診断は比較的容易である．Ziehl-Neelsen染色で抗酸菌が証明されることもある．

最近は同様の病理像で，非結核性抗酸菌症の存在も明らかになってきているので，最終診断はPCR，培養による菌種同定が必要である．類上皮細胞性肉芽腫，Langhans型巨細胞が鑑別点となる[1]．

● ネコひっかき病　　　　　　　　　　　　　　　　　　　（48頁参照）

病理像は結核性リンパ節炎の項で詳細に述べた．類上皮細胞性肉芽腫や好中球性膿瘍の存在で鑑別できる．

● トキソプラズマによるリンパ節炎

傍濾胞領域に小型の類上皮細胞性肉芽腫が多発する．脳病変などでは囊子がみられること

Memo　腫大したリンパ節中に核崩壊産物の存在と泡沫細胞を含む特徴的病変に気づく

反応性のTリンパ球の異型度にいったんはリンパ腫を疑うが，特徴的な壊死所見，核崩壊産物（nuclear debris）の存在，好中球など他の炎症性細胞がない壊死性病変に着目し，菊池病の診断確定に至った．

壊死の範囲が広い症例では診断は比較的容易だが，壊死の範囲が狭く異型細胞が目立つ症例では，悪性リンパ腫と診断を誤ることもある．

リンパ腫で壊死を示す症例は比較的少なく，異型リンパ球の増殖性病変をみたとき，少しでも壊死傾向を認めた場合，核崩壊産物の存在に注意を払う必要がある．病変の分布，年齢（本疾患は比較的若年性），腫大リンパ節の分布など病歴も重要である．

もあるが，リンパ節病変では見つかりにくい。血清抗体価や免疫染色などで確定診断する。本症とは類上皮細胞性肉芽腫病変の存在で鑑別できる。

● 壊死を伴うリンパ腫

リンパ節に生じるリンパ腫病変に壊死がみられることは少ないが，広範な凝固壊死を示す場合がある（図 4-a ルーペ像，b 弱拡大像，c 中拡大像，d CD20 免疫染色像）。

非壊死部分や壊死部分の細胞の形が，ほぼ全体的に一様な異型リンパ球増殖である点，壊死部分も含め免疫染色でモノクローナルな像を示す点などから総合的に判断する。

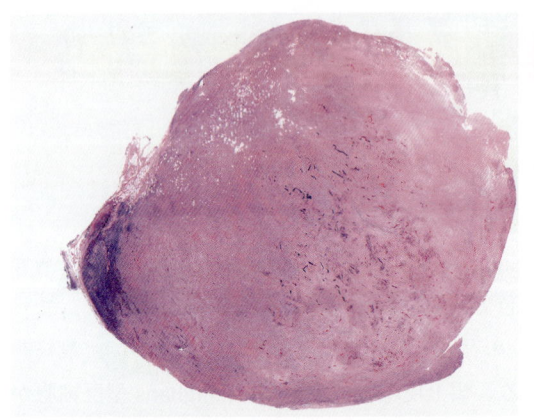

図 4-a　壊死を伴うリンパ腫（ルーペ像）

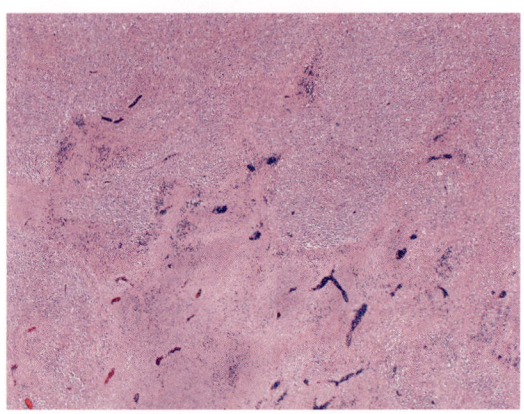

図 4-b　壊死を伴うリンパ腫（弱拡大像）

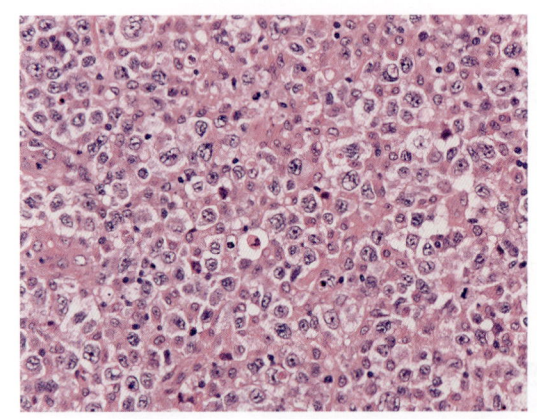

図 4-c　壊死を伴うリンパ腫（非壊死部分の中拡大像）

図 4-d　壊死を伴うリンパ腫（CD20 免疫染色像）

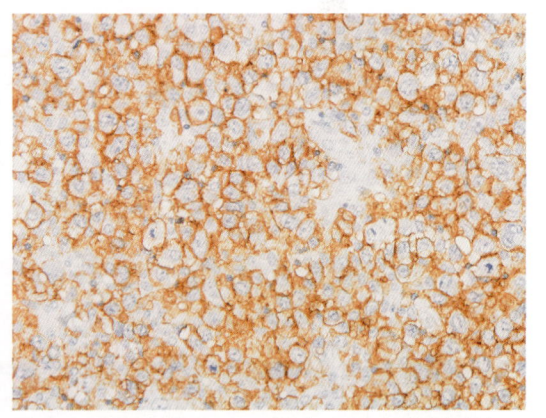

文献

1. 中村栄男, 吉野正, 大島孝一：亜急性壊死性リンパ節炎（菊池病）．向井清, 真鍋俊明, 深山正久（編）：外科病理学　第 4 版．pp1236-1242, 文光堂, 2006
2. 菊池昌弘：組織球性壊死性リンパ節炎（菊池病）．菊池昌弘, 森茂郎（編）：最新・悪性リンパ腫アトラス．pp357-358, 文光堂, 2004

（林德眞吉）

23. 健診にて多発する潰瘍を発見

頻　度 ★
難易度 ★★★

症例 60代，男性。

健康診断にて上部消化管内視鏡検査を施行。多発する潰瘍病変がみられ，生検が施行された。生検のHE標本を示す（図1～3）。以上の所見から，最も考えられる病理診断は何か？

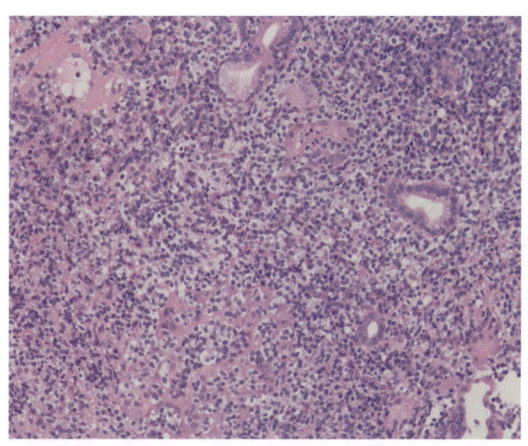

図1

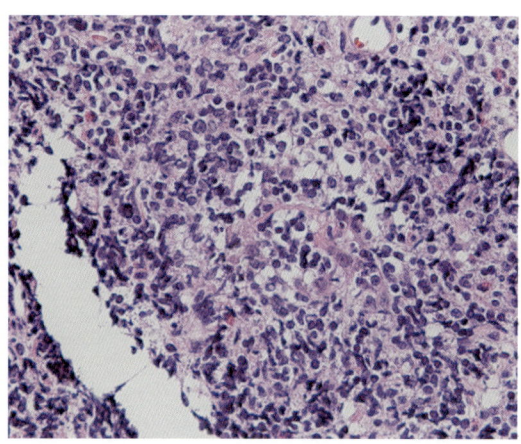

図2

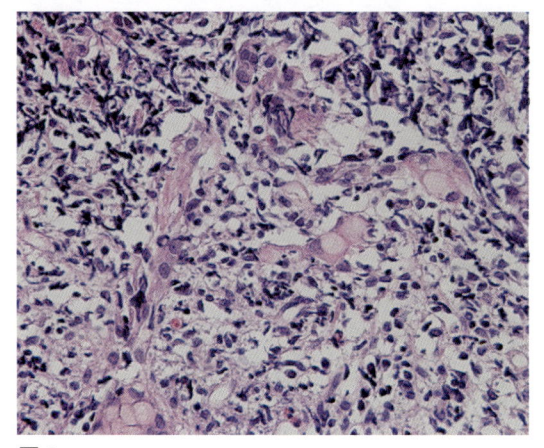

図3

解説

診断プロセス

　胃生検検体で考慮すべき疾患は慢性胃炎・胃癌・MALTリンパ腫・間葉系腫瘍など，さまざまな疾患が挙げられる。内視鏡所見と病理所見とを併せて総合診断する必要があるが，生検による病理診断の情報はきわめて大切である。

　胃生検は本邦の病理医はみる機会が非常に多いので，勉強する機会も多く，典型例であればほぼ間違いなく診断に至る。問題は非典型的な場合であり，注意深く鏡検し，非典型例であれば慎重に考慮する姿勢が望まれる。

病理所見（図1～3）

　小型～中型リンパ球の増生がみられている。細胞質が豊富で淡明な細胞が多い。腫瘍性リンパ球が上皮を破壊して増生する，lymphoepithelial lesion が多数みられている（図2再掲載）。本症例のように上皮の破壊が強い症例（図3再掲載）では，一見すると印環細胞癌と誤診することがあるので非常に注意を要する。本症例は印環細胞癌と誤診されていたMALTリンパ腫の一例である。

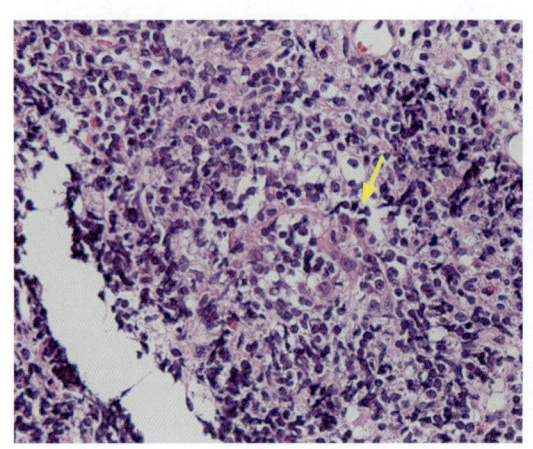

図2　再掲載

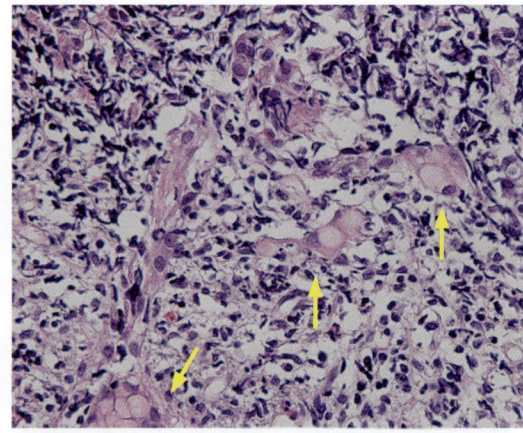

図3　再掲載。矢印は lymphoepithelial lesion。リンパ球浸潤により破壊され，遺残した上皮である。

最も考えられる病理診断は何か？

　　MALTリンパ腫（extranodal marginal zone lymphoma of mucosa-associated lymphoid tissue）

▶ 治療・予後

　胃MALTリンパ腫の場合は，*H.pylori*に対する除菌療法が第一の選択である．大半の症例が除菌療法により軽快するが，除菌抵抗性症例も存在している．除菌抵抗性の症例の多くは染色体転座，t(11;18)(q21;q21)(API2-MALT1転座)が認められる．除菌不応症例に対しては病変が限局していれば放射線治療が選択される．

　染色体転座がある症例ではリンパ節転移や骨髄浸潤など，全身臓器に広がっていることが多く，化学療法などの全身治療が選択される．

　胃以外のMALTリンパ腫については，限局していれば放射線治療が選択されるが，肺のように放射線照射が難しい臓器もあるので，臓器によって治療法は異なる．化学療法を行うのも一つの選択肢である．全身に進展しているケースでも必ずしも予後不良とはならないが，びまん性大細胞型B細胞性リンパ腫への進展が起こりうるので，注意が必要である．

Memo｜MALTリンパ腫

　MALTリンパ腫は，extranodal marginal zone lymphoma of mucosa-associated lymphoid tissue（節外性粘膜関連リンパ組織型辺縁帯リンパ腫）の略称である．MALTリンパ腫はB細胞性リンパ腫の10%程度を占めている．病変としては胃や涙腺領域，唾液腺組織，肺，縦隔，甲状腺，皮膚などに発生するが，頻度としては胃が最も多い．

　腫瘍性リンパ球の形態は小型〜中型で比較的豊富な細胞質を有する．核にくびれを有する（centrocyte like cell）場合もあるが核形不整が目立たない（monocytoid cell）場合もある．胃粘膜では腺窩上皮に，涙腺や唾液腺では導管上皮に，肺では気管支上皮に浸潤して上皮の変形をきたすlymphoepithelial lesionを認めるが，皮膚ではlymphoepithelial lesionはみられず，小腸や大腸でも目立たない場合が多い．リンパ濾胞胚中心に選択的に浸潤していくことがあり，follicular colonizationとよばれている（図4）．

　免疫学的形質はCD20やCD79aが陽性となり，CD3, CD5, CD10, Cyclin D1, BCL6は陰性となる．BCL2は陽性になることが多いが，陰性例もある．

　除菌により消退してしまうということで，悪性腫瘍なのか炎症に伴う反応性病変なのかという議論もあったが，MALTリンパ腫の一部で染色体異常が発見され，腫瘍性病変であることが明確になった．臓器により，あるいは施設により差はあるが，肺では半数程度の症例でt(11;18)(q21;q21)が認められる．

　びまん性大細胞型B細胞性リンパ腫への進展がみられることがあり，臨床経過としては通常型のびまん性大細胞型B細胞性リンパ腫に類似する．そのため，病理診断のうえで注意することは，MALTリンパ腫に少量混じる，びまん性大細胞型B細胞性リンパ腫の成分を見落とさないことである．これは大型リンパ球がシート状に存在している状態が一部にでもあれば，びまん性大細胞型B細胞性リンパ腫の成分があると診断してよい．

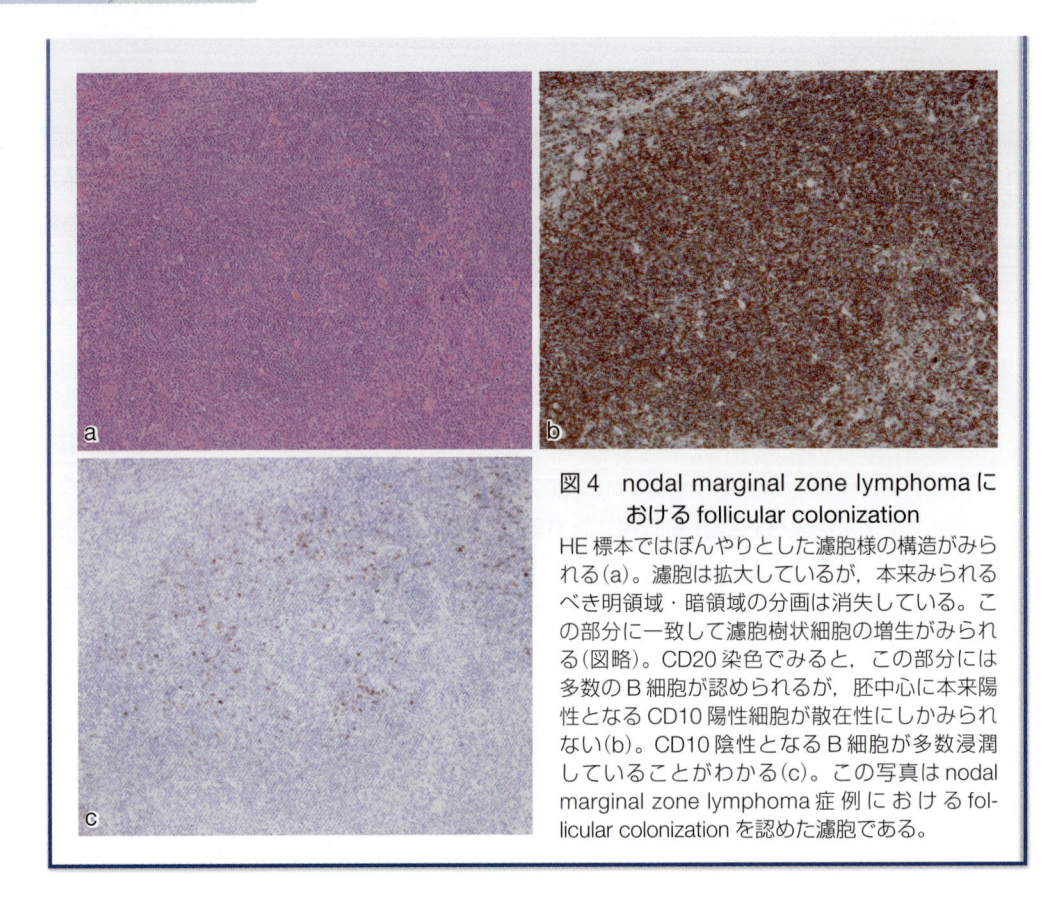

図4 nodal marginal zone lymphomaにおける follicular colonization
HE標本ではぼんやりとした濾胞様の構造がみられる(a)。濾胞は拡大しているが，本来みられるべき明領域・暗領域の分画は消失している。この部分に一致して濾胞樹状細胞の増生がみられる(図略)。CD20染色でみると，この部分には多数のB細胞が認められるが，胚中心に本来陽性となるCD10陽性細胞が散在性にしかみられない(b)。CD10陰性となるB細胞が多数浸潤していることがわかる(c)。この写真はnodal marginal zone lymphoma症例におけるfollicular colonizationを認めた濾胞である。

鑑別診断・類縁疾患

● 胃癌(印環細胞癌)（図5：印環細胞癌。図3のMALTリンパ腫と比較していただきたい）

　通常の組織像であれば，間違えることはまずないが，腺管の破壊が強い症例(図3)では，破壊され，断片状になった腺管が印環細胞癌にみえてしまうことがある。MALTリンパ腫では遺残した上皮細胞に異型がないこと，印環細胞癌では背景にリンパ球浸潤が目立つということはあまりないことが鑑別のポイントである。

　MALTリンパ腫ではリンパ球にやや核の腫大があり，細胞質が豊富であることなどから鑑別可能である。しかし，生検などの小さい検体では判断が難しいこともありうるので，断定できない場合は慎重に対応すべきであり，個数を増やしての再検が推奨される。

● 胃癌(EBV関連胃癌)

　EBV関連胃癌は，いわゆるcarcinoma with lymphoid stromaとよばれる形態学的特徴を有する。つまり，腫瘍性腺管の周囲に豊富なリンパ球主体の細胞浸潤を認めることがある。上皮は散在性にみられる程度で，リンパ球が主体の組織像であるので，生検例などで非常に

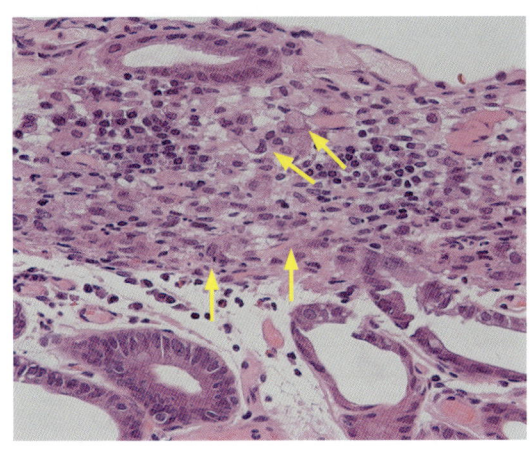

図5 印環細胞癌の一例(矢印は印環細胞癌の腫瘍細胞)

　腫瘍が少ない場合は，どちらが腫瘍であるのか鑑別が難しい場合もある．図6-aで示すように，ごく少量しか腫瘍がない場合は，リンパ増殖性疾患ではなく，ごく少量しかない上皮成分が腫瘍であると断定するのは難しい場合もある．
　EBV関連胃癌であることを証明する方法としてはEBVをコードするmRNAを検出するEBER *in situ* hybridization法を行うのがよい(図6-b)．しかし，この方法は多くの病理関連施設においてそれほど一般的ではないので，ついつい億劫になりがちである．そのため，リンパ球が多数浸潤しているのだからリンパ系腫瘍なんだろうと思ってしまうと，このリンパ球にあまり異型がないので，MALTリンパ腫あたりが妥当かと思われ，診断に至ることがある．
　EBV関連胃癌では，粘膜固有層ではlymphoid stromaの形成が乏しく，粘膜下層以深で明確なlymphoid stroma形成をしてくる症例が結構多い．このような組織像が記憶に深く残ると，逆説的に，粘膜固有層が主体となる胃生検において，リンパ球浸潤が多い場合に，EBV関連胃癌を想起しないこともある．

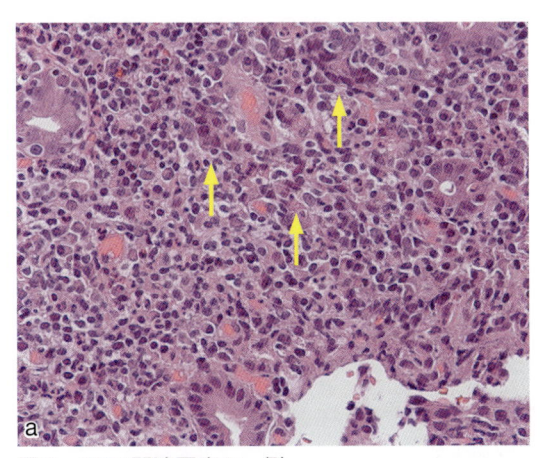

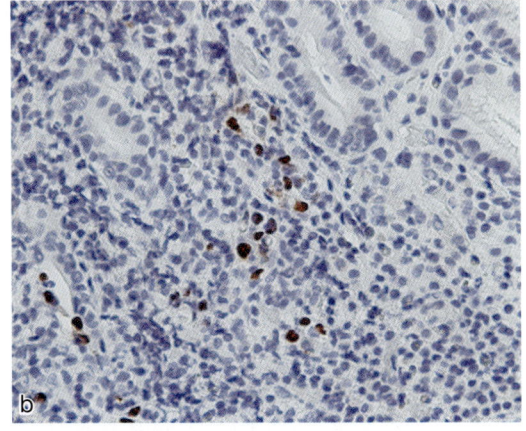

図6　EBV関連胃癌の一例
a：核クロマチンが淡く，ひとまわり大きい細胞が腫瘍(EBV関連胃癌)．b：EBER染色

鑑別のポイントとしては，lymphoid stroma のリンパ球の形態が違うことと，異型細胞が少量しかない上皮細胞であることに尽きるのであるが，小さい検体ではなかなか確定に至ることが難しいこともある．各種免疫染色を行うこと，疑わしい場合は EBER *in situ* hybridization 法も加えて，総合的に診断することが望まれる．

● 濾胞性リンパ腫や mantle cell lymphoma などの小型 B 細胞性リンパ腫 (180 頁参照)

胃生検では，この誤診が多い．胃生検で小型リンパ球が多数みられると，ほとんど免疫染色も施行せず，MALT リンパ腫と断定されるレポートがしばしばみられる．胃生検検体では検体量が小さいことも多く，またリンパ球は挫滅が加わりやすいため，形態学的観察が困難なこともあいまって，濾胞性リンパ腫や mantle cell lymphoma などの小型 B 細胞性リンパ腫が，MALT リンパ腫と診断されることがある．

胃生検では頻度的には MALT リンパ腫が圧倒的に多く，濾胞性リンパ腫や mantle cell lymphoma は少ない．しかし，いずれも臨床経過，治療法は全く異なる疾患であるし，特に mantle cell lymphoma は予後不良であるので，それとの誤診は避けるべきである．

間違いやすいポイントは多数あり，挫滅検体で形態学的所見が読めない場合も誤診が起こりうるが，形態学的所見が読めるときも油断はできない．濾胞性リンパ腫や mantle cell lymphoma で lymphoepithelial lesion を認めるような症例もあり，このような症例を経験してから，筆者は基本的に HE 標本のみで MALT リンパ腫との確定診断はしないことにしている．

明らかな MALT リンパ腫だと思っても，CD3, CD5, CD10, CD20, Cyclin D1, BCL2 などの免疫染色を施行し，検討していくことが必要である．繰り返しになるが，リンパ球浸潤が目立つからといって安易に MALT リンパ腫としてしまうと，時として重大な誤診に至ることがある．

● 腸症関連 T 細胞リンパ腫

Enteropathy-associated T-cell lymphoma とよばれる疾患である．本邦ではきわめてまれであり，また通常，小腸に病変を作ってくることが多く，胃ではきわめてまれである．

組織像も MALT リンパ腫とはやや異なっていて，腫瘍性 T 細胞が腺管に浸潤してくるが，腺管の変形が MALT リンパ腫に比べて目立たない．通常の免疫染色を行えば鑑別可能である．

● IgG4 関連疾患

涙腺や肺においては重要な鑑別疾患となる．治療法は全く異なるので，鑑別することはきわめて大切である．IgG4 関連疾患は小型リンパ球および形質細胞主体の細胞浸潤がみられるが，線維化が強く，lymphoepithelial lesion は認められない．閉塞性静脈炎が認められることが多いなど典型例では組織像が大きく異なっている．

ある程度の大きさの検体が出てくれば診断に迷うことはないが，小さい検体などでは診断

に苦慮することもある。IgG4 免疫染色などが鑑別に有用である。

● lymphomatoid granulomatosis

　主に肺や皮膚において発生する疾患である。EBV 感染した大型 B 細胞に反応して，T リンパ球が多数出現する状態である。主に血管周囲に大型 B 細胞が出現し，反応性小型 T 細胞が多数出現してくる。大型リンパ球の数は少ない場合も多い場合もあり，少ない場合に MALT リンパ腫との鑑別が問題となる。小型リンパ球が多い症例では免疫染色など施行し，lymphomatoid granulomatosis を鑑別する必要がある。

● B 細胞腫瘍

　以下に挙げる病変は，細胞生物学的には MALT リンパ腫と極めて類似した分化段階の B 細胞からなる腫瘍である。病変の分布する場所によって名前が異なる。別名をつける必要はないのではないかという意見のある疾患もあるが，臨床経過が違うことや染色体異常のパターンが異なることなど，さまざまな理由から現段階では別疾患として分類されている。今後の研究の進展により分類が変わっていく可能性がある分野である。

① nodal marginal zone lymphoma（図 4）：節性濾胞辺縁帯リンパ腫ともいう。リンパ節において濾胞辺縁帯領域の細胞が腫瘍化して増生している病変である。節外病変は通常みられない。まれな疾患である。
② splenic marginal zone lymphoma：脾臓濾胞辺縁帯リンパ腫ともいう。脾臓において濾胞辺縁帯領域の細胞が腫瘍化して増生している病変である。節外病変は通常みられない。
③ lymphoplasmacytic lymphoma：主に骨髄に病変の主座をおく腫瘍である。骨髄においてリンパ球，形質細胞が増加しており，末梢血にてモノクローナルな IgM の増加が認められる。節性病変がみられることもあるが少ない。

診断トレーニング

問題

50代，女性。健診で前縦隔に囊胞を含む腫瘤が指摘された。病変は3 cm大である。HE標本を示す（図1,2）。最も考えられる病理診断は何か。

1. 胸腺腫
2. 胸腺癌
3. 胸腺囊胞
4. malignant lymphoma（MALTリンパ腫）
5. malignant lymphoma（縦隔大細胞型B細胞性リンパ腫）

解答

4. malignant lymphoma（MALTリンパ腫）

胸腺MALTリンパ腫では胸腺上皮への腫瘍性Bリンパ球への浸潤が認められ（図2），lymphoepithelial lesionが認められる。囊胞を形成することが多い。

胸腺のMALTリンパ腫は限局していることが多く，外科的切除で概ね取り切れることが多く，予後も良好である。（137頁参照）

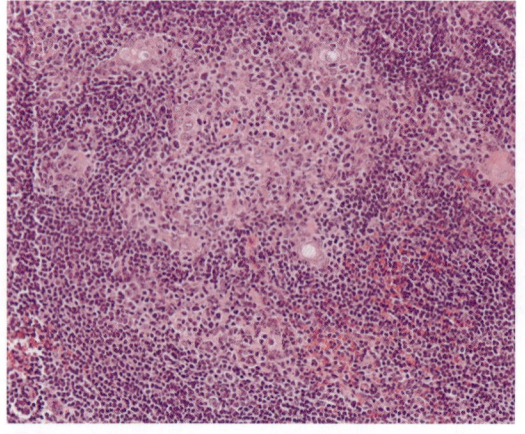

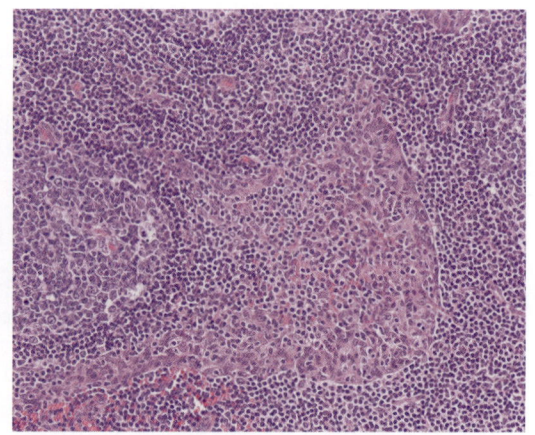

図1

図2

（大田泰徳）

24. リンパ節腫大，発熱

頻　度 ★
難易度 ★★★

症例　40代，男性。

　家族歴，既往歴に特記すべきことなし。全身倦怠感と腹部膨満を主訴に来院。眼瞼結膜貧血なし，眼球結膜黄疸なし，咽頭・扁桃異常なし，左頸部リンパ節腫脹と腹部膨満を認めた。

　WBC 8,000/μL（好中球81.2％，リンパ球12.3％，単球5.0％，好酸球1.0％，好塩基球0.5％），RBC 490万/μL，Hb 16.0 g/dL，Ht 45.0％，血小板19.5万/μL，TP 7.0 g/dL，Alb 4.4 g/dL，AST 78 U/L，ALT 67 U/L，LD 1,054 U/L，ALP 330 U/L，γ-GT 71 U/L，クレアチニン 0.9 mg/dL，IgG 1,300 mg/dL，IgA 77 mg/dL，IgM 432 mg/dL，CRP a1.94 mg/dL，IL-2R 1080 U/mL

　リンパ節生検を施行した（図1, 2）。以上の所見から，最も考えられる病理診断は何か？

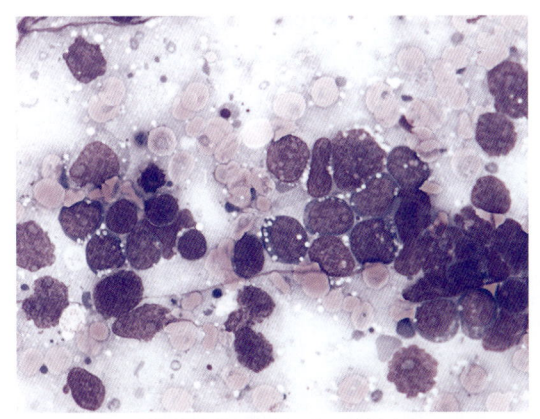

図1　リンパ節生検捺印標本ギムザ染色

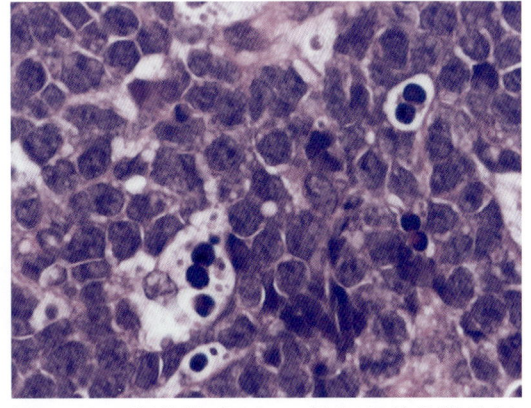

図2　リンパ節生検パラフィン標本 HE 染色（強拡大）

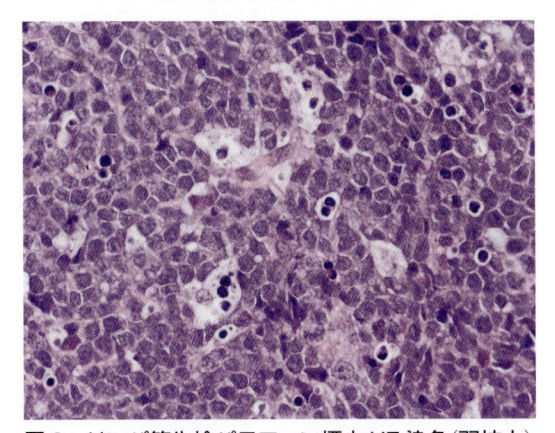

図3　リンパ節生検パラフィン標本 HE 染色（弱拡大）

解説

診断プロセス

急速に腫大する腫瘤を訴えることが多く，1日1日大きくなる．節外性臓器に発症することも多い．

検査所見

LDH 高値，IL-2R 高値である．

病理所見

捺印細胞像（ギムザ染色）では核に細顆粒状クロマチンと複数の核小体をみる．胞体に多数の空胞を認め，一部は核の上に乗っているようにもみえる．脂肪顆粒の空胞は Burkitt リンパ腫の特徴である（図1再掲載）．

組織像ではびまん性増殖と星空像を認める（図2再掲載）．リンパ腫細胞は非常に密に増えているので細胞が重なり合っているようにみえる．中型（マクロファージの核より小型，もしくは同じ位の大きさの核）で均一であり，粗顆粒状クロマチンと2～5個の小さな核小体をもつ．核塵を含むマクロファージ〔starry sky macrophage（矢印）〕を多数認める．

免疫表現型の特徴として，

1) flow cytometry：CD10, CD19, CD20 陽性で immunoglobulin＋，light chain（κ/λ）の偏りがほとんどすべての症例で確認できる．BL に特異的なマーカーはない．
2) 免疫組織化学：CD10, CD20, BCL-6 が陽性になり ki-67（MIB-1）は腫瘍細胞のほとんどに陽性になる．混在する T 細胞が非常に少ないことも特徴．

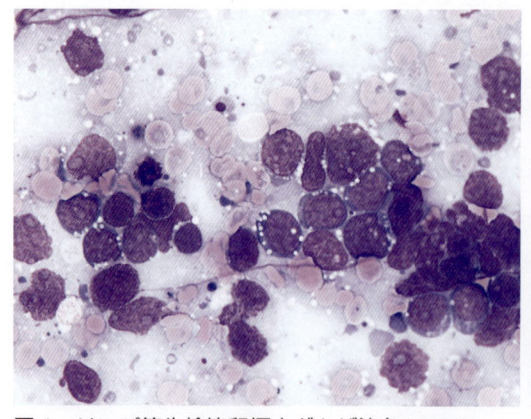

図1　リンパ節生検捺印標本ギムザ染色（再掲載）

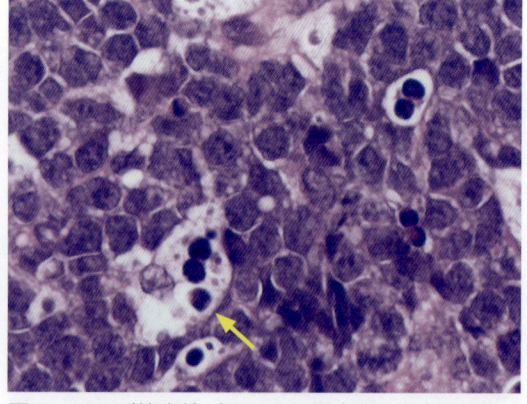

図2　リンパ節生検パラフィン標本 HE 染色（再掲載）

▶▶ 最も考えられる病理診断は何か？

バーキットリンパ腫（BL：Burkitt lymphoma）

▶▶ 治療・予後

長期にわたる多剤化学療法が奏効し，予後曲線はびまん性大細胞型B細胞リンパ腫（DLBCL）を上回る。

> **Memo 1　c-myc 遺伝子と免疫グロブリン遺伝子の相互運転**
>
> ほとんどの BL 症例に 8q24 に位置する c-myc 遺伝子と免疫グロブリン遺伝子の相互転座を認めるが，その割合はおおよそ重鎖（IgH：14q32）85％，κ鎖（2p13）10％，λ鎖（22q11）5％とされる。

鑑別診断・類縁疾患

● びまん性大細胞型 B 細胞リンパ腫と Burkitt リンパ腫の中間型

BCL-2 強陽性なら BL とせず後述する中間型リンパ腫と診断する。本邦における endemic BL は EBV 陰性である。

> **Memo 2　DLBCL と BL の中間型**
>
> DLBCL と BL の中間型はいずれも化学療法に抵抗性で予後不良な症例が多い。
> ① BCL-2 が強陽性を示す BL といえるもの：BL の組織像を示すが，BCL-2 強陽性を示すもの
> ② Double translocation lymphoma：c-myc/Ig 転座と bcl-2/Ig 転座の両方を有する。
> 　組織像は BL に類似する症例と DLBCL に類似する症例の両者がある。

📖 文献

1. Salaverria I, Siebert R：The gray zone between Burkitt's lymphoma and diffuse large B-cell lymphoma from a genetics perspective. J Clin Oncol 29(14)：1835-1843, 2011.

診断トレーニング

? 問題

70代，男性．1年前に頸部リンパ節の腫脹に気づきリンパ節生検を施行された．濾胞性リンパ腫（grade 1）と診断されたが，特に症状もなかったため経過観察されていた．最近急速なリンパ節腫脹と全身倦怠感があり，来院．全身リンパ節の腫大と貧血，血小板の減少，LDHとIL-2Rの異常高値を認めた．リンパ節および骨髄生検を施行された．骨髄の染色体検査から，t(14;18)(q32;q21)とt(8;14)(q24;q32)を含む複雑な染色体核型を検出した．

1. 濾胞性リンパ腫
2. Burkitt リンパ腫
3. マントル細胞リンパ腫
4. びまん性大細胞型B細胞リンパ腫
5. びまん性大細胞型B細胞リンパ腫とBurkittリンパ腫の中間型

! 解答

5. びまん性大細胞型B細胞リンパ腫とBurkittリンパ腫の中間型

左側に濾胞性リンパ腫の腫瘍性結節を認めるが，右側ではびまん性増殖になっている（図1）．右側の強拡大では，tingible body macrophage と大型のリンパ腫細胞の増生を認める（図2）．免疫組織化学でCD20, CD10, BCL-6, BCL-2が陽性を示す．

濾胞性リンパ腫からびまん性大細胞型B細胞リンパ腫に転化（transformation）した症例である．染色体分析から，*bcl-2*遺伝子（18q21）と免疫グロブリン重鎖遺伝子（14q32）の転座は濾胞性リンパ腫の染色体転座とみなされる．今回 *c-myc* 遺伝子（8q24）と免疫グロブリン重鎖遺伝子（14q32）の転座が付加され，DLBCLになったと考えられる．WHO分類ではDLBCLとBLの中間型に分類される．

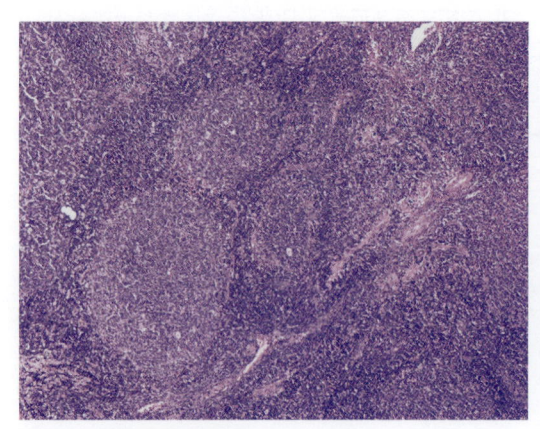

図1　HE染色弱拡大像

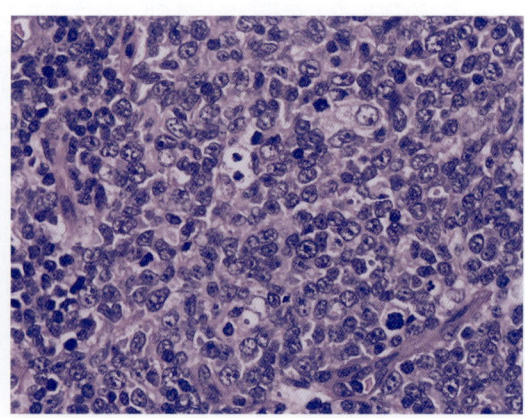

図2　HE染色びまん性部分の強拡大像

（中村直哉）

25. 鼠径部に腫瘤を自覚して来院

頻　度 ★
難易度 ★★★

症例　70代，男性。

　半年前に右鼠径部に腫瘤が出現したが，自然消失したため放置していた。その1か月後，左鼠径部に腫瘤自覚し，増大傾向にあるため紹介受診となる。画像検査(PET)にて，両側鼠径部，傍大動脈から左右総腸骨動脈領域のリンパ節腫大を指摘された。体重減少，発熱，全身倦怠感を認める。血液検査では，LDH 329 IU/L(正常値119～229)，可溶性インターロイキン2受容体(sIL2R)636 U/mL(正常値124～466)と高値を示す。左鼠径部リンパ節生検が行われた。リンパ節組織像(図1-a, b)およびその免疫組織化学染色像(図1-c：CD3，図1-d：CD20，図1-e：CD3)を示す。以上の所見から，最も考えられる病理診断は何か？

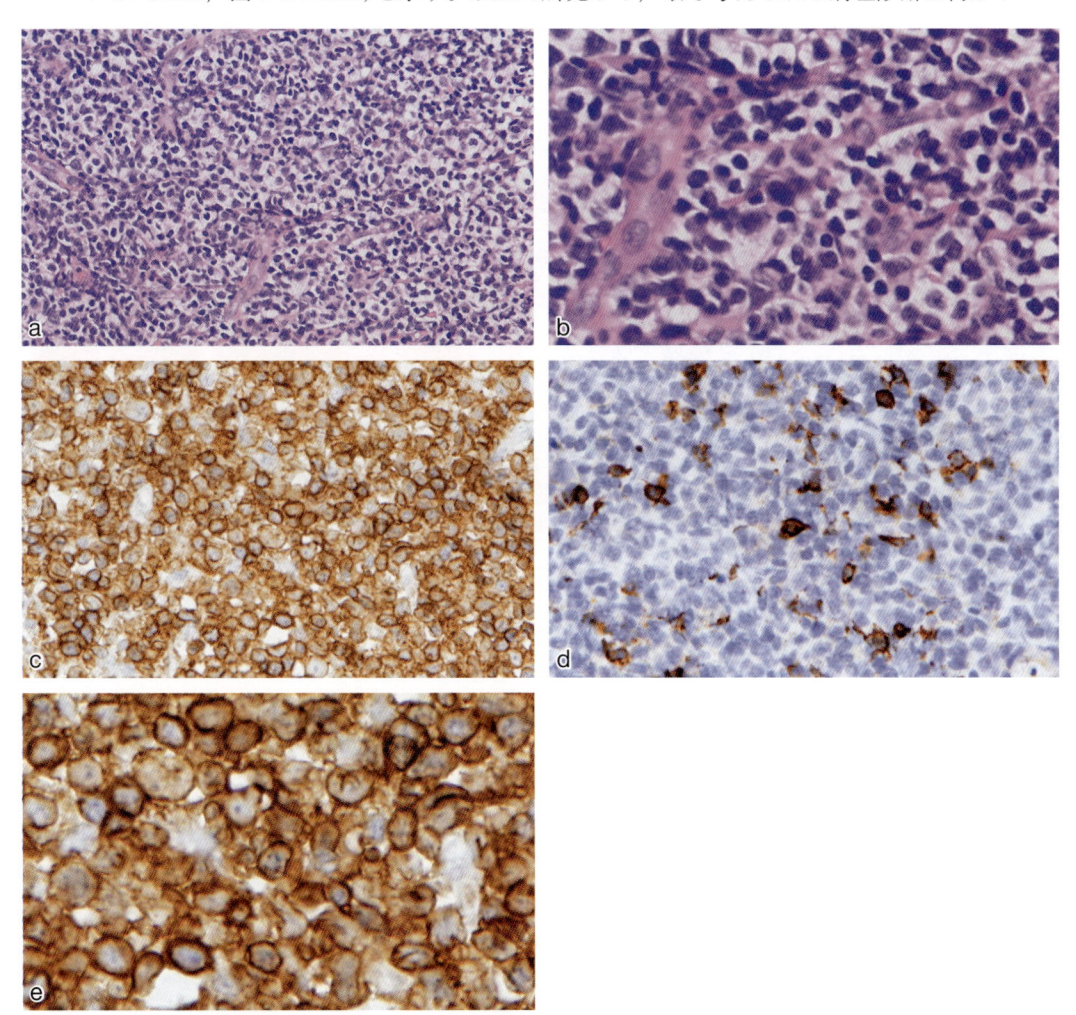

図1　リンパ節の組織像(a, b)およびその免疫組織化学染色像(c：CD3，d：CD20，e：CD3)

解説

診断プロセス

中高年の患者にみられる，増大傾向を示す系統的リンパ節腫大と体重減少，発熱，全身倦怠感などの全身症状（B 症状）。こうした臨床像を伴う LDH や sIL-2R の高値は，リンパ腫とくに aggressive な非ホジキンリンパ腫を推定させる検査値といえる。

病理所見

リンパ節の基本構築は消失し，核異型性のある中型のリンパ球がびまん性に増殖している。胞体は狭く，核には多形性があり，切れ込み核や核形不整が目立つ。背景には軽度ながら血管増生を伴っている（図 1-b 再掲載）。

免疫染色にて，びまん性浸潤する多数のリンパ球は CD3 陽性の T 細胞形質を示し，それらの核異型は明らかである（図 1-e 再掲載）。CD10 陰性である。CD21 陽性濾胞樹状細胞の増殖はみられなかった。

ALK，EMA は陰性であった。

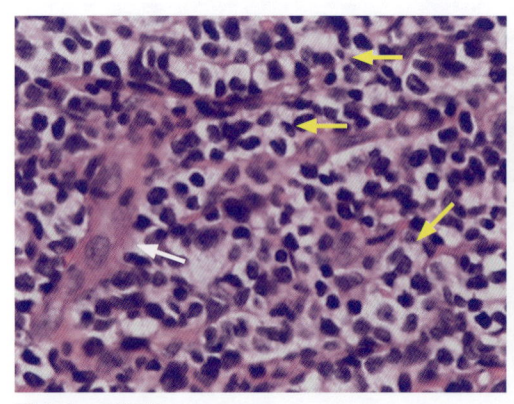

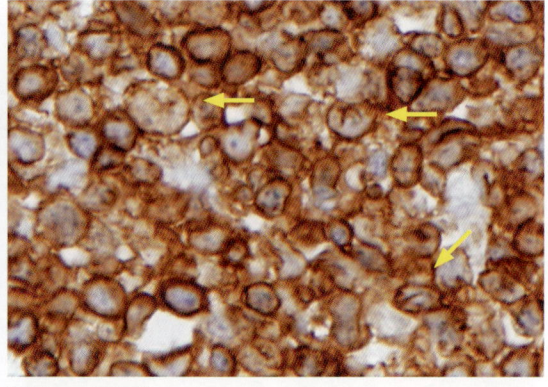

図 1-b　再掲載
矢印（黄）は異型リンパ球の集簇，矢印（白）は血管の軽度増生。

図 1-e　再掲載
矢印は特に顕著な核形不整を示す異型リンパ球（胞体内 CD3 陽性）。

最も考えられる病理診断は何か？

末梢性 T 細胞性リンパ腫─非特定型
peripheral T-cell lymphoma, not otherwise specified（PTCL-NOS）

治療方針・予後

CHOP（シクロホスファミド/ドキソルビシン塩酸塩/ビンクリスチン硫酸塩/プレドニゾロン）療法などの多剤併用化学療法が行われているが，標準的治療法は確立されていない。一般に治療抵抗性で予後不良，5年生存率は低い（20～30％程度）。

> **Memo　疾患概念について**
>
> 　末梢性T細胞性リンパ腫は，成熟T細胞腫瘍の多様な集団で，一般に予後不良である。明確な免疫形質や形態学的特性を示さず，臨床形態と病変の存在部位が予後に最も影響を及ぼすため，WHO分類（第4版）では，①白血病あるいは播種性，②節外性，③皮膚性，④節性の4つに大きく分類されている。④節性には，血管免疫芽球性T細胞リンパ腫，未分化大細胞型リンパ腫－ALK陽性，未分化大細胞型リンパ腫－ALK陰性，末梢性T細胞リンパ腫－非特定型PTCL, NOSが分類されている。
>
> 　PTCL, NOSは，より特異的な診断基準にあてはまらない成熟T細胞腫瘍として，除外診断的に分類される。すなわちこの病型の中には，現時点では独立した疾患単位として認知できない雑多な性格をもつT細胞リンパ腫が混在していると考えられる。これらをまとめてみると発生頻度は末梢性T細胞リンパ腫の約30％を占め，多くは大人で，小児はまれである。男女比は2：1と男性に多い。リンパ節発生が多いが，節外のいかなる部位も侵しうる。臨床的には，リンパ節腫大が高頻度にみられる。進行例では，体重減少，発熱，盗汗などの全身症状（B症状）を呈する。好酸球増多や搔痒，血球貪食症候群を伴うこともある。
>
> 　組織学的にも多様であり，細胞のサイズが小型のものから大型のもの，多形性の強い細胞から比較的異型の乏しいもの，多彩な細胞の混在したものから単調な増殖を示すものまで，バリエーションに富む。特殊型として，T領域リンパ腫（T-zone lymphoma）とリンパ類上皮細胞型＝レンネルトリンパ腫（Lennert lymphoma）が含まれる。免疫組織化学的には，T細胞マーカーのCD2, CD3, CD5, CD7の発現の減少・消失が種々の程度にみられ診断の手がかりとなるが，免疫組織化学染色では判然としないこともあり，そのような場合にはフローサイトメトリーが有用である。血管免疫芽球性T細胞リンパ腫とは異なり，濾胞ヘルパーT細胞（follicular helper T cells：TFH）に発現しているCD10, bcl-6, CXCL13, PD-1は通常陰性である。PTCL, NOSでもAITLと同様，EBV陽性の大型B細胞が出現することがある。遺伝子解析では，T細胞受容体（TCR）遺伝子再構成がほとんどの症例でみられる。

鑑別診断

● 血管免疫芽球性T細胞リンパ腫(angioimmunoblastic T-cell lymphoma：AITL) (155頁参照)

　AITLでは，しばしば小集簇を示す淡明細胞の増殖，旺盛な樹枝状血管(arborizing vessels)と濾胞外の不規則な濾胞樹状細胞の増殖が特徴的である．PTCL, NOSとの境界が必ずしも明確ではなく，曖昧な点があり鑑別困難例も存在するが，上記の特徴的な形態所見や形質，臨床症状などと重視して診断されることが多い．

● 成人T細胞白血病／リンパ腫(adult T-cell leukemia/lymphoma：ATLL) (237頁参照)

　病理組織学的に，ATLLはリンパ腫細胞の多形性が強いことが特徴ではあるが，多形性の強いPTCL, NOSも存在することから，組織学的所見のみでは両者の鑑別は困難である．ATLLでは，血清学的にHTLV-1抗体陽性，HTLV-1プロウイルスのモノクローナルな組み込みがみられ，これらの検査が鑑別に必要である．

● 未分化大細胞型リンパ腫(anaplastic large cell lymphoma：ALCL) (185頁参照)

　ALCLでは腫瘍細胞は総じて大型であり，広く豊かな胞体をもち，しばしば未分化癌のような相互結合性を示す．CD30陽性で，上皮マーカーであるEMAが通常陽性である．PTCL, NOSでもCD30陽性となることがあることに注意を要する．また多彩な細胞背景をもつALCLや，比較的小型細胞からなる亜型も知られており，慎重に鑑別したい．

● T細胞／組織球豊富型大細胞型B細胞リンパ腫

　反応性CD3陽性T細胞を背景に，腫瘍細胞である大型CD20陽性B細胞が少数散在性にみられる．背景のT細胞に核異型や核分裂像はみられない．鑑別には遺伝子解析やフローサイトメトリーが有用である．

　その他，古典的ホジキンリンパ腫，関節リウマチ治療薬として使われるメトトレキサート関連リンパ節症などの薬剤性リンパ節症が挙がる．血清HTLV-1抗体陽性の場合には，ATLLの可能性を優先して考慮する．

　病理組織学的検索のみでは診断確定が難しい場合には，薬剤歴などの臨床情報や血清学的検査所見に加え，フローサイトメトリーでのCD3, CD5, CD7の発現の減少，CD4/CD8比の異常を確認すること，サザンブロットなどによるTCR遺伝子再構成の有無などが診断に不可欠な情報を与える．したがって，リンパ節採取時には検体をすべてホルマリン固定するのではなく，フローサイトメトリーや染色体，TCR遺伝子再構成など遺伝子解析のためにリンパ節を未固定のまま切り分けて，必要な検査をオーダーしておくことが重要である．

症例 25. 鼠径部に腫瘤を自覚して来院

診断トレーニング

問題

50代，男性。左頸部リンパ節腫脹を自覚し，近医受診。PETにて頸部，縦隔への集積を認めた。血清可溶性インターロイキン2受容体抗体(sIL2R)が2,200 U/mLと高値を示す。発熱と顔，手足に皮疹がみられる。頸部リンパ節生検を施行した。リンパ節の組織像(図1-a〜c)，免疫組織化学染色および*in situ* hybridization像(図1-d：CD3，図1-e：CD20，図1-f：EBER1-*in situ* hybridization)を示す。診断は何か。

1. 古典的ホジキンリンパ腫
2. T細胞/組織球豊富型B細胞リンパ腫
3. 末梢性T細胞リンパ腫―非特定型
4. メトトレキサート関連リンパ節症
5. 未分化大細胞型リンパ腫

解答

末梢性T細胞リンパ腫－非特定型
peripheral T-cell lymphoma, not otherwise specified(PTCL, NOS)

リンパ濾胞は不明瞭になるなど，リンパ節の基本構築はほぼ消失している(図1-a)。形質細胞，好酸球，組織球など多彩な細胞が出現しており，小中型リンパ球に混在して大型リンパ球様細胞を散在性に認める(図1-b, c)。大型明瞭な核小体をもち，ホジキン細胞に似た細胞も観察される。免疫染色にて，大型細胞はCD20(＋)，EBER-1(ISH)(＋)である。背景のリンパ球はCD3(＋)のT細胞形質を示すものが主体で，小中型ではあるが明らかな核異型があることから(図1-d)，こちらが腫瘍細胞であって上記大型細胞は反応性細胞であると理解したい。

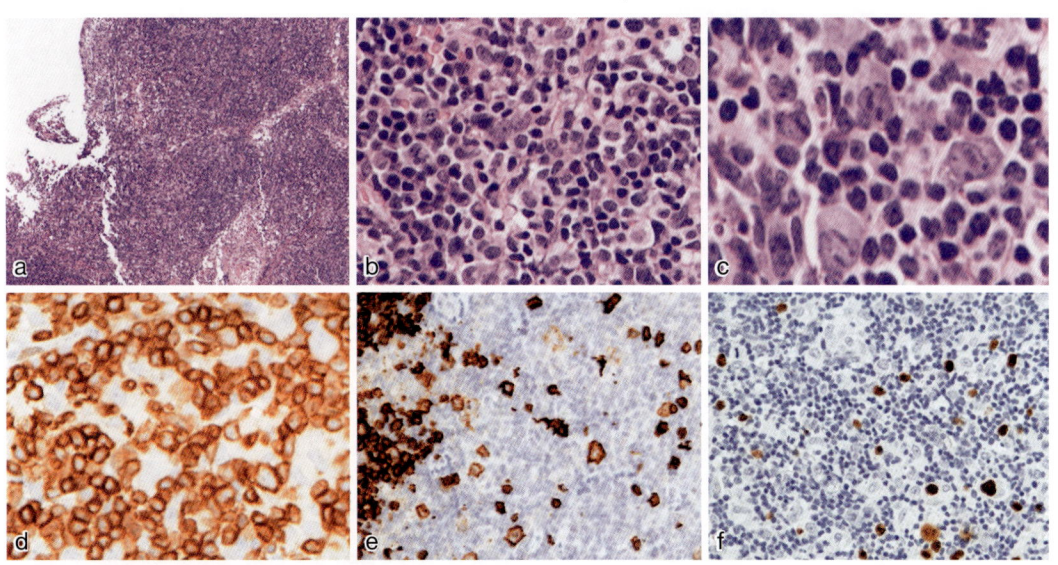

図1 リンパ節の組織像(a〜c)，免疫組織化学染色およびin situ hybridization像(d：CD3，e：CD20，f：EBER1-in situ hybridization)

(野口寛子，松野吉宏)

26. 手足の浮腫，多関節痛，足関節の腫脹にて来院

頻度 ★
難易度 ★★★

症例 70代，男性。

4か月前より手足の浮腫，多関節痛，足関節に腫脹を認め，近医受診。関節リウマチが疑われ紹介受診となる。血液検査にて，血清リウマトイド因子陰性，抗核抗体陰性。多クローン性高ガンマグロブリン血症を指摘された。2か月後，下肢から体幹にかけて皮疹が出現，全身倦怠感，発熱，全身リンパ節腫大を認め，頸部リンパ節生検および骨髄生検が施行された。リンパ節組織像（図1-a～c）および免疫組織化学染色像（図1-d：CD3，図1-e：CD10，図1-f：CD21），骨髄組織像（図2-a）および免疫組織化学染色像（図2-b：CD5，図2-c：CD138）を示す。以上の所見から，最も考えられる病理診断は何か？。

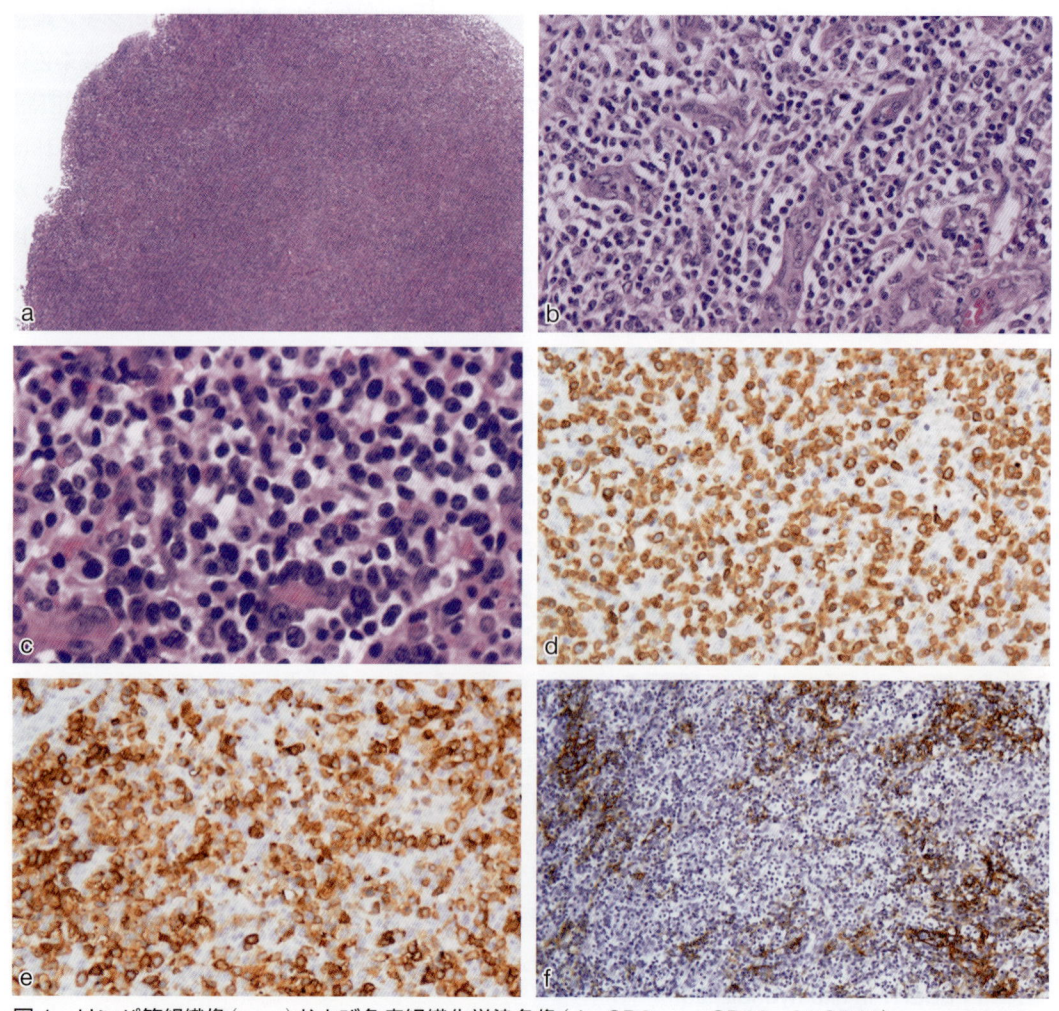

図1　リンパ節組織像（a～c）および免疫組織化学染色像（d：CD3，e：CD10，f：CD21）

症例 26. 手足の浮腫，多関節痛，足関節の腫脹にて来院

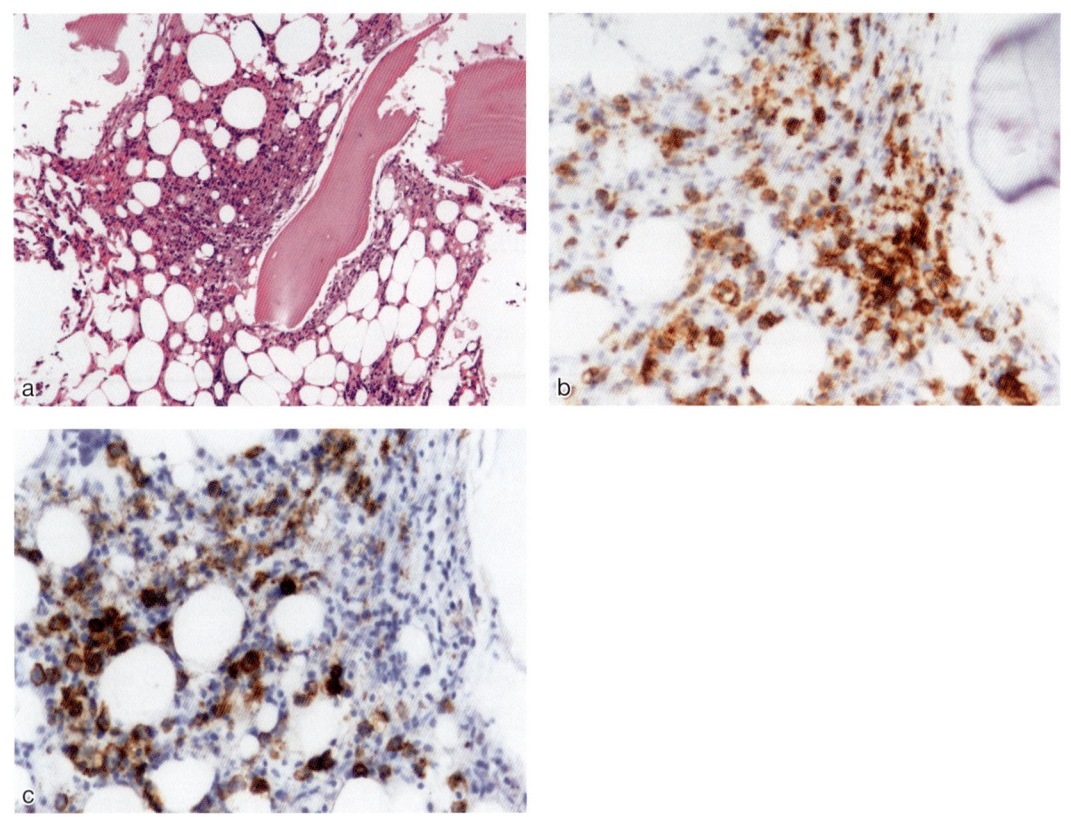

図2　骨髄組織像(a)および免疫組織化学染色像(b：CD5，c：CD138)

解説

診断プロセス

　手足の浮腫，多関節痛，足関節の腫脹に関しては関節炎，関節リウマチなど。また，血清リウマトイド因子や抗核抗体陰性より，RS3PE 症候群も鑑別に挙がる。

　多クローン性高ガンマグロブリン血症，皮疹，全身倦怠感・発熱（B 症状），全身性リンパ節腫大に関しては感染症，自己免疫性疾患，悪性リンパ腫など。

　B 症状を呈するリンパ腫には，末梢性 T 細胞リンパ腫，血管免疫芽球性リンパ腫，ホジキンリンパ腫，加齢性 EBV 陽性びまん性大細胞型 B 細胞リンパ腫などがある。

病理所見

〔リンパ節〕

　リンパ節の基本構築は消失し，多彩な細胞が，高内皮細静脈（high endothelial venule；HEV）の樹枝状増生を伴って，びまん性に増殖している（図 1-b, c 再掲載）。中型の腫瘍性 T 細胞とともに，反応性の小型リンパ球，大型の免疫芽球，組織球ないし類上皮細胞，好酸球，形質細胞などが混在している。腫瘍細胞は淡明な広い胞体をもち，淡明細胞（clear cell）とよばれる。

　腫瘍細胞は CD3 および CD10 陽性を示す（図 1-d, e ⇒ 152 頁）。CD21 陽性の濾胞樹状細胞（follicular dendritic cell：FDC）が濾胞外にも著明に増生している（図 1-f 再掲載）。

　EBER-1 *in situ* hybridization では，陽性の大型の B 細胞が散在性に出現していた。

　以上をまとめると，①多彩な細胞増殖，②CD21 陽性の FDC の増生と HEV の樹枝状増生，③CD10 陽性の淡明細胞の増殖，④EBV 感染大型 B 細胞の出現，が特徴である。

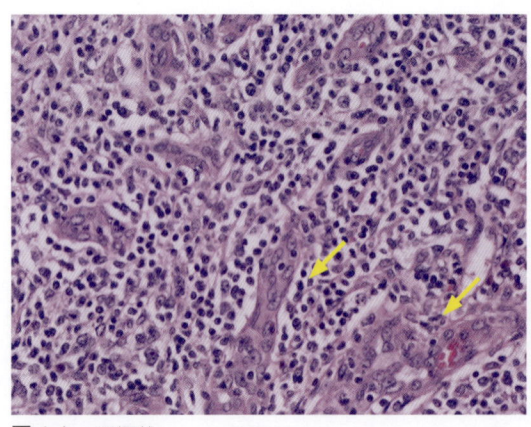

図 1-b　再掲載
矢印は樹枝状の血管（HEV）増生。

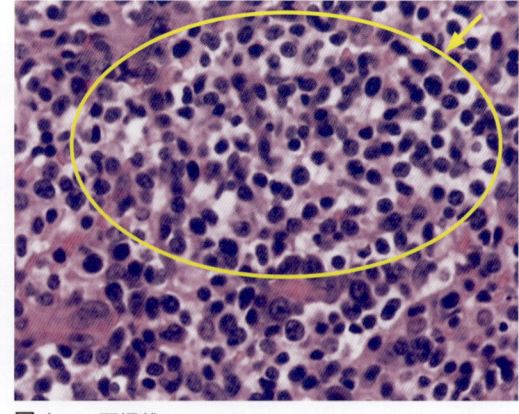

図 1-c　再掲載
矢印は clear cell の集簇。

症例 26．手足の浮腫，多関節痛，足関節の腫脹にて来院

> **Memo　RS3PE 症候群**
>
> 1985 年，McCarty らによって報告された疾患[1]で，適切な日本語訳はない．寛解性，対称性の関節炎・滑膜炎や，関節部に浮腫を伴う，リウマトイド因子・抗核抗体陰性の疾患である．自己免疫性の機序が疑われている．時に腫瘍随伴症候群として出現することがある．

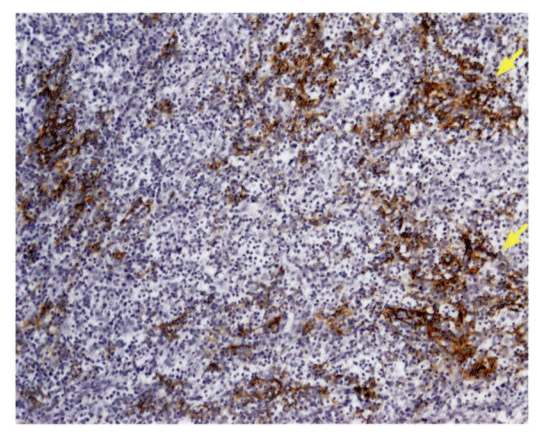

図 1-f　再掲載
矢印は CD21 陽性を示す濾胞樹状細胞の増生．

〔骨髄生検〕

　軽度過形成性を示す骨髄組織．造血細胞に混じて，傍骨梁性ないし間質性に，小型から中型のリンパ球，形質細胞，類上皮細胞，好酸球の混在した多彩な細胞が浸潤している（図 2-a ⇒ 153 頁）．
　CD5 陽性を示す T リンパ球が傍骨梁性に多数浸潤している（図 2-b）．C138 陽性の形質細胞が目立つ（図 2-c ⇒ 153 頁）．

　骨髄には種々の細胞が浸潤し，リンパ腫細胞の骨髄浸潤は否定できないものの，感染症，多発性骨髄腫，反応性の形質細胞増多症なども鑑別に挙がる．

最も考えられる病理診断は何か？

血管免疫芽球性 T 細胞リンパ腫，骨髄浸潤
（angioimmunoblastic T-cell lymphoma：AITL）
　＊AITL では，骨髄浸潤の際，多彩な細胞浸潤を示し，特に形質細胞の増加が目立つ頻度が高い．傍骨梁性に浸潤する T 細胞とともに，多数の形質細胞を伴う多彩な細胞浸潤像から，AITL の骨髄浸潤と考える．

AITL の病態生理

　AITL は，多彩な細胞浸潤を呈し，HEV および FDC の著明な増生を伴い，リンパ節を侵す末梢性 T 細胞リンパ腫である．腫瘍細胞の起源は，成熟 $\alpha\beta$ CD4＋CD8－T 細胞で，濾胞

胚中心に見いだされるヘルパーT細胞(follicular helper T cells：TFH)と考えられている。

遺伝子解析では，75〜90％にT細胞受容体(T cell receptor：TCR)遺伝子再構成が検出される。また，25〜30％に免疫グロブリン(immunoglobulin：Ig)遺伝子にも再構成がみられ，EBV感染B細胞との関連が示唆されている。

組織学的には，リンパ節では，淡明細胞の増殖と濾胞外の不規則なFDC増殖が特徴的で診断価値が高い。免疫組織化学的には，腫瘍細胞はCD3，CD5などのT細胞マーカーを種々の程度に発現し，TFH細胞に発現しているCD10，bcl-6，CXCL13，PD-1が高頻度に陽性となる。CD4/CD8については陽性細胞が混在するが，CD4陽性細胞が優位である。FDCの増殖巣はCD21，CD23により明瞭となる。

骨髄浸潤では，リンパ腫細胞とともに，反応性のT細胞やB細胞，形質細胞，好酸球などが混在した多彩な細胞像をとる。形質細胞の増多が目立つことが多い[2,3]。造血細胞の過形成を伴うこともある。淡明細胞の集簇巣がみられることはまれであり，CD3，CD5などのT細胞マーカーによる免疫染色が有用である。リンパ節では腫瘍細胞がCD10陽性を示すことが多いが，骨髄ではCD10は間質細胞に陽性になるため，評価が難しい。FDCのマーカーであるCD21が陽性になる例はほとんどみられない。形質細胞の増加が目立つ症例では，多発性骨髄腫や反応性形質細胞増多症との鑑別が，造血細胞の過形成が目立つ症例では，慢性骨髄増殖性疾患などとの鑑別を要する。

中高年に好発し，全身リンパ節腫大，肝脾腫，発熱・体重減少などの全身症状(B症状)，皮疹，関節炎，胸腹水，多クローン性高ガンマグロブリン血症，自己免疫性溶血性貧血などを呈する。血清リウマトイド因子や抗平滑筋抗体が陽性になることもある。免疫異常を伴い，免疫力低下によると推測されるエプスタイン・バーウイルス(Epstein-Barr virus：EBV)感染B細胞の出現が高率にみられる。EBV陽性のB細胞は，時にHodgkin/Reed-Sternberg(HRS)細胞に類似する。

AITLは，上記臨床症状のため，感染症や自己免疫性疾患などとの鑑別を要する。確定診断にはリンパ節生検が必要だが，リンパ腫以外の疾患が疑われて骨髄生検が先行して行われることも少なくない。AITLの診断確定前に行われた骨髄生検では，リンパ腫浸潤が見逃されることも多く，注意を要する[2,3]。

治療方針・予後

CHOP(シクロホスファミド/ドキソルビシン塩酸塩/ビンクリスチン硫酸塩/プレドニゾロン)療法などの多剤併用化学療法が行われているが，標準的治療法は確立されていない。一般に予後不良で，生存期間中央値は3年未満とされている。背景に免疫異常が存在し，感染症の合併を伴い，強力な化学療法が困難であることも多い。

症例 26. 手足の浮腫，多関節痛，足関節の腫脹にて来院

鑑別診断

● 薬剤性リンパ節症（drug-induced lymphadenopathy） （234 頁参照）

　薬剤性リンパ節症には特異的な組織像がなく，リンパ節の基本構築が保たれたものから，正常構築の破壊を伴った偽リンパ腫様の病変まで多彩である．関節リウマチの治療薬として使用されるメトトレキサートによるリンパ節症では，EBV 感染 B 細胞が出現することもある．病理組織学的に AITL と鑑別困難例もあり，そのような場合には，フローサイトメトリーによる CD3, CD5, CD7 などの抗原発現消失や TCR 遺伝子再構成の検索が有用である．当然のことながら服薬歴の聴取も必須である．

● ウイルス性リンパ節炎（viral lymphadenitis） （229 頁参照）

　伝染性単核球症などウイルス性リンパ節炎では，リンパ濾胞過形成と濾胞間領域の拡大が特徴的な組織像である．異型性の強い免疫芽球や大型の異型リンパ球が出現することが多い．病理組織学的にはリンパ濾胞過形成を伴う AITL との鑑別の難しい症例があるが，患者年齢や全身症状，血清学的検査，臨床経過などを加味する必要がある．

● 古典的ホジキンリンパ腫（classical Hodgkin lymphoma） （54 頁参照）

　AITL では HRS 細胞類似の大型 B 細胞の出現をみるが，これらが HRS 細胞に酷似し，区別が難しい場合がある．その場合は背景の淡明細胞集塊の出現や HEV の樹枝状増生，不規則な FDC 増殖など AITL に特徴的な所見を見出すことが手がかりとなる．さらに，フローサイトメトリーによる CD3, CD5, CD7 発現の減少や，サザンブロットによる TCR 遺伝子再構成など，分子生物・遺伝子解析が必要になることもある．全身への病変分布（古典的ホジキンリンパ腫は通常隣接リンパ節領域を連続性に侵す）や，検査値（LDH が非常に高い値を示すことは少ない）など，clinical setting を参考に判断せざるをえない困難例にも遭遇する．

● 加齢性 EBV 陽性びまん性大細胞型 B 細胞リンパ腫
　（EBV-positive diffuse large B-cell lymphoma of the elderly） （51 頁参照）

　広範な壊死，血管中心性あるいは血管破壊性浸潤像，小リンパ球や形質細胞，組織球など多彩な反応性背景に，HRS 細胞類似の EBV 感染 B 細胞の出現がみられる．臨床的に B 症状を呈する．その他，T 細胞/組織球豊富型大細胞型 B 細胞リンパ腫や形質細胞への分化を示す B 細胞リンパ腫も鑑別に挙げられる．形態学的に鑑別の難しい症例では，しばしば染色体異常や遺伝子解析が有用であり，また臨床情報の確認も重要である．

　その他，末梢性 T 細胞リンパ腫，非特定型との境界が必ずしも明確ではなく，曖昧な点を残している．HEV の樹枝状増生や不規則な FDC 増殖，淡明細胞の出現は AITL を示唆する．また，CD10 陽性 T 細胞の増殖は AITL に特徴的ではあるが，CD10 陰性の AITL も

少なからず経験されることに注意を要する。

文献

1. McCarty DJ, O'Duffy JD, Pearson L, et al : Remitting seronegative symmetrical synovitis with pitting edema. RS3PE syndrome. JAMA 254(19) : 2763-2767, 1985
2. Grogg KL, Morice WG, Macon WR : Spectrum of bone marrow findings in patients with angio-immunoblastic T-cell lymphoma. Br J Haematol 137(5) : 416-422, 2007
3. Cho YU, Chi HS, Park CJ, et al : Distinct features of angioimmunoblastic T-cell lymphoma with bone marrow involvement. Am J Clin Pathol 131(5) : 640-646, 2009
4. 前島亜希子, 松野吉宏：diffuse pattern を呈する疾患；薬剤性リンパ節症. 特集リンパ節非腫瘍性疾患のみかたⅡ. 病理と臨床 25(3) : 214-217, 2007

(野口寛子, 松野吉宏)

27. 食欲不振，発熱

頻 度 ★★
難易度 ★★★★

症例　20代，男性。

　15歳時より自己免疫性肝炎のためステロイドを内服していた。1年ほど前から神経性食欲不振症を発症し，体重減少がみられた。発熱のため近医受診したところ，汎血球減少を指摘され，紹介入院となった。血液データは，WBC 1,500/μL，RBC 357万/μL，Hb 9.9 g/dL，Ht 29.8％，血小板5.3万/μL，AST 336 U/L，ALT 173 U/L，LDH 2,211 U/L，フェリチン16,230.0 ng/mL，sIL-2R 7,414 U/mL，PT 58％，APTT 50％，FDP 261.7 μg/mLであった。入院後，骨髄穿刺と骨髄生検が実施された。また，上部消化管内視鏡検査により，上部食道と下部食道に潰瘍性病変を指摘された。骨髄組織像（図1）と，食道の生検組織像（図2）を示す。以上の所見から，最も考えられる病理診断は何か？

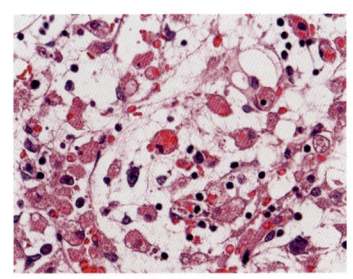

図1-a　骨髄生検（中拡大）

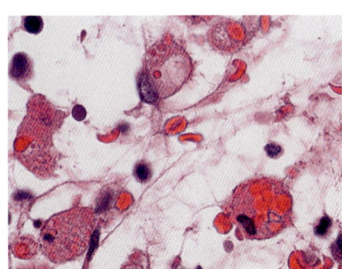

図1-b　骨髄生検（強拡大）

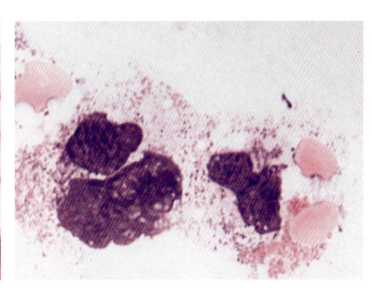

図1-c　骨髄塗抹標本（強拡大）

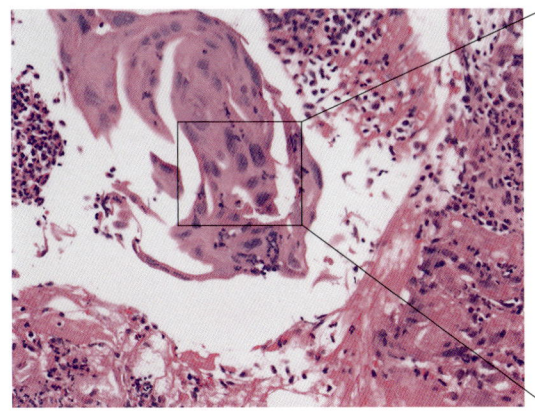

図2-a　食道生検（弱拡大）

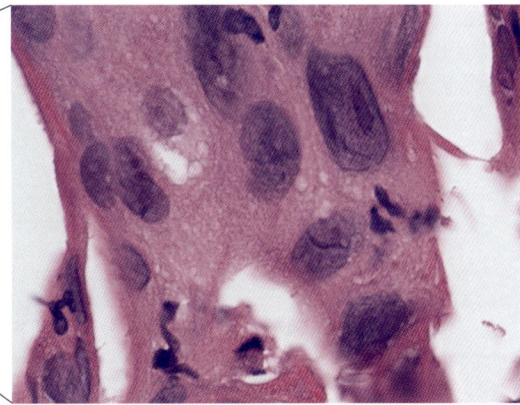

図2-b　食道生検（強拡大）

解説

診断プロセス

　汎血球減少症と血清フェリチン高値から骨髄異形成症候群を鑑別する必要があるが，若年者ではまれである。骨髄生検像(図1再掲載)では3系統の造血細胞が減少しており，泡沫状マクロファージが増加している。骨髄異形成症候群を示唆するような造血細胞の形態異常はみられない。マクロファージによる赤血球貪食像が目立つことから，血球貪食症候群(hemophagocytic syndrome：HPS)または，血球貪食性リンパ組織球症(hemophagocytic lymphohistiocytosis：HLH)と診断できる。この症例では脂肪細胞が不明瞭であるが，低栄養状態による膠様髄に伴う変化と考えられる。マクロファージのマーカーで免疫染色を行うことで，血球貪食像がより明瞭になる(図3)。マクロファージのマーカーとしてCD68，CD163，CD204，Iba1などが使用される[1]。

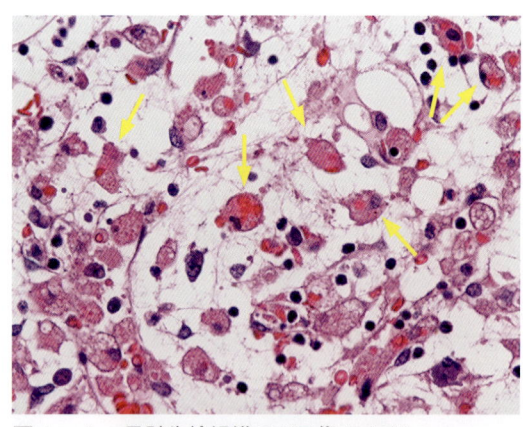

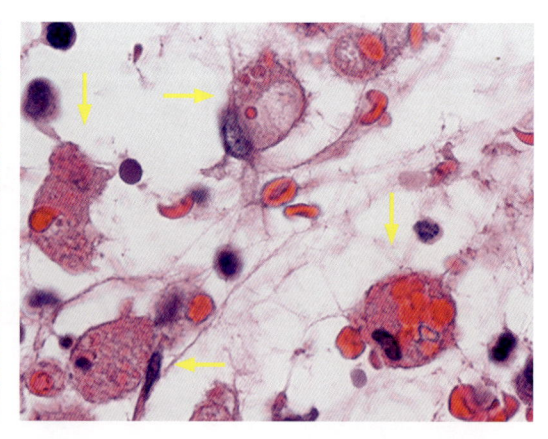

図1-a, b　骨髄生検組織のHE像(再掲載)
a：3系統の造血細胞が減少しており，泡沫状マクロファージが増加している。
b：強拡で多数の血球貪食像が確認される。

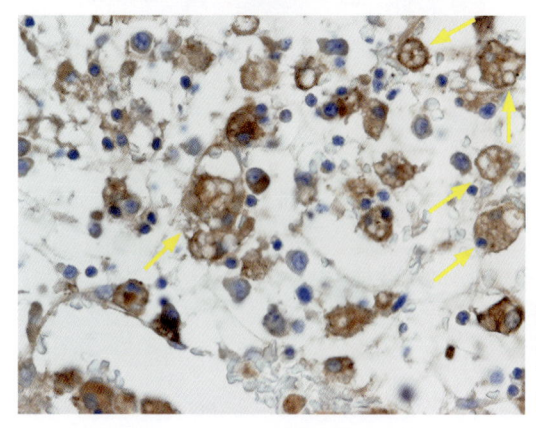

図3　骨髄組織のCD204の免疫染色(中拡大)
血球貪食細胞はマクロファージマーカーのCD204に陽性である。白く円型に抜けた像が貪食された赤血球である(矢印)。

検査所見

発熱，肝脾腫，肝障害，腎障害などの全身症状を伴い，血液検査では，2系統以上の血球減少，肝酵素(AST, ALT, LCH)の上昇，高フェリチン血症，sIL-2R上昇，凝血能異常などが認められる(表1)[2~4]。

表1 HPS/HLHの診断基準[2~4]

以下のいずれかを満たすこと A：HPS/HLHに一致した遺伝子異常を有する。 B：以下の8つの所見のうち5つ以上の項目を満たす。 臨床所見 1. 発熱 2. 脾腫	検査所見 3. 血球減少(3系統のうち少なくとも2系統の異常) 4. 高トリグリセリド血症または低フィブリノゲン血症 5. 高フェリチン血症 6. NK細胞活性の低下 7. Soluble IL2 receptorの上昇 組織学的所見 8. 骨髄，脾臓，またはリンパ節の血球貪食像

病理所見

食道生検像(図2再掲載)からどのような病態が考えられるであろうか。潰瘍に接する重層扁平上皮の核内に1個〜数個の好酸性封入体が形成され，核は軽度腫大している。感染細胞が融合することもある。単純ヘルペス(herpes simplex virus：HSV)感染細胞の所見である。HSVの免疫染色では，感染細胞の核と細胞質に陽性像を認めた(図4)。本症例は，抗体検査でもHSV-IgMが陽性であった。血中EBウイルスDNAおよびサイトメガロウイルス抗原は陰性であった。

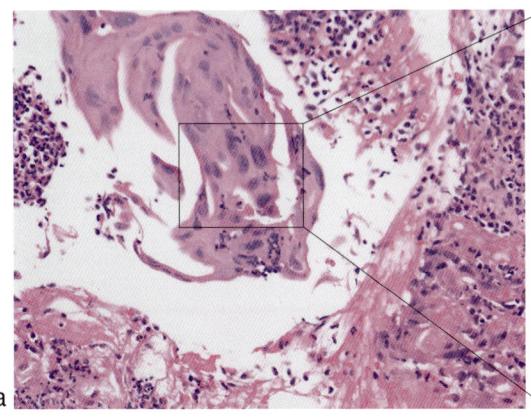

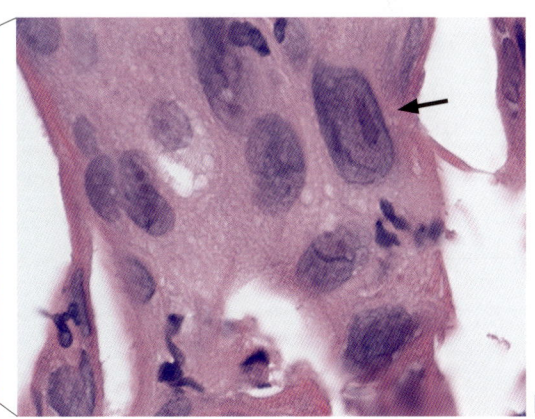

図2-a, b 食道生検組織のHE像(再掲載)
扁平上皮の核が腫大し，核内に1個〜数個の好酸性封入体(矢印)がみられる。

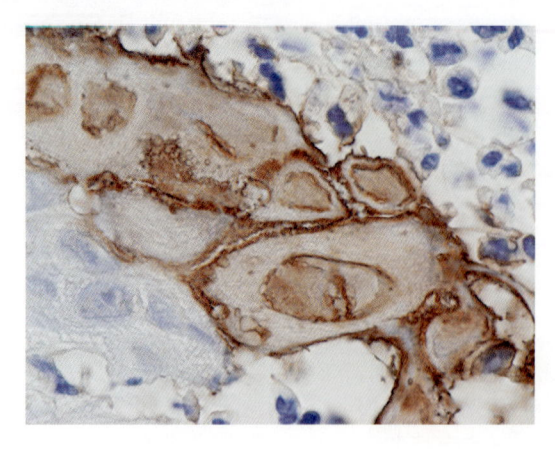

図4　食道組織のHSVの免疫染色(強拡大)
扁平上皮の核と細胞質に陽性所見がみられる。

▶▶ 最も考えられる病理診断は何か？

ヘルペスウイルスによるウイルス関連血球貪食症候群(virus associated hemophagocytic syndrome：VAHS)

EBウイルスや，サイトメガロウイルス，アデノウイルス，ヘルペスウイルス，パルボウイルス，パラインフルエンザウイルス，インフルエンザウイルスなどが原因になるが，EBウイルスがVAHSの原因の半数を占める．ベースに家族性・遺伝性の素因がありウイルス感染がHPS/HLHの引き金になる場合と，ウイルス感染そのものからHPS/HLHが引き起こされる場合がある．近年，従来VAHSとされてきた症例の一部に一次性HPS/HLHと共通の遺伝子異常が見いだされている[2〜5]。

▶▶ 治療・予後

コルチコステロイドやシクロスポリンA，エトポシドなどの免疫抑制剤が使用されるが，確立された治療方法はない．一次性HPS/HLHでは，骨髄移植も行われる．一次性HPS/HLHでは5年生存率は60%前後である．二次性HPS/HLHの臨床予後は原疾患に依存するが，VAHSは比較的治療に反応し5年生存率は80〜90%である．

> **Memo　ウイルス関連血球貪食症候群（VAHS）**
>
> 　HPS/HLH は，活性化マクロファージからの種々のサイトカインの過剰産生による高サイトカイン血症により引き起こされる病態である（表2）。一次性（家族性または遺伝性）HPS/HLH と二次性（続発性）HPS/HLH が知られており，前者では perforin 遺伝子や syntaxin 11 遺伝子などの遺伝子変異が認められる。これらは NK 細胞や T リンパ球の機能に関わる遺伝子であり，これらのリンパ球の機能異常により，活性化 T リンパ球やマクロファージのアポトーシスが抑制され，これらの細胞の活性化状態が持続する。活性化 T リンパ球はマクロファージをさらに刺激し，過剰活性化したマクロファージから IL-1 や IL-6，TNF-α，IFN-γ などのサイトカインが産生され，高サイトカイン血症が引き起こされると考えられている。
>
> 　二次性 HPS/HLH では，ウイルス感染や細菌感染，悪性腫瘍（主に悪性リンパ腫），自己免疫疾患（若年性関節リウマチや全身性エリテマトーデスなど）が誘因となる。活性化したマクロファージがなぜ自己の血球を貪食するのかは明らかにされていない。一次性，二次性のいずれも組織学的には骨髄，脾臓，肝臓，リンパ節にマクロファージが増加し，血球貪食像が認められる[1〜3]。
>
> **表2　HPS/HLH の分類[4, 5]**
>
> Ⅰ：一次性　（家族性／遺伝性）
>
> Ⅱ：二次性（続発性）
> 1. 感染関連
>   1) ウイルス
>   2) 細菌
>   3) その他：リケッチア，真菌，原虫など
> 2. 悪性腫瘍
>   1) 悪性リンパ腫
>   2) 白血病，固形癌など
> 3. 膠原病
>   1) 全身性エリテマトーデス
>   2) その他：関節リウマチ，強皮症
> 4. 薬剤性（フェニトインなど）
> 5. その他

鑑別診断・類縁疾患

● 悪性リンパ腫関連血球貪食症候群（lymphoma associated hemophagocytic syndrome：LAHS）

　悪性リンパ腫に併発する HPS/HLH である。以前は，T 細胞性リンパ腫に多いといわれていたが，近年の統計では，B 細胞性リンパ腫でも HPS/HLH が認められることがわかった。LAHS の6割が B 細胞性で，残りが NK/T 細胞性であった。B 細胞性ではびまん性大細胞性 B 細胞リンパ腫と血管内 B 細胞性リンパ腫，NK/T 細胞性では鼻型 NK/T 細胞性リンパ腫と末梢性 T 細胞リンパ腫がそれぞれ多い。5年生存率は B 細胞性では 40〜50％であるが，T 細胞性では5年生存率は 10％以下である[2〜4]。

● マクロファージ活性化症候群（macrophage activation syndrome）

　自己免疫疾患に付随する HPS/HLH は，マクロファージ活性化症候群とよばれるが，基本的な検査所見や病態は他の HPS/HLH と同様である。若年性関節リウマチの7％の患者で

HPS/HLHが認められるとの報告があり，死亡率は10～20％である[6〜8]。

● 骨髄異形成症候群　　　　　　　　　　　　　　　　　　　　　　　（26頁参照）

　汎血球減少症の原因疾患として重要であるが，多くは高齢者に発症する．骨髄像は過形成，もしくは正形成を示し，微小巨核球や巨赤芽球性変化，偽ペルゲル核異常など，3系統の造血細胞に種々の形態異常がみられる[9]。

● 組織球肉腫　　　　　　　　　　　　　　　　　　　　　　　　　　（254頁参照）

　組織球の腫瘍性増殖からなる悪性腫瘍であり，きわめてまれな疾患である．血球貪食像がよくみられるが，腫瘍性組織球には核クロマチンの増量や核型不整などの悪性腫瘍に相当する高度の異型が認められる[10]。

📖 文献

1. 竹屋元裕：単球・マクロファージを認識するモノクローナル抗体．高橋潔, 内藤眞, 竹屋元裕（編）：生命を支えるマクロファージ．pp97-108, 文光堂, 2001.
2. 今岡晋作：ウイルス関連血球貪食症候群の病態と治療．血液内科 63：406-412, 2011.
3. Ishii E, Ohga S, Imashuku S, et al：Nationwide survey of hemophagocytic lymphohistiocytosis in Japan. Int J Hematol 86：58-65, 2007
4. 山川光徳, 三浦偉久男：細網内皮系の概念とその変遷．小川聡（編）：内科学書 第7版．pp155-160, 中山書店, 2009
5. 今岡晋作：血球貪食症候群．井村裕夫, 尾形悦郎, 高久史麿, 他（編）：最新内科学大系, プログレス3 血液・造血疾患．pp133-144, 中山書店, 1997
6. Jordan MB, Allen CE, Weitzman S, et al：How I treat hemophagocytic lymphohistiocytosis. Blood 118：4041-4052, 2011
7. Janka GE：Hemophagocytic syndromes. Blood Reviews 21：245-253, 2007
8. Shabbir M, Lucas J, Lazarchick J, et al：Secondary hemophagocytic syndrome in adults；a case series of 18 patients in a single institution and a review of literature. Hematol Oncol 29：100-106, 2011
9. 伊藤雅文：MDSの骨髄病理組織標本の見方．定平吉都（編）：わかりやすい骨髄病理診断学．pp124-136, 西村書店, 2008
10. 竹屋元裕：骨髄病理のトピックス　組織球肉腫．病理と臨床 27：1077-1081, 2009

　　　　　　　　　　　　　　　　　　　　　　　　　　　　　　　（菰原義弘，奥野豊，竹屋元裕）

28. 近医にて赤血球増加の指摘

頻度 ★★
難易度 ★★★★

症例　60代，男性。

　1年前に胃潰瘍の治療を受けているが，他に特記すべき既往歴なし．3か月前から頭痛，めまい，視野に暗点が生じ，四肢の熱感と紅潮，入浴後の掻痒感があり，近医を受診して赤血球増加を指摘されて来院．身体所見では肝を右季肋下1横指，脾を左季肋下1横指触知し，皮膚の赤味を帯びたチアノーゼを認める．主な検査所見は以下のとおりである．

　WBC 14,600/μL，RBC 754万/μL，Hb 19.6 g/dL，Ht 62.7%，血小板数48.3万/μL，エリスロポエチン 4.9 mIU/mL（基準値9.1〜32.8）．

　診断確定のため骨髄穿刺・生検が施行された．骨髄穿刺吸引塗抹細胞像（図1）と骨髄生検組織像（図2）を示す．以上の所見から，最も考えられる病理診断は何か？

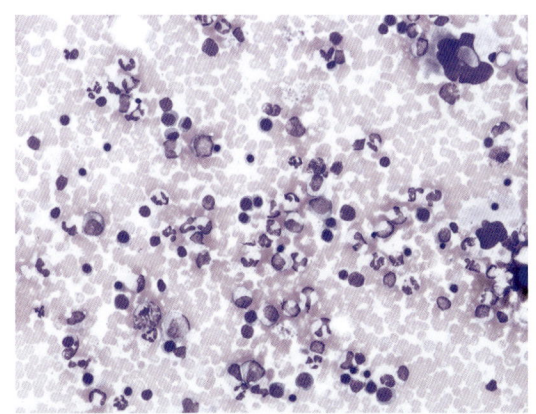

図1-a

図1-b

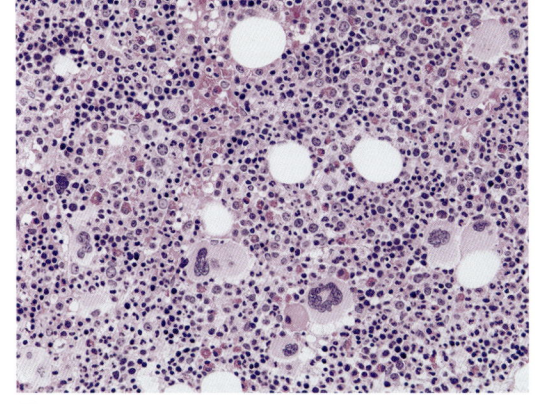

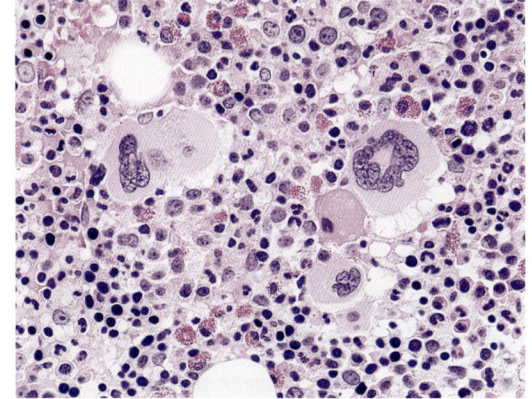

図2-a

図2-b

解説

診断プロセス

　赤血球数が著明に増加し，ヘモグロビン，Ht 値がいずれも上昇していることから，赤血球増加症の状態と考えられる．この場合，循環血漿量の減少による見かけ上の赤血球数増加（相対的赤血球増加症）と身体中の赤血球総数の増加（絶対的赤血球増加症）の両者を，循環赤血球量の測定にてまず鑑別する必要がある（表1）．相対的赤血球増加症の原因として，①下痢，嘔吐，発汗亢進，熱傷，利尿薬使用などによる体液喪失（脱水）に基づく血液濃縮状態と，②ストレスに基づくストレス赤血球増加症がある．本例では臨床経過にて相対的赤血球増加症の原因はみられない．赤味を帯びた皮膚のチアノーゼは多くの真性多血症（polycythemia vera：PV）患者にみられ，四肢の熱感・紅潮，入浴後の瘙痒感も PV の特徴的な症状である．頭痛，めまい，視野暗点は PV 初期にみられる最も頻度の高い症状で，胃潰瘍，肝脾腫も PV にてみられる所見である．

表1　赤血球増加症の原因による分類

　A．相対的赤血球増加症
　　a．血液濃縮状態（下痢，嘔吐，発汗亢進，熱傷，利尿薬使用など）
　　b．ストレス赤血球増加症
　B．絶対的赤血球増加症
　　a．一次性赤血球増加症（エリスロポエチン値は正常または低下）
　　　　1）真性赤血球増加症（真性多血症）
　　　　2）家族性・遺伝性多血症
　　　　　　エリスロポエチン受容体遺伝子異常など
　　b．二次性赤血球増加症（エリスロポエチン産生亢進）
　　　　1）低酸素状態（高地滞在，慢性閉塞性肺疾患，右左シャントのある心疾患，喫煙，異常ヘモグロビン症など）
　　　　2）エリスロポエチン産生腫瘍
　　　　3）非腫瘍性腎疾患
　　　　4）家族性・遺伝性多血症
　　　　　　Chuvash 多血症（*VHL* 遺伝子異常）など
　　c．原因不明

検査所見

　相対的赤血球増加症が否定されれば，血中エリスロポエチン（erythropoietin：EPO）の値を測定する．血液細胞の異常による一次性赤血球増加症と，高地居住者や心肺疾患，EPO 産生腫瘍などに基づく EPO 産生亢進による二次性赤血球増加症を鑑別する（表1）．本例では血中 EPO は 4.9 と低値であることから，EPO 産生亢進による二次性赤血球増加症は否定される．一次性赤血球増加症には，骨髄の造血前駆細胞の腫瘍性増殖による PV と，エリスロポエチン高感受性を起こすエリスロポエチン受容体遺伝子異常などの家族性・遺伝性多血症がある．骨髄穿刺・生検，遺伝子検査，造血前駆細胞の培養などの結果を総合して鑑別

する（表2）。

表2　WHO分類第4版（2008年）における真性多血症の診断基準[1]

主基準二つと副基準1つ，または主基準の第1項と副基準二つを満たすこと	
主基準	1. ヘモグロビン値：男性＞18.5 g/dL，女性＞16.5 g/dL，または赤血球量が増加している他の証拠（＊）が存在する 2. *JAK2* V617F変異，または機能的にこれと同等の遺伝子変異（例えば*JAK2*遺伝子のエクソン12変異）が存在する
副基準	1. 生検標本にて，骨髄は年齢に比して過形成で，顆粒球・赤芽球・巨核球の3系統の増加（panmyelosis）がみられる 2. 血清エリスロポエチン（EPO）レベルが低値である 3. 骨髄細胞の *in vitro* での内因性赤芽球コロニー形成が認められる

＊ヘモグロビンまたはヘマトクリットが年齢・性・居住地の高度を考慮した正常域の99パーセンタイルより高値を示す場合，ヘモグロビン値が男性＞17 g/dL，女性＞15 g/dLで，鉄欠乏補正などの原因によらず個人の基準値よりも2 g/dL以上持続上昇している場合，または循環赤血球量が正常平均予想値よりも25％を超えて増加している場合

病理所見

　多血症期（polycythemic phase）とよばれるPV初期には骨髄は顕著な過形成を示すため，塗抹標本では多数の造血細胞がみられる（**図1-a**再掲載）。PVでは赤芽球系のみならず，顆粒球・巨核球系も含む3系統の造血細胞の増加〔この状態を汎骨髄症（panmyelosis）という〕がみられることが特徴である（**図1-a**再掲載，矢印：巨核球）（このため末梢血では赤血球増加のみならず白血球増加と血小板増加もみられる）。高倍率像（**図1-b**再掲載）では種々の成熟段階の赤芽球が認められる（赤矢印：好塩基性赤芽球，青矢印：多染性赤芽球，黄矢印：正染性赤芽球）。赤芽球系細胞の形態は正常であり，通常，巨赤芽球性変化（megaloblastic change）はみられない。

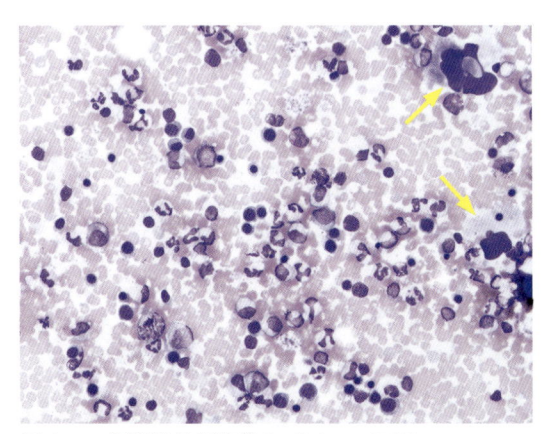

図1-a　骨髄塗抹細胞像（弱拡大，再掲載）

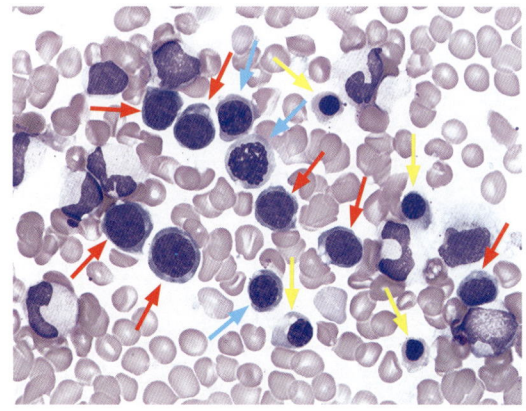

図1-b　骨髄塗抹細胞像（強拡大，再掲載）

骨髄生検組織像(多血症期)(図2-a再掲載)では,脂肪細胞(fat cell:F)がごく少数しかみられない高度の過形成骨髄であることがわかる(正常な骨髄は脂肪細胞と造血細胞の占める面積比がおよそ1:1である)。病理組織学的にも赤芽球の増加を伴った3系統の造血細胞の増加(汎骨髄症)が認められ,特に赤芽球(濃染する小型円形核を有する細胞)と巨核球(矢印)の増加が目立つ。複数個の巨核球が集合する所見もみられる。巨核球系には,過分葉核や奇怪な形の核を有する大型または巨大な成熟巨核球の増加がみられる。それとともに,小型の巨核球も混在しており,巨核球の大小不同が目立つが,核・細胞質比は低く,高度の核異型は示さない。これらがPVの特徴的な所見である[2]。高倍率像(図2-b再掲載)では汎骨髄症の所見がより明瞭に認められる。4個の巨核球(黄矢印)が集簇する部では,上端の巨核球は過分葉核を有する巨大巨核球で,下端の小型巨核球との大きさの違いが際立っている。増生している円形の小型濃染核を有する細胞は成熟後期赤芽球で,赤矢印のように核周囲が明るく抜けてみえるhaloとよばれる現象は組織標本作製過程での人工産物であるが,赤芽球の特徴の一つである。PVでは鉄が欠乏しており,ほとんどの症例で鉄染色が陰性を示すことも鑑別のポイントとなる。細網線維の増加はPVの病期の進行に伴って出現するが,病初期にはみられない場合が多い。

PVでは病期が進行すると赤芽球と顆粒球は減少し,骨髄の線維化と核クロマチンの増量した異型巨核球がみられるようになる。この時期を消耗期(spent phase)とよぶが,骨髄線維症への移行(post-polycythemic myelofibrosis phase)ととらえることもできる。この時期の骨髄組織像は,原発性骨髄線維症(primary myelofibrosis:PMF)と区別できない。

▶▶ 最も考えられる病理診断は何か？ ▶▶▶▶▶▶▶▶▶▶▶▶

真性赤血球増加症(真性多血症)(polycythemia vera:PV)

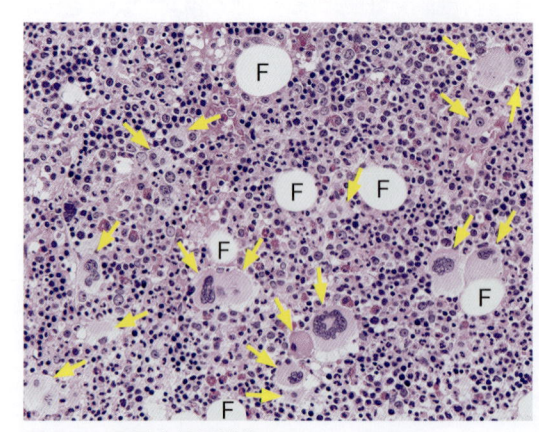

図2-a 骨髄生検組織像(低倍率,再掲載) 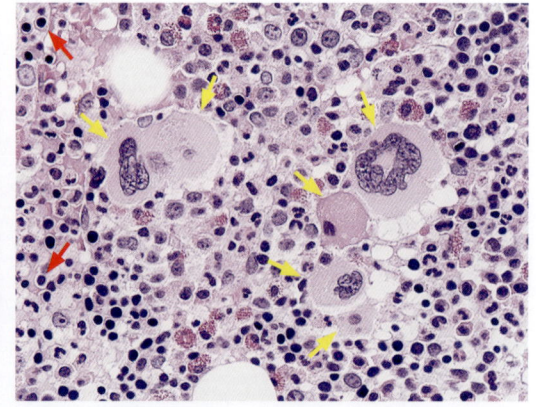　　図2-b 骨髄生検組織像(高倍率,再掲載)

Memo　*JAK2* 遺伝子変異[3, 4]

　WHO 分類における PV の診断基準の一つに *JAK2* 遺伝子の変異が含まれている。JAK2（Janus kinase 2）は Jak ファミリーに属するチロシンキナーゼで，エリスロポエチンなどの増殖因子のシグナル伝達に重要な役割を果たす。代表的な *JAK2* V617F 変異は *JAK2* 遺伝子のコドン 617 がコードするアミノ酸がバリン（valine：V）からフェニルアラニン（phenylalanine：F）に変異したもので，これにより JAK2 が恒常的な機能亢進をきたすと，その下流のシグナル伝達経路が増殖因子非依存性に活性化することで腫瘍が発生すると考えられる。

　真性多血症では，95％以上の症例に *JAK2* V617F 変異が存在する。*JAK2* V617F 変異がみられない症例でも，*JAK2* 遺伝子のエクソン 12 における機能的に類似した変異がみられ，これらを合わせると PV の全例に近い症例にこの遺伝子の異常が認められる。また，本態性血小板血症（essential thrombocythemia：ET）と PMF でも，*JAK2* V617F 変異が約半数例に認められる。同一の遺伝子異常が臨床的に異なるこれら 3 疾患の発症にどのようにかかわっているのか，あるいはこの 3 疾患は別個の疾患ではなく同一疾患のスペクトラムの違いと解釈すべきか，などが現在検討課題となっている。

　JAK2 V617F 異常を有する ET 症例では，ヘモグロビン値と白血球数が高く，EPO レベルは低く，骨髄には細胞成分が通常の ET よりも多く，静脈血栓症や PV への移行のリスクが高く，ハイドロキシウレアに対する感受性が高いなど，PV に類似する多くの特徴を示す。一方，*JAK2* V617F 陰性の ET 症例は，時間が経過しても *JAK2* V617F 陽性となることはなく，*JAK2* V617F 陽性 ET と陰性 ET は同一疾患の病期の違いではなく，別個の異なる疾患と考えられつつある。また PMF でも同様に，*JAK2* V617F 陽性例では陰性例に比して白血球数がより高値で，輸血を必要とすることが少ないなど，PV に類似した表現型を示す。これらの事実から，*JAK2* V617F 陽性の PV，ET，PMF は互いにオーバーラップする疾患群と考えられ，*JAK2* V617F 陰性例は別個の疾患として分類する新しい試みが提唱されている[3]。

　JAK2 V617F 陽性例における上記 3 疾患の表現型の違いには，その他の先天的・後天的要因が関与するが，その一つに *JAK2* 遺伝子変異のホモ接合性がある。PV では多くの症例が *JAK2* V617F のホモ接合性変異（homozygous mutation）（両 allele に同一の遺伝子変異が存在する状態）を示すが，ET ではこれはまれで，通常ヘテロ接合性変異（heterozygous mutation）（一方の allele のみの変異）である。*JAK2* ホモ接合性変異は，片親性ダイソミー（uniparental disomy：UPD）（一対の相同染色体が両方ともに片親に由来する現象）とよばれる有糸分裂組換えと変異（allele）の複製によって起こる（図 3）。ホモ接合性変異は，ヘテロ接合性変異に比してシグナル伝達における下流の遺伝子をより強く発現させ，これが PV と ET という表現型の違いに関与すると考えられている。マウスモデルの実験でも，変異 *JAK2* のレベルが低いと血小板増加を起こし，高いと赤血球増加を起こすという結果が報告されている。

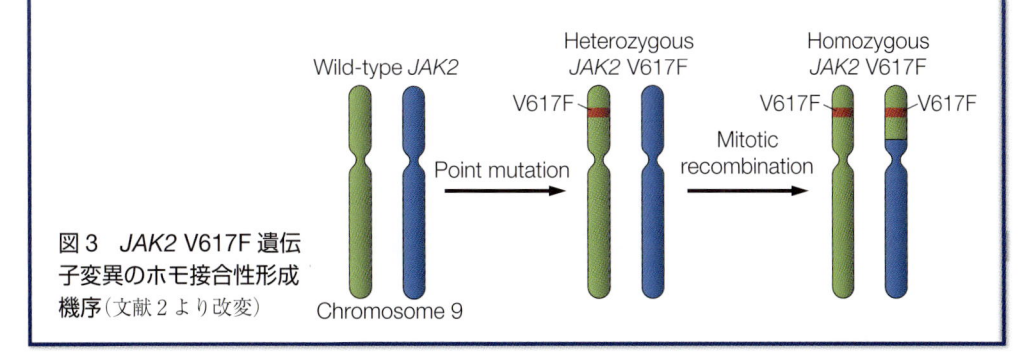

図 3　*JAK2* V617F 遺伝子変異のホモ接合性形成機序（文献 2 より改変）

治療・予後

　治療法として瀉血と抗癌剤(化学療法)がある．後者は二次性悪性腫瘍を起こすという発癌性の問題があるため，使用は極力避けて瀉血で対応する(とくに若年者の場合)．瀉血のみでは十分な治療効果が得られない場合に，インターフェロンα(interferon-α)ないしハイドロキシウレア(hydroxyurea)などの抗癌剤を使用する．これらと組み合わせて，抗血小板療法として低用量アスピリンを血栓症予防のために適宜使用する．近年JAK2阻害薬が開発され，臨床試験にて骨髄細胞の増殖抑制効果が示されているが，血栓症や高リスク疾患(骨髄線維症や白血病)への移行を阻止できるか否かに関してはまだデータが得られていない．

　死因は大きく心血管系疾患(特に動脈血栓症が重要で，出血も死因となるが頻度は低い)と悪性腫瘍(急性骨髄性白血病など)が二分する．PVは骨髄増殖性腫瘍(myeloproliferative neoplasm：MPN)の中でも経過が緩慢な疾患であり，心血管系の合併症を回避できれば，適切な治療にて10年以上の長期生存が期待できるが，長期罹患患者や高齢者では骨髄線維症(消耗期)への移行や，急性骨髄性白血病を発症するリスクがある．

鑑別診断・類縁疾患

● 二次性赤血球増加症

　骨髄は通常正形成の範囲内で，時に軽度の過形成を示す場合もあるが，高度の過形成を示すことはない．赤芽球は増加するが，PVに特徴的な汎骨髄症の所見はみられない．巨核球の形態は正常で，PVに特徴的な形態変化を示さない．鉄欠乏所見もみられない．

● 慢性骨髄性白血病(chronic myelogenous leukemia：CML)　(42頁参照)

　骨髄は高度の過形成を示すが，顆粒球系が著しく優位な増加を示し，赤芽球系は減少する場合が多く，M/E比は通常8：1以上に増加する．PVでは赤芽球系の増加を伴った3系統の過形成(汎骨髄症)が特徴であり，組織像はCMLと異なる．CMLでは巨核球もしばしば増加するが，この場合に小型で低分葉核巨核球の増加が特徴であるが，PVでは大型巨核球が小型巨核球とともに増加する所見が特徴であり，両者の巨核球形態にも違いがみられる．PVでは鉄染色にてほぼ陰性であるが，他のMPNでは陽性所見が認められる点も有用な鑑別点といえる．両者は遺伝子検査にて確実な鑑別診断ができる．CMLでは，フィラデルフィア染色体および*BCR-ABL1*遺伝子再構成が疾患特異的な細胞遺伝学的異常として検出されるが，PVでは*JAK2*遺伝子変異がほぼ全例に認められる．

● 本態性血小板血症(essential thrombocythemia：ET)　(119頁参照)

　骨髄は高度の過形成を示す場合は少なく，正形成あるいは低形成の場合もあり，この点はPVと異なる．またETではPVのような3系統の増加(汎骨髄症)は示さず，巨核球系単独

の増加が種々の程度にみられる。ETにおいても巨核球はきわめて大型で過分葉核を有する巨核球が特徴的であるが，PVにみられるような大小の巨核球が混在する多形性を示すことは少ない。

　PVの初期〔前駆期（pre-polycythemic phase）〕には赤血球増加が顕著でなく血小板増加を示す症例が少なくないが，上記の骨髄組織像からETとの鑑別が可能との報告もある[5]。ただし前述のごとく，ETの約半数例は*JAK2* V617F変異を有し，PVとしての特徴もみられ，PVとオーバーラップした疾患ともいえる（MEMO参照）。ETは基本的に除外診断的要素が強い疾患であり，血小板増加を伴う症例でもPVの診断基準を満たす場合は，血小板増加の程度とかかわりなくPVの診断となる。

● 原発性骨髄線維症（primary myelofibrosis：PMF） （113頁参照）

　PMFでは軽度の貧血がみられ，末梢血にて涙滴赤血球をはじめとする奇形赤血球が認められ，赤芽球と骨髄芽球が出現して白赤芽球症（leukoerythroblastosis）を呈することなどの特徴的所見がみられる。骨髄には細網線維や膠原線維の著明な増加がみられ，クロマチンの増量を伴う腫大した奇怪な形状の核（雲形，風船形，球根形などと形容される）を有する大型の異型巨核球が多数増殖する点が特徴である。PVの多血症期にはこのような強い異型を示す巨核球は通常みられない。一方，PMFではPVのような赤芽球系の増加はみられない。

　PVでも病期の進行に伴って骨髄に線維化が起こるが〔消耗期（spent phase）ないし多血症後骨髄線維症期（post-polycythemic myelofibrosis phase）とよばれる〕，この場合には巨核球の異型も目立ち，PMFとの組織学的な鑑別は困難ないし不可能である。臨床経過や初期の生検標本の所見を考慮することで，正確な診断が可能となる。PMFにおいても約半数例で*JAK2* V617F変異が認められ，この遺伝子異常を伴った両疾患の異同に関しては今後検討が必要である。

📖 文献

1. Swerdlow SH, Campo E, Harris NL, et al：WHO classification of tumors of hematopoietic and lymphoid tissues, 4th ed. IARC Press, Lyon, France, 2008
2. Thiele J, Kvasnicka HM, Diehl V：Standardization of bone marrow features；does it work in hematology for histological discrimination of different disease patterns? Histol Histopathol 20：633-644, 2005
3. Campbell PJ, Green AR：The myeloproliferative disorders. N Engl J Med 355：2452-2466, 2006
4. Levine RL, Pardanani A, Tefferi A, et al：Role of *JAK2* in the pathogenesis and therapy of myeloproliferative disorders. Nat Rev Cancer 7：673-683, 2007
5. Gianelli U, Iurlo A, Vener C, et al：The significance of bone marrow biopsy and *JAK2*^{V617F} mutation in the differential diagnosis between the "early" prepolycythemic phase of polycythemia vera and essential thrombocythemia. Am J Clin Pathol 130：336-342, 2008

（宮内　潤）

29. 発熱，労作時息切れ

頻度 ★
難易度 ★★★★

症例 50代，男性。

1か月前より発熱・咳嗽出現。近医受診にて対症療法で経過観察していたが，次第に労作時の息切れを伴うようになり，紹介受診となった。

血液検査所見では，Hb 11.8 g/dL，Ht 35.6％，CRP 5.1 mg/dL，赤沈亢進を認めた。血清IL-6は5.4 pg/mL，基準値は4.0 pg/mL以下と高値を示した。腫瘍マーカーに異常値は認められなかった。また，IgG 4,300 mg/dL，IgA 612 mg/dL，IgE 4,452 mg/dLと多クローン性高ガンマグロブリン血症を認めた。尿中のM蛋白およびBence Jones蛋白はいずれも陰性であった。胸腹部CTにて，右上肺野に径1.5 cm大の結節影を認めるほか，頸部・腋窩部・肺門部・縦隔・傍大動脈・左右鼠径部に径1 cm大までのリンパ節腫脹が複数認められた。

頸部リンパ節生検が実施された。リンパ節組織標本(HE染色)の弱拡大像(図1-a)，中拡大像(リンパ濾胞様構造部分，図1-b)，強拡大像(リンパ濾胞様構造の間の部分，図1-c)を示す。以上の所見から，最も考えられる病理診断は何か？

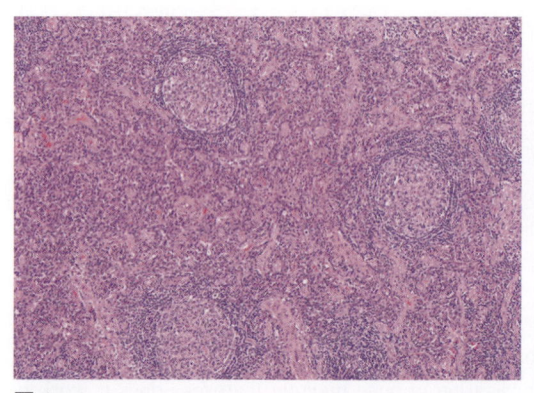

図1-a

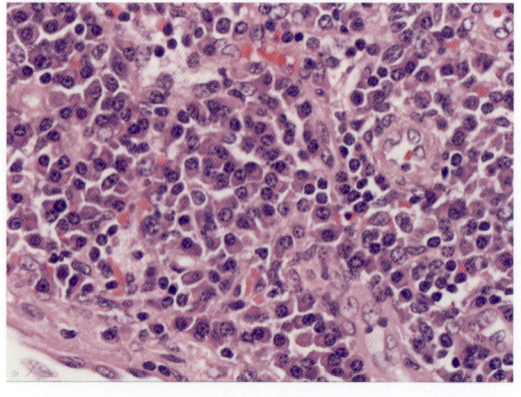

図1-b

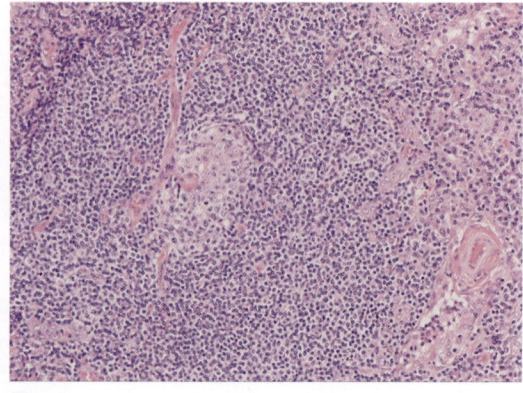

図1-c

解説

診断プロセス

発熱に伴って全身性にリンパ節腫大がみられる。全身性の感染症，膠原病，悪性リンパ腫，他の造血器腫瘍性疾患，癌の転移などのリンパ節腫大を伴う疾患を鑑別していく必要がある。

検査所見

血液検査所見より，軽度の貧血と炎症反応が認められる。IL-6 は炎症反応を反映するサイトカインの一種。

免疫グロブリンが高値を示しているが，多クローン性で，尿中 M 蛋白および Bence Jones 蛋白が陰性であることから，骨髄腫は否定的。

腫瘍マーカーの異常値はみられず，癌の多発転移は考えにくい。

病理所見

図1-a：リンパ濾胞様構造が増生している。特異的な感染を示す所見なし。肉芽腫形成なし。膿瘍形成なし。癌の転移像はない。

図1-b：リンパ濾胞様構造の拡大像。胚中心が萎縮している。濾胞内に小血管が入り込み，周囲に線維芽細胞が増生して線維化や硝子化を呈する血管硬化像(angiosclerosis)を認める。

図1-c：リンパ濾胞様構造間領域の拡大像。形質細胞の増生を認める。

最も考えられる病理診断は何か？

全身性キャッスルマン病(multicentric Castleman's disease：MCD)

治療・予後

局所性のキャッスルマン病では腫大リンパ節を摘除すれば完治することが多いが，MCD ではすべてのリンパ節を取り除くことは不可能。治療法としてはステロイド療法や免疫抑制剤，重症例では化学療法が施行されるが，予後は必ずしも良好ではない。感染の合併や悪性リンパ腫への進展，肺病変や腎病変の有無が予後規定因子となる。また，キャッスルマン病における IL-6 の過剰産生が，さまざまな病態をつくりだすことが報告されており，IL-6 を標的とした治療も近年施行されている[1]。

> **Memo　キャッスルマン病の分類と病因**
>
> ■分類
> 　比較的まれな良性のリンパ増殖性疾患で，縦隔や肺に好発する．臨床像および組織像によって，硝子血管型・形質細胞型・全身型に分類されており，硝子血管型が約90％を占める．硝子血管型は局所性で，リンパ濾胞様構造の増生と胚中心の萎縮，血管硬化像が組織学的特徴．特に臨床症状を示さないことが多い．形質細胞型も局所性で，暗殻の外側に著明な形質細胞の増生があることが特徴．全身型の組織像は硝子血管型と形質細胞型両者の特徴が混在していることが多く，病変は全身に広がる．発熱，貧血，多クローン性高ガンマグロブリン血症，赤沈亢進，CRP陽性などの多彩な臨床症状が高率に認められる[2]．
>
> ■病因
> 　諸説あるが，human herpesvirus 8（HHV-8）感染との密接な関係が指摘されている[3]．また，vascular endothelial growth factor（VEGF）の上昇が認められるとの報告もある[4]．

鑑別診断・類縁疾患

● 骨硬化性骨髄腫（POEMS症候群，Crow-Fukase症候群，高月病）

　多発神経炎，肝脾腫などの臓器腫大，女性化乳房や無月経などの内分泌異常，単クローン性ガンマグロブリン血症，皮膚の色素沈着や硬化がみられることからPOEMS（P：polyneuropathy, O：organomegaly, E：endocrinopathy, M：monoclonal gammopathy, S：skin changes）症候群とよばれる．若年男性に多く発症する．病理組織像は硝子血管型と形質細胞型の中間的な組織像を示し，血液検査所見でもVEGFの上昇が認められることが多く，全身性キャッスルマン病との区別が困難なことが多いが，臨床所見が異なる．

● IgG4-related lymphadenopathy

　IgG4関連疾患のうちリンパ節病変を伴うもの．血清中のIgGおよびIgG4が上昇し，多クローン性高ガンマグロブリン血症がみられる．病理組織学的にリンパ球・形質細胞浸潤と硬化性線維化，IgG4陽性形質細胞の増加を呈する．IL-6の上昇がなく，ステロイドが著効する点がキャッスルマン病との鑑別の参考になる．病理組織学的には，リンパ濾胞様構造の増生や血管硬化像は認められない[5,6]．

● 濾胞性リンパ腫（follicular lymphoma）　　　　　　　　　（93頁参照）

　リンパ濾胞様構造の増生が生じる点はキャッスルマン病と類似している．しかし，濾胞性リンパ腫では血管硬化像が生じず，多くの例では胚中心細胞がBcl-2陽性であることから鑑別できる．

● 自己免疫性疾患におけるリンパ節症

　関節リウマチ，全身性エリテマトーデスは高率にリンパ節腫脹をきたす。キャッスルマン病と同様に，反応性濾胞過形成や濾胞間の著明な形質細胞浸潤，血管増生をきたす。関節リウマチでは，リンパ節腫大の程度はキャッスルマン病より小さい傾向があり，濾胞内の血管の硝子化は少ない。全身性エリテマトーデスでは壊死や核破砕物をみることがある[7]。

文献

1. Nishimoto N, Kanakura Y, Aozasa K, et al：Humanized anti-interleukin-6 receptor antibody treatment of multicentric Castleman disease. Blood 106：2627-2632, 2005
2. 菊地昌弘, 森茂郎編：最新・悪性リンパ腫アトラス. pp329-331, 文光堂, 2004
3. Dupin N, Diss TL, Kellam P, et al：HHV-8 is associated with a plasmablastic variant of Castleman disease that is linked to HHV-8-positive plasmablastic lymphoma. Blood 95：1406-1412, 2000
4. Nishi J, Arimura K, Maruyama I, et al：Expression of vascular endothelial growth factor in sera and lymph nodes of the plasma cell type of Castleman's disease. Brit J Haematol 104：482-485, 1999
5. 中村悦子, 豊住久人, 林佳代, 他：IgG4関連リンパ節症と考えられた3例. 診断病理 26(3)：204-209, 2009
6. Cheuk W, Yuen HKL, Chu SYY, et al：Lymphadenopathy of IgG4-related sclerosing disease. Am J Surg Pathol 32：671-681, 2008
7. Ioachim HL, Medeiros LJ：Ioachim's lymph node pathology. 4th ed, pp213-237, Lippincott Williams & Wilkins, 2009

診断トレーニング　　　リンパ節

問題

30代，女性。健診時の胸部単純X線写真にて，右肺門部異常陰影を指摘された。自覚症状はない。悪性腫瘍の鑑別のため，外科的切除を施行した。最も考えられる病理診断は何か？

1. 濾胞性リンパ腫（follicular lymphoma）
2. 反応性濾胞過形成（reactive follicular hyperplasia）
3. サルコイドーシス（sarcoidosis）
4. キャッスルマン病（Castleman disease）
5. 胸腺腫（thymoma）

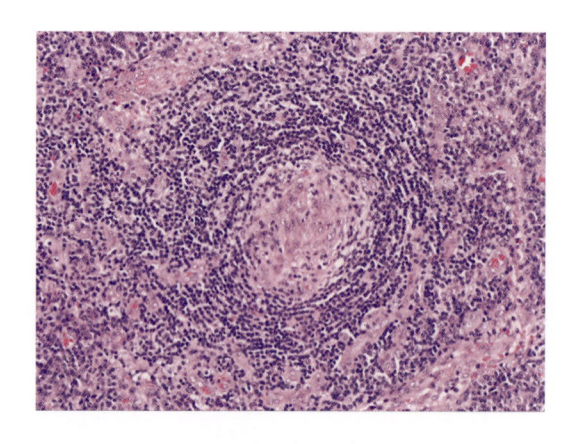

解答

4. キャッスルマン病，硝子血管型（Castleman disease, hyaline vascular type）

萎縮状の胚中心を呈するリンパ濾胞様構造。濾胞様構造内に小血管が入り込み，血管硬化像を呈している。胚中心および暗殻におけるリンパ球の同心円状配列がみられる。全身性キャッスルマン病と異なり，予後は良好。

（174頁参照）

（菅原江美子）

30. 健診にて白血球増多を指摘

頻度 ★
難易度 ★★★★

症例 40代，男性。

健康診断にて白血球増多を指摘され，近医を受診となる。WBC 139,200/μL（異型リンパ球 95%），Hb 10.6 g/dL，血小板 16.5万/μL，CRP 0.2 mg/dL であった。理学所見では両側頸部，腋窩，鼠径リンパ節腫脹を認めた。発熱はない。

骨髄穿刺液検査およびリンパ節生検が施行された。骨髄穿刺液塗抹標本のライト-ギムザ染色（図1）およびリンパ節の HE 染色（図2：弱拡大像，図3：強拡大像）を示す。以上の所見から，最も考えられる病理診断は何か？

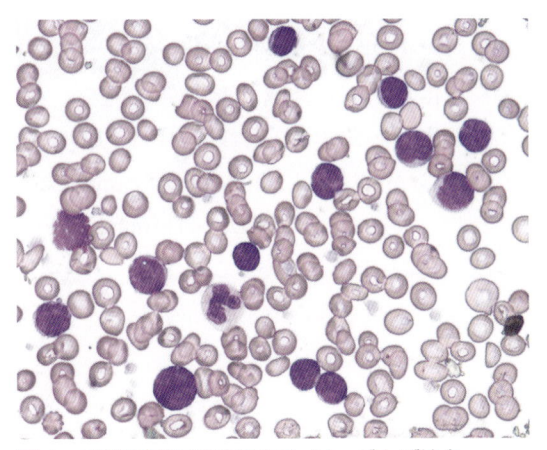

図1 骨髄穿刺液塗抹標本ライト-ギムザ染色

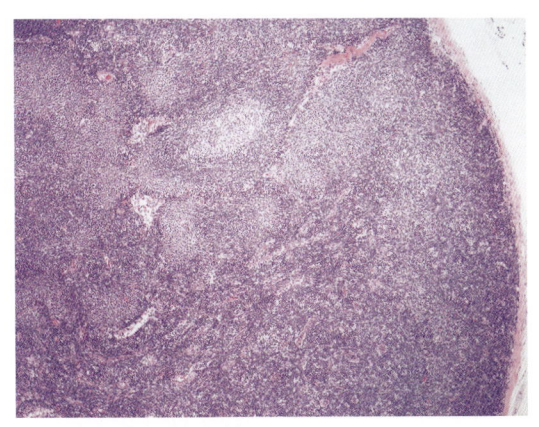

図2 HE 染色（弱拡大）

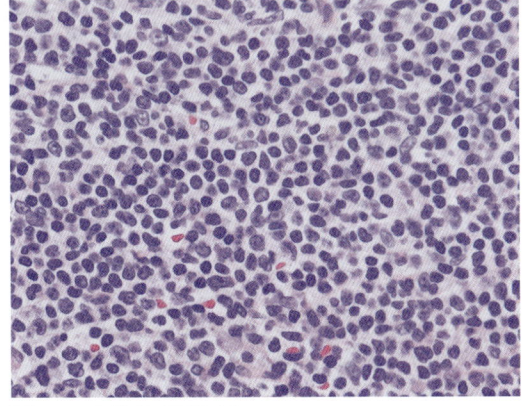

図3 HE 染色（強拡大）

解説

診断プロセスおよび検査所見

血液生化学検査では，LDH 423 IU/L，可溶性IL-2レセプターは3,250 U/mLであった。末梢血の異型リンパ球の表面マーカーはCD5＋，CD10－，CD20＋，CD23－であった。本例は全身性リンパ節腫脹と末梢血白血球増多症が問題である。

末梢血白血球数139,200/μLのうち，95％が成熟型の異型リンパ球で占められており，慢性リンパ性白血病（CLL）との鑑別が必要である。フローサイトメトリーにより末梢血または骨髄の表面抗原解析を行い，末梢血異型リンパ球の表面マーカーを確認する。本例では異型リンパ球の表面マーカーはCD5＋，CD10－，CD20＋，CD23－であった。リンパ節腫脹の原因として反応性あるいは腫瘍性病変が挙げられるが，本例では炎症兆候や感染症は認められない。可溶性IL-2レセプター高値からは悪性リンパ腫が疑われる。リンパ節生検により形態学的および免疫組織学的検索を行う。また末梢血液像から白血病も疑われることから白血病のリンパ節浸潤あるいは，悪性リンパ腫の白血化の可能性について検討する。

リンパ球がCD20陽性であれば，多くは成熟B細胞リンパ腫である。CD5陽性，CD20陽性のリンパ球が小型〜中型の場合は，小リンパ球性リンパ腫（small lymphocytic lymphoma：SLL）かmantle cell lymphoma（MCL）である（表1）。大型であればCD5陽性（diffuse large B-cell lymphoma：DLBCL）となる。本例の場合，小型リンパ球であることから，クロット標本ならびにリンパ節において，SLLかMCLの鑑別を中心にして検討を進める。

表1　小型〜中型細胞からなるB細胞性リンパ腫の分類

	CD5	CD10	cyclinD1	CD23
SLL	＋	－	－	＋
MCL	＋	－	＋	±
MALT	－	－	－	－
FL	－	＋	－	±

病理所見

骨髄穿刺液検査ではN/Cの高い，核に切れ込みを有する小型のリンパ球を多数認める（図1再掲載）。正常造血は抑制されている。本例では骨髄浸潤様式（Memoの1参照）はdiffuse patternであり[1]，これらのリンパ球はCD5＋，CD20＋，CD23－，Cyclin D1＋である。骨髄液を用いたFISH法ではt(11;14)(q13;q32)の融合シグナルがみられる。これはCyclin D1遺伝子（11q13）と免疫グロブリン重鎖遺伝子（14q32）との相互転座を示す[2]。リンパ節での腫瘍細胞は軽度の変形もしくはくびれた核を有する小型ないし中等大の細胞で，単調な腫瘍細

胞構成を特徴とし，びまん性増殖を示すとともに，一部ではリンパ濾胞を取り囲む増殖パターンも認められる(図2再掲載/図3⇒177頁)。細胞像は古典型 classical type に相当する(Memo「MCLの細胞像と組織構築」参照)。腫瘍性の centroblasts, paraimmunoblasts の出現や proliferation center を欠く。本例の組織構築は diffuse pattern と mantle zone pattern が混在している(Memo「MCLの細胞像と組織構築」参照)。

腫瘍細胞の表面マーカーはCD5＋，CD20＋，CD23－である。Cyclin D1 の免疫染色では陽性を示し，腫瘍組織内に取り残されたようにリンパ濾胞胚中心が存在する(naked germinal center)もみられる(図4)。MCLはt(11;14)(q13;q32)転座に伴う Cyclin D1 の過剰発現を特徴とすると単一疾患単位とされているが，まれに Cyclin D1 陰性の症例が報告されている[2]。Cyclin D1 陰性例は Cyclin D2 や Cyclin D3 の発現が強く，消化管への浸潤頻度が低い以外は，臨床病理学的には陽性例と類似している[3]。近年，SOX11がMCLの新たなマーカーとして注目されている。MCLの核に陽性となるが，Cyclin D1 陽性の通常のMCLに加えて，Cyclin D1 陰性例もSOX11陽性となる[4]。

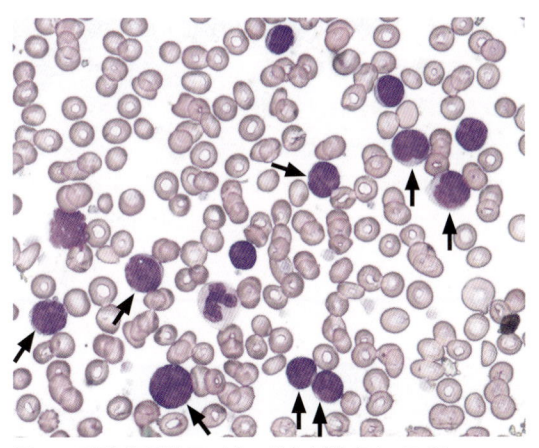

図1 骨髄穿刺液ライト-ギムザ染色(再掲載)

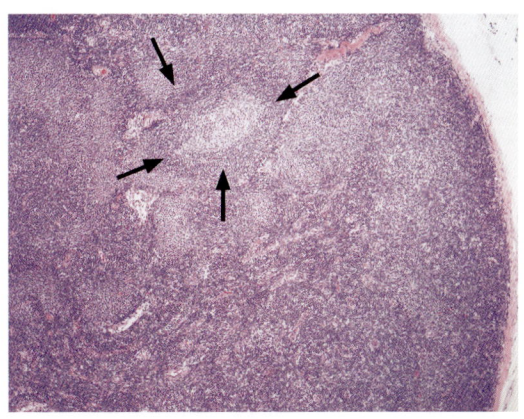

図2 再掲載。リンパ腫細胞はびまん性に増殖し，一部ではリンパ濾胞を取り囲む増殖パターン(→)も認められる。

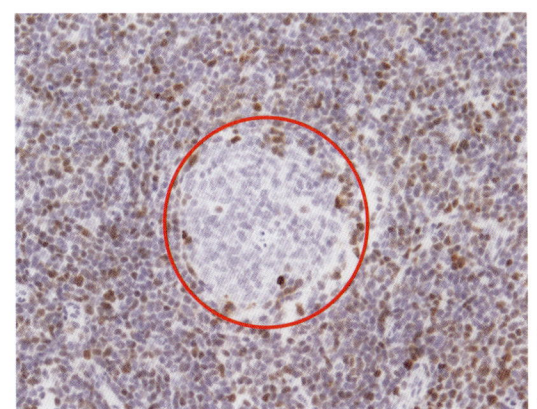

図4 Cyclin D1 紫色
リンパ腫細胞は Cyclin D1 陽性を示し，naked germinal center(○印で囲まれた領域)が認められる。

最も考えられる病理診断は何か？

mantle cell lymphoma(MCL)の白血化

治療・予後

本疾患は，初診時すでに進行期であることが多く，全身リンパ節腫脹，肝脾腫，消化管病変，骨髄浸潤を伴っていることが多い。5年生存率は20％前後と悪性度の高いリンパ腫である[5]。現在までの臨床研究では，マントル細胞リンパ腫の標準治療は，まだ確立していないものの初回治療例はリツキシマブを併用した化学療法(R-CHOP療法)が第一選択治療である。さらに，リツキシマブ併用化学療法が奏効した症例(60歳程度まで)については，自己造血幹細胞移植を併用した大量化学療法の追加が，考慮すべき治療戦略とされている。

> **Memo 1　悪性リンパ腫の骨髄浸潤様式**
>
> ① random(または nodular/patchy；腫瘍細胞が密な集簇を形成して浸潤する)，
> ② paratrabecular(リンパ腫細胞が骨梁に沿って帯状に浸潤する)，
> ③ interstitial(正常造血巣・脂肪組織中にリンパ腫細胞が散在性に浸潤する)，
> ④ diffuse(正常造血巣を置換して腫瘍細胞がびまん性に増殖する)，
> ⑤ sinusal(または intravascular/sinusoidal；腫瘍細胞が静脈洞や脈管内に充満する)，
> の5型に分類される[1]。MCLの骨髄浸潤様式は random pattern がほぼ全例にみられ，部分的に他の浸潤様式を伴うことがある。

> **Memo 2　MCLの細胞像と組織構築**
>
> ■ MCLの細胞像
> 　MCLの9割は小型〜中型の細胞像を示す古典型(classical type)が占めるが，細胞学的亜型として，① 芽球様亜型(blastoid variant)，② 多形性亜型(pleomorphic variant)，③ 小細胞亜型(small cell variant)，④ 濾胞辺縁帯様細胞亜型(marginal zone-like variant)がある[2]。
> ■ MCLの組織構築
> 　① diffuse pattern(びまん性に浸潤増殖)，② vague nodular pattern(不明瞭な結節性増殖)，③ mantle zone pattern(既存のリンパ濾胞胚中心を取り囲むマントルゾーンの著明な肥厚として認知される増殖パターン)の3つである[2]。

鑑別診断・類縁疾患

非ホジキンリンパ腫での骨髄浸潤の頻度は30〜60％に及ぶ。骨髄浸潤しやすく，リンパ節において結節状構造を呈する他の低悪性度B細胞リンパ腫との鑑別が必要となる。

● CLL/SLL　　　　　　　　　　　　　　　　　　　　　　　(82, 83頁参照)

　小型の成熟したBリンパ球が増殖し，末梢血，骨髄，リンパ節，脾臓などに浸潤する疾患である．リンパ節では，小型リンパ球様の腫瘍細胞のびまん性増殖がみられる．病巣内には周囲と比べてやや明るくみえる proliferation center とよばれる結節状の領域が認められる．腫瘍細胞は CD5＋，CD20＋，CD23＋，Cyclin D1－が重要な特徴である[2]．

● follicular lymphoma（濾胞性リンパ腫）　　　　　　　　　(93頁参照)

　低悪性度悪性リンパ腫の中で MALT リンパ腫に次いで頻度の高い悪性リンパ腫である．胚中心由来のB細胞であり，正常よりもやや大きいくびれのある centrocyte と正常リンパ球の直径2倍以上ある大型の centroblasts より構成され，腫瘍細胞が大小の結節構造を呈して増殖する．腫瘍細胞は CD10，CD20，bcl-2，bcl-6 陽性となる．濾胞性リンパ腫では骨髄浸潤が高率(40～70％)に認められる[2]．ほぼ全例で paratrabecular pattern がみられる．MCL とは CD10，bcl-6 の免疫染色を行うことによって鑑別可能となる．

● marginal zone B-cell lymphoma（MZL）　　　　　　　　(137頁参照)

　MALT リンパ腫および nodal marginal zone lymphoma（NMZL）では骨髄浸潤はまれとされているが，splenic marginal zone lymphoma（SMZL）ではほぼ全例で骨髄浸潤が認められる．SMZL では脾臓辺縁帯から白脾髄を取り囲むように進展し，monocytoid B-cell の形態や形質細胞への分化を示す．多彩な像を呈する小型円形リンパ球によるB細胞リンパ腫である．脾に限局して発症するが，脾門部リンパ節，骨髄，末梢血にも浸潤する．リンパ球は CD20＋，CD79a＋，bcl-2＋，CD5－，CD10－，CD23－，Cyclin D1－で，脾臓の組織像と併せて鑑別される．

📖 文献

1. 茅野秀一：白血化 mantle cell lymphoma ―その鑑別診断，特に悪性リンパ腫の骨髄浸潤の評価を中心に―．病理と臨床 23：1124-1125, 2005
2. Swerdlow SH, Campo E, Seto M, et al：Mantle cell lymphoma.（Swerdlow SH, Campo E, Harris NL, et al eds：WHO classification of tumours of haematopoietic and lymphoid tissues. 4th ed）. pp229-232, IARC, Lyon, 2008
3. Yatabe Y, Suzuki R, Tobinai K, et al：Significance of Cyclin D1 overexpression for the diagnosis of mantle cell lymphoma；a clinicopathologic comparison of cyclin D1-positive MCL and cyclin D1-negative MCL-like B-cell lymphoma. Blood 95(7)：2253-2261, 2000
4. Ek S, Dictor M, Jerkeman M, et al：Nuclear expression of the non B-cell lineage Sox11 transcription factor identifies mantle cell lymphoma. Blood 111(2)：800-805, 2008
5. Weisenburger DD, Armitage JO：Mantle cell lymphoma-an entity comes of age. Blood 87(11)：4483-4494, 1996

診断トレーニング

問題

60代，男性。頸部の腫瘤を触知し，来院。内科にて鎖骨上および鼠径リンパ節の腫脹を指摘された。末梢血の血液一般検査では異常はなく，生化学検査ではLDH 315 IU/L，可溶性IL-2レセプターは3,896 U/mLと上昇していた。

頸部リンパ節生検が施行された。HE染色の弱拡大像，強拡大像(図1, 2)およびCyclin D1の免疫染色(図3)を示す。最も考えられる病理診断は何か？

1. 反応性リンパ濾胞過形成(reactive lymphoid hyperplasia)
2. 濾胞性リンパ腫(follicular lymphoma)
3. B細胞性慢性リンパ性白血病/小リンパ球性リンパ腫(B-cell chronic lymphocytic leukemia/small lymphocytic lymphoma)
4. 節性濾胞辺縁帯リンパ腫(nodal marginal zone lymphoma)
5. マントル細胞リンパ腫(mantle cell lymphoma)

解答

5. マントル細胞リンパ腫(mantle cell lymphoma)

弱拡大像ではリンパ節の基本構築は消失し，くびれた核を有する小型～中型のリンパ球がびまん性または，mantle-zone patternを呈しながら増殖している。免疫染色ではCD5陽性，CD10陰性，CD20陽性，CD23陰性，Cyclin D1(図3)が陽性で，naked germinal centerもみられ，確定診断が可能である。

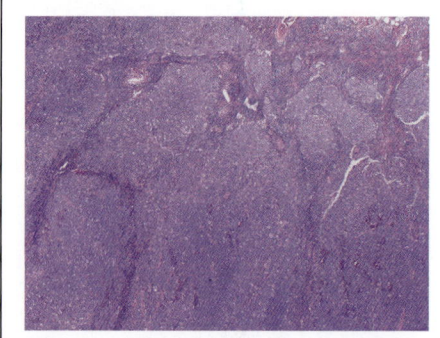

図1

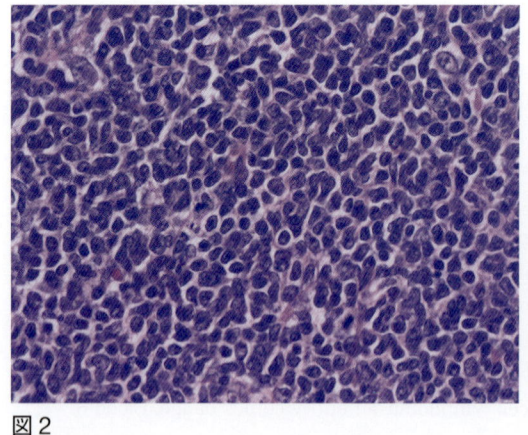

図2

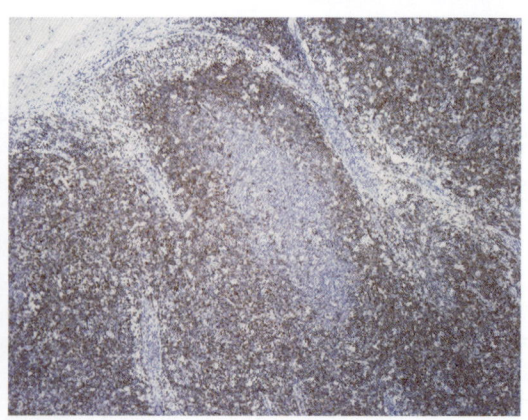

図3

(阿保亜紀子，佐藤　孝)

31. 鼠径リンパ節の腫大，肝臓癌の既往あり

頻　度 ★
難易度 ★★★★

症例 50代，男性。

　HBV, HCV 陽性であり，肝臓癌の既往があるため，定期的に外来受診しており，その際，鼠径リンパ節の腫大に2～3か月前に気づく。LDH は正常で，sIL2-R も900程度である。AFP, PIVKA-Ⅱ はいずれも軽度上昇。悪性リンパ腫の鑑別目的に生検が施行された（図1-a～c）。以上の所見から，最も考えられる病理診断は何か？

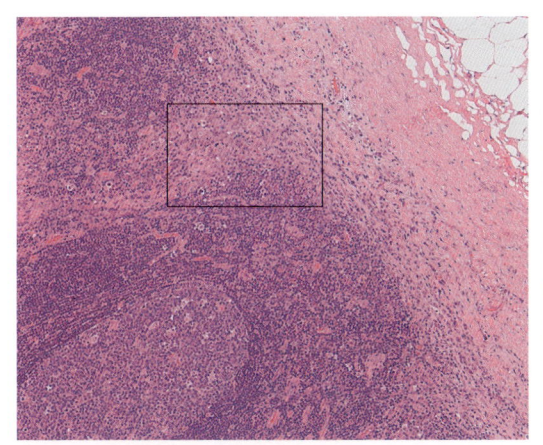

図1-a　弱拡大（黒ワクは図1-c）

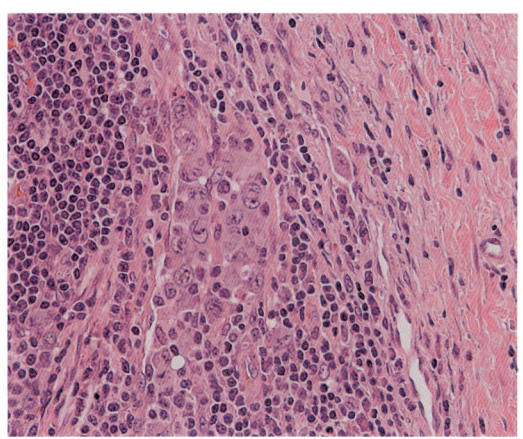

図1-b　強拡大

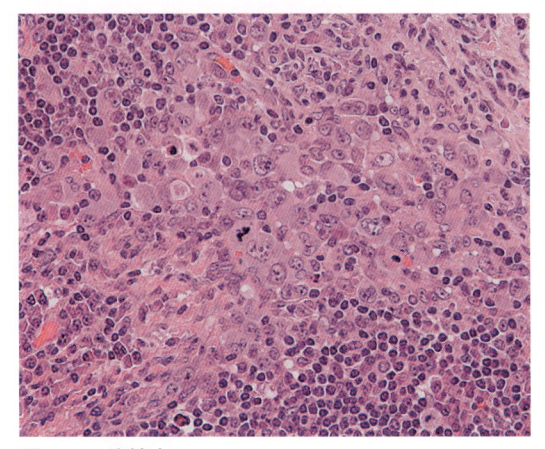

図1-c　強拡大

解説

診断プロセス

　癌の既往がある患者の経過観察中にリンパ節腫脹をきたした症例である。悪性腫瘍の転移ということは常に念頭におかなければならないが，通常の肝細胞癌はリンパ節転移をきたしにくい。鑑別疾患としては胆管細胞癌など，通常の肝細胞癌とは異なる組織型を呈する原発性肝臓癌の転移，反応性リンパ節炎，悪性リンパ腫が挙げられる。

病理所見

　一見すると反応性濾胞過形成を伴う正常なリンパ節組織を思わせるが，よく観察すると濾胞間領域やリンパ洞内に非常に大型の核を有する異型細胞を認める(図1-b, c再掲載)。これらは馬蹄形の核を有し，細胞質が豊富である。接着性があるようにみえるところもある。

　免疫染色を試行するとこの異型リンパ球はCD3陽性Tリンパ球であり，CD30が強陽性である。ALKが細胞質に陽性である(図2)。

図 1-b　強拡大(再掲載)

図 1-c　強拡大(再掲載)

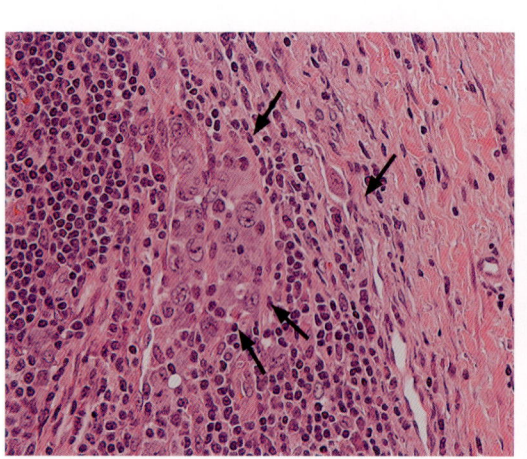

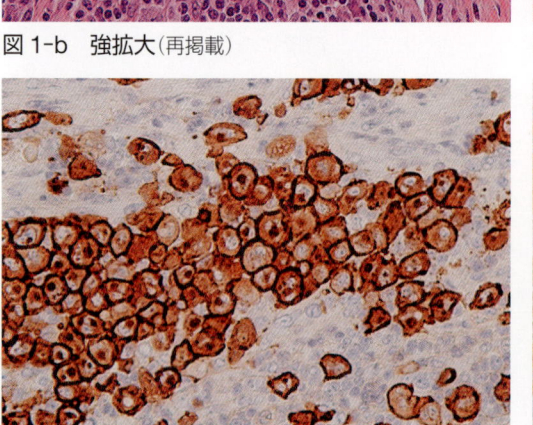

図 2　CD30 免疫染色

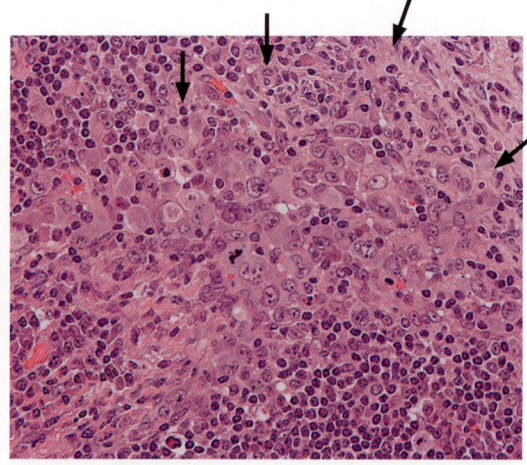

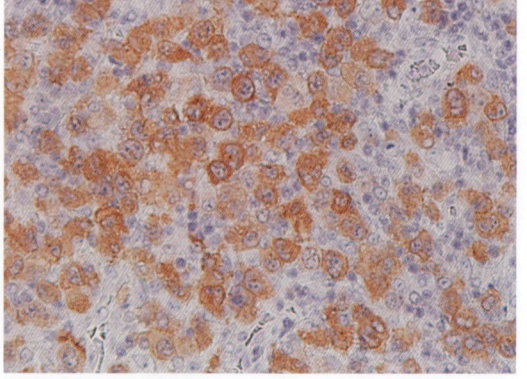

図 3　ALK 免疫染色

最も考えられる病理診断は何か？

未分化大細胞型リンパ腫（anaplastic large cell lymphoma：ALCL）

　ALCLは1985年にSteinらにより提唱された疾患である。細胞形態とCD30陽性ということを重視してホジキンリンパ腫の類縁疾患として提唱されたため，ALCLという名前にT細胞，B細胞という文言は入っていない。しかし，1994年に提唱されたREAL分類から，T細胞性に限るとされている。疾患への理解は時代とともに深まっているが，最も大きな変化は1994年にanaplastic lymphoma kinase（ALK）が発見されたことであろう。ALKは2p23領域に存在する受容体型チロシンキナーゼの一つであり，ALCLの約80％にALKを含む転座が確認され，ALKの過剰発現が確認される。このALK陽性となるALCLは若年者に多く，成人の悪性リンパ腫では2％程度を占めるに過ぎないが，小児の悪性リンパ腫では15％程度を占めている。治療による予後はよく，5年生存率が80％に近い。若年者に多く，治療反応性は良好であるので，確実に診断しなければならない疾患である。

　2008年に発表されたWHO分類では，ALK陽性ALCLのみが独立した亜型となり，ALK陰性のALCLについては暫定的組織亜型ということになった。ALK陰性ALCLについては以下に項目を設けて解説する。

本疾患の臨床的特徴

　ALK陽性ALCLは，小児悪性リンパ腫では割合の多い疾患である。男女比では男性に約5倍多い。一方，ALK陰性ALCLでは男女差はなく，どの年齢でも均等に発症する。節性および節外性いずれも発生しうる。ALCLに特異的な臨床症状はなく，通常の高悪性度悪性リンパ腫における症状・LDHやsIL2-Rの値などをみて疑い，CT，PET-CTなどにより腫瘍を発見して生検することにより確定診断に至る。

病理所見

　非常に大型で腎盂型の特徴的形態をとる異型リンパ球が増生している。節外病変では特に特徴的な分布などはないが，節性病変の場合，正常なリンパ節構造を残して濾胞間領域やリンパ洞に分け入るように浸潤している像をとることがある。

　ALKの免疫染色を施行すると，ALKとの転座相手によって染色結果が異なってくる。核と細胞質に染まるNPM（nucleophosmin）とALKの転座のパターンが一番多いが，細胞質に特徴的な染色像を呈するまれな転座パターンもある（図3）。

ALK 陰性 ALCL について

　ALCL の病理学的定義で最も重要なものは形態学的特徴である。よって，ALK が陰性であっても，特徴的な大型異型リンパ球からなる腫瘍で CD30 が陽性となり，CD3 や CD5 などの T 細胞性マーカーが発現していれば，ALK 陰性 ALCL を考慮しなくてはならない。
　しかし，一般的な末梢型 T 細胞性リンパ腫（PTCL-NOS）であっても，CD30 はしばしば陽性になってくる。そのため，CD30 陽性の T 細胞性リンパ腫であるからといって，ALK 陰性 ALCL と診断するのはあまり一般的ではない。① 細胞障害性顆粒が陽性となること，② 細胞が非常に大型で馬蹄形の核を有すること，③ 組織浸潤のパターンが ALK 陽性 ALCL に類似していること，これらの特徴が揃っているものを厳密に ALK 陰性 ALCL とすることが現段階では推奨されている。しかし，今後の研究の発展とともに疾患概念が変わっていく可能性もある。

鑑別診断・類縁疾患

● ホジキン（Hodgkin）リンパ腫

　もともと ALCL は，CD30 を発現するホジキンリンパ腫とは異なるリンパ腫ということから提唱された概念であるので，細胞形態や免疫染色結果は類似しているところも多い。臨床的にホジキンリンパ腫は進行が緩徐なものが多いので，臨床的特徴である程度予想されることもあるが，進行が速いホジキンリンパ腫も存在する。
　ホジキンリンパ腫は本来 B 細胞由来の腫瘍であるので，鑑別が難解な病変に遭遇した場合は T 細胞マーカーや B 細胞マーカーを多数染色して，総合判断することが推奨される。

● 固形癌のリンパ節転移

　ALCL はリンパ洞内に浸潤してくるような像をとってくるが，このことは病理学的には固形癌のリンパ節転移の特徴として知られている。そのため，ALCL の浸潤パターンをみると，固形癌の転移が鑑別に挙がってくることがある。以前は ALK 陽性となる腫瘍はリンパ球系腫瘍のみと考えられてきたが，2007 年，肺原発腺癌の約 4％において EML4-ALK の転座が見つかっており，ALK 陽性となる肺癌が存在していることが知られてきた。ALK 陽性肺癌が低分化になり，リンパ節転移を起こしてくるというケースもありうるので，肺に病変があるときは非常に注意が必要である。ALK 陽性をもってリンパ腫と即断するのは禁物であり，T 細胞マーカーや B 細胞マーカー，鑑別が難しい場合は cytokeratin や TTF1 染色なども行って，臨床的病変存在部位とも併せて総合判断する必要がある。

● ALK 陽性 large B-cell lymphoma（図 4）

　ALK 陽性のリンパ腫は T 細胞由来だけではない。非常にまれであるが，B 細胞由来のも

のも存在する。この腫瘍はimmunoblasticな細胞形態をとっており，免疫染色にてT細胞マーカーは陰性である。B細胞マーカーとしても通常用いられるCD20はまず陰性となるが，形質細胞マーカーであるCD138は陽性となり，免疫グロブリンが通常陽性となる。

なお，この腫瘍は，cytokeratinが少なからぬ頻度で陽性になる（図5）。そのため固形癌との鑑別が問題となることもある。

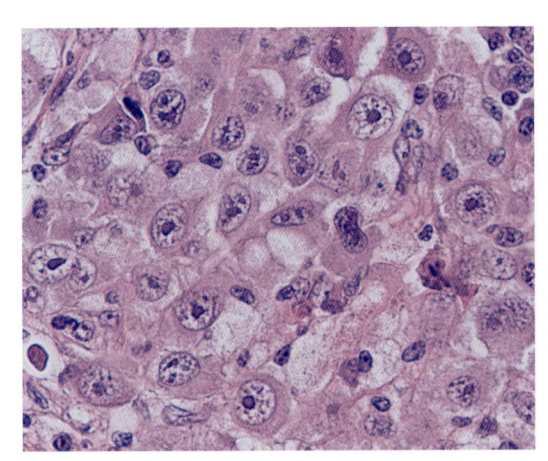

図4　ALK陽性large B-cell lymphoma

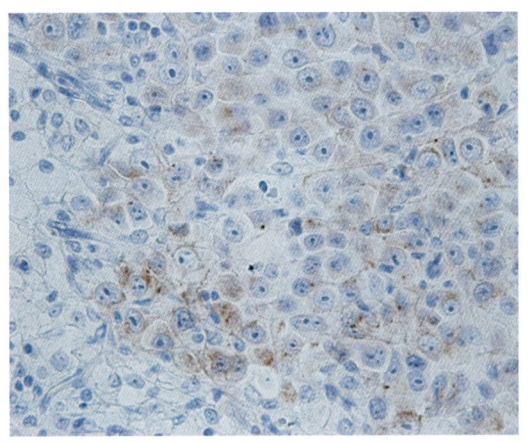

図5　図4のALK＋LBCL症例のAE1/AE3
大型細胞からなるリンパ腫ではcytokeratinが陽性となることがある。

（大田泰徳）

32. 鼻根部発赤腫脹，鼻腔内腫瘤

頻　度 ★
難易度 ★★★★

症例 60代，女性。

　鼻根部発赤腫脹，鼻閉感，鼻出血を主訴にて来院。鼻部CTにて右鼻腔内腫瘤を認め，同部の生検が施行された。体重減少や貧血・黄疸はなく，37℃台の微熱を認めた。また，表在リンパ節の腫脹や肝脾腫は見ない。血液生化学データ上，特記すべき異常は認めず，腎機能は正常で血中PR3-ANCAは陰性であった。EBウイルス（EBV）は既感染パターンを示し，HTLV-1抗体−，HIV抗体−であった。胸部CT上，明らかな腫瘤影や空洞形成などは認めない。入院後の骨髄穿刺では血球貪食症候群が認められた。追加生検で得られた新鮮病理材料を利用したサザンブロット法ではT細胞受容体遺伝子および免疫グロブリン重鎖遺伝子の単クローン性再構成は認められなかった。図1-a〜gに右鼻腔内腫瘤の生検組織像（図1-a〜c：HE染色）と免疫染色（図1-d：CD56，図1-e：CD3，図1-f：Granzyme B）およびEBVに関するEBER-1 in-situ hybridization（図1-g）を示す。以上の所見から，最も考えられる病理診断は何か？

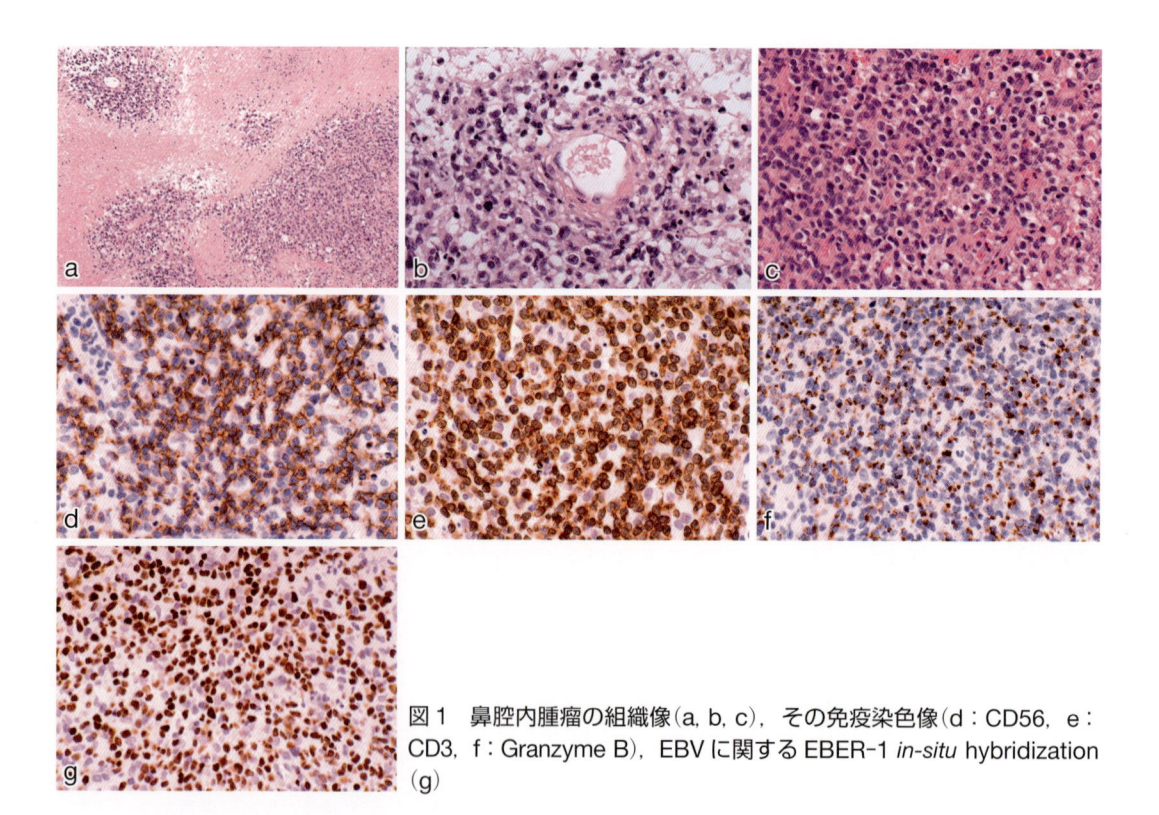

図1　鼻腔内腫瘤の組織像（a, b, c），その免疫染色像（d：CD56，e：CD3，f：Granzyme B），EBVに関するEBER-1 in-situ hybridization（g）

症例 32. 鼻根部発赤腫脹，鼻腔内腫瘤

解説

診断プロセス

　臨床的に鼻腔腫瘤，顔面鼻部腫瘤(→ Memo 1)，鞍鼻，鼻閉，鼻出血などを呈しうる各種疾患の鑑別診断がポイントになるが，日常よく経験される鼻腔・副鼻腔乳頭腫や扁平上皮癌，腺癌などに加えて，忘れてはならないのは悪性リンパ腫である．すなわち，耳鼻科領域では以前より，鼻腔・咽頭〜顔面正中部に好発し同部を破壊性に侵す特殊な致死性肉芽腫性病変の存在が知られていたが，これらは幾多の混乱と疾患概念の変遷(→ Memo 1)を経て，現在では節外性NK/T細胞性リンパ腫・鼻型(extranodal NK/T cell lymphoma, nasal type：ENKL)として広く認識されるに至っている．したがって，鼻腔病変の生検組織材料などで小型〜中型を主体にした異型リンパ球様細胞のびまん性浸潤・増生をみた場合は，まずはENKLも鑑別診断に加えた上で，その後の追加検索を進めることが重要である．

　具体的には，①可及的速やかに追加生検を行い，その際の新鮮材料を利用したフローサイトメトリー(FCM)と免疫学的表現型解析，②病理組織における追加・免疫染色，③病理

Memo 1　鼻腔リンパ腫の本態－大混乱の歴史－

　現行のENKLでは，その本態が炎症なのか腫瘍なのか不明の時期が長らく続き，多くの症例は治療法も定まらないまま不幸な転帰をたどっていた．実際，耳鼻科領域ではStewart型肉芽腫，致死性正中肉芽腫症，多形細網症，進行性鼻壊疽，悪性肉芽腫症など，実に多くの異なった名称が提唱され混乱を招いていたが，1980年代に入りようやくその本態が悪性リンパ腫であることが明かにされた．

　その後，1994年9月のREAL分類提唱および同年10月のアメリカ血液病理学会(Society for Hematopathology)主催のT細胞性リンパ腫に関するワークショップ(香港開催)でその真の病態が広く認識されるに至り，EBVとの関連を含めてここから一気に最新の研究がスタートしたといってよい．図2はENKLの典型的臨床像であるが，いわゆる進行性鼻壊疽，致死性正中肉芽腫症の像を呈している．

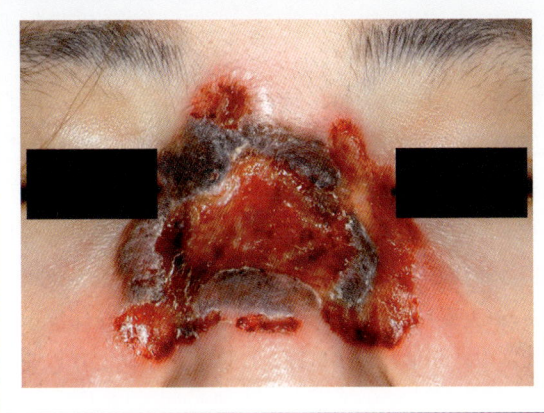

図2　ENKLの典型的臨床像（進行性鼻壊疽）

組織における EBV 検索（EBER-1 *in situ* hybridization），④新鮮材料あるいは凍結材料からのサザンブロット解析（T 細胞受容体遺伝子と免疫グロブリン重鎖遺伝子の再構成パターンの解析），⑤新鮮材料からの染色体分析（G-band），⑥新鮮材料からの捺印細胞診（ギムザ染色＋パパニコロー染色），がすべて揃って施行できれば理想的である．特に⑥の病変部捺印細胞診では，ギムザ染色あるいは Diff Quik 染色において胞体内に特徴的なアズール顆粒（→ Memo 2）が認められた場合は ENKL の可能性がさらに高くなるため，本症の鑑別診断における捺印細胞診併用の意義は大きい．

Memo 2　LGL とは？

NK 細胞や一部の T 細胞を記述する際に，しばしば使用される large granular lymphocyte（LGL）という名称も，そのまま日本語（大型顆粒リンパ球）で考えると混乱しやすい．これはアズール顆粒をもった"大型リンパ球"という意味であり，アズール顆粒自体が大型（粗大）であるという意味ではない．図3は急速進行性 NK 細胞白血病（aggressive NK cell leukemia）の末梢血塗抹標本（ギムザ染色）であるが，大型腫瘍細胞の豊かな細胞質内には多数のアズール顆粒が認められる．これらの顆粒内には perforin や granzyme B などの細胞傷害性分子が蓄積されている．

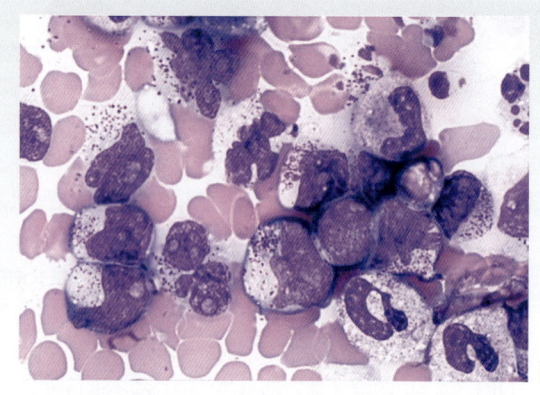

図3　ギムザ染色

病理所見

鼻腔腫瘍の生検材料 HE 染色標本（**図 1-a, b** 再掲載）においては，血管周囲性の同心円状浸潤パターン（angiocentric growth）（**矢印**）と周囲の地図状凝固壊死像（*****）が認められる．一方，本来の病変と考えられる部分（**図 1-c** 再掲載）では，小型成熟様リンパ球，組織球，好中球，好酸球，形質細胞を背景にして中型主体の異型リンパ球様細胞の散在性浸潤が観察される．一部の細胞の核は長軸方向により長く伸びるような形状を示す．実際は背景の多数の上記炎症細胞の介在により，これらの中型（〜大型）異型細胞の認識はかなり困難な印象を受けるかも知れないが，ここでは単なる慢性炎症性病巣として処理しないことが何よりも重要である（→ Memo 3, 4）．

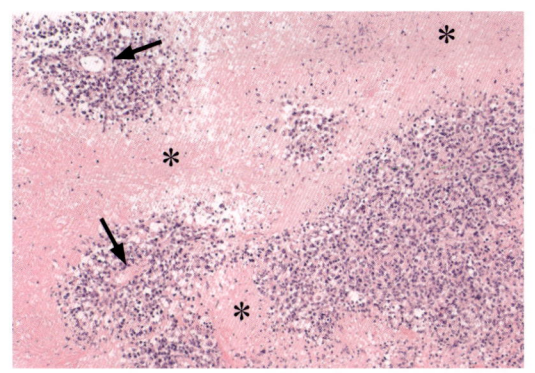

症例 32. 鼻根部発赤腫脹，鼻腔内腫瘤

図 1-a　再掲載

図 1-b　再掲載

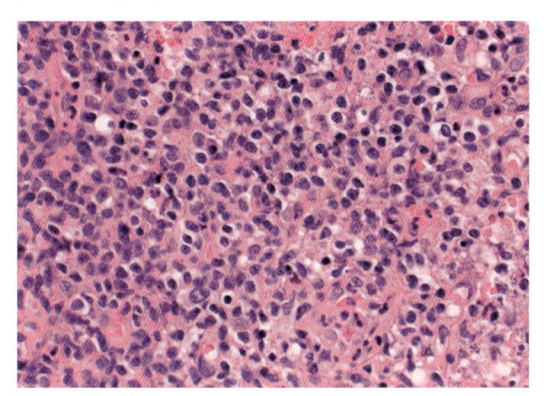

図 1-c　再掲載

> **Memo 3**　ENKL の診断は意外に難しい！《その 1》
>
> 　ENKL はその旧名（の 1 つ）である「多形細網症（polymorphic reticulosis）」の名称が示すように，病変の背景に多彩な炎症細胞浸潤（＝polymorphous infiltrate），すなわち，小型成熟様リンパ球，組織球（肉芽腫），好中球，好酸球，形質細胞などの強い浸潤を伴い，毛細血管や線維芽細胞の増生とも相まって病変の本態であるリンパ腫細胞の認識がきわめて困難な例にもしばしば遭遇する。そのような例は多くの場合単なる「炎症性肉芽組織」などとして処理され，後日大きな問題になりやすい。加えて，明らかな鼻腔腫瘤は形成せずに鼻粘膜肥厚のみを呈する例もよく経験されるが，臨床的には単なる慢性鼻炎として経過観察されている場合も多いため，その場合は特に臨床診断に惑わされることのないよう，本症の存在を念頭においた，より注意深い診断プロセスが重要となろう。また，ENKL では臨床像，病理像の類似性や分類の歴史的経緯なども含めて，Wegener 肉芽腫症との鑑別が問題となることも多い。

191

> **Memo 4　ENKLの診断は意外に難しい！《その2》**
>
> 　ENKLの場合，症例によっては大型細胞の混在が多い例や小型細胞が主体を占める例なども知られており，前者の場合は悪性リンパ腫を鑑別の1つに加えることは特に困難ではない。一方，後者ではこれらの小型リンパ腫細胞を通常の非腫瘍性・小型成熟様リンパ球と見誤り，やはり単なる慢性炎症として処理されている場合も経験されるので十分な注意が必要である。また，ENKL提唱の初期の時点では本症における血管周囲性・同心円状浸潤パターン(angiocentric pattern)とそれに伴う循環障害(凝固壊死)(図1-a, b参照)が特に強調され，当時のREAL分類では"angiocentric lymphoma"なる新名称も生まれた。しかし，鼻腔発生のENKLにおいては確かに壊死巣は多いものの，このangiocentric pattern(図1-b参照)の典型像に遭遇する機会はそれほど多くはなく，診断上は常に出現が期待できる所見ではない。

　免疫染色では，これらの細胞はCD45＋，CD2＋，CD3＋，CD4－，CD5－，CD7＋，CD8－，CD10－，CD15－，CD16－，CD20－，CD23－，CD30－，CD43＋，CD45RO＋，CD56＋，CD79a－，PAX5－を示した。特にCD3(図1-e再掲載)では核を縁取るようなパターンで均一な陽性像が認められるが，これは細胞質内(cytoplasmic CD3：cCD3)における陽性像と考えられる。CD56(図1-d再掲載)における細胞表面(細胞膜)陽性パターンとも比較されたい。細胞傷害性分子の免疫染色では，perforin＋，granzyme B＋(図1-f参照)，TIA-1＋を示した。また，*in-situ* hybridization法(EBER-1)によりEBV＋細胞が多数認められた(図1-g参照)。一方，同時に施行されたフローサイトメトリー(FCM)による免疫学的表現型解析では細胞表面CD3(surface CD3：sCD3)は陰性となり，上記免疫染色とは乖離する結果が得られた(→Memo 6)。

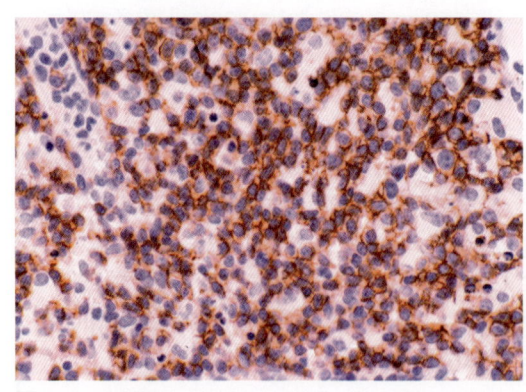

図1-d　再掲載

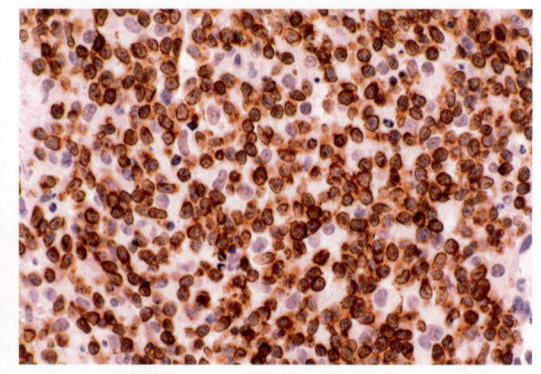

図1-e　再掲載

▶▶▶ 最も考えられる病理診断は何か？ ▶▶▶

　節外性NK/T細胞性リンパ腫・鼻型(extranodal NK/T-cell lymphoma, nasal type：ENKL)

Memo 5　ENKL の診断は意外に難しい！《その3》－EB ウイルスと CD56－

　ENKL ではその 90% 以上が EB ウイルス陽性であり，潜伏感染 II 型を示し通常は subtype A である．したがって，以下の項目に加えて EBER-1＋が満たされれば ENKL として確定診断可能である．
① sCD3－/cCD3＋
② CD56＋
③ 各種細胞傷害性分子＋
④ T 細胞受容体遺伝子：胚細胞型

実際はこれ以外に CD2＋，CD4－，CD5－，CD8－，CD16－，CD57－を示す．CD7，CD43，CD45RO はしばしば＋となり，大型細胞が出現する ENKL ではこれらの一部が CD30 弱＋を示すことも知られる．ただし，②の CD56 の発現は NK 細胞性腫瘍を規定する際の必須項目ではなく，まれながら CD56－を示す ENKL も存在する．したがって，特に鼻腔以外の場合では，EBV＋の小型～中型（～大型）細胞主体の病変で，免疫染色の結果などからは末梢性 T 細胞性リンパ腫を疑う症例を見た場合は，たとえ CD56－であっても ENKL の可能性を常に念頭に置き追加検索を進めることが重要である．実際，ENKL が皮膚や消化管に発生した場合などでは，しばしば各種皮膚原発 T 細胞性リンパ腫や腸管症関連 T 細胞性リンパ腫（enteropathy-associated T-cell lymphoma，140 頁参照）などと誤りやすい．

Memo 6　CD3 の乖離現象とは？

　今回の提示例のように，CD3 に関しては FCM と免疫染色における発現乖離現象が実は ENKL 診断のポイントになりうることを再認識したい．すなわち，ENKL では腫瘍細胞の分化成熟段階上，細胞表面（surface）の CD3（＝sCD3）は陰性で，細胞質内（cytoplasmic）の CD3（＝cCD3）は陽性になることが知られている．一方，病理診断時に行われる免疫学的表現型解析では FCM と免疫染色の併用が多く，この場合は検査法の特性から通常は sCD3 は FCM が認識し，cCD3 は免疫染色が担当する．したがって，ENKL の場合 FCM では sCD3－を示し，免疫染色では cCD3＋を示すため，結果的に CD3 に関しては両者の乖離が生ずる．しかし，上記のごとくこれは腫瘍細胞の分化段階の明示に他ならず，本症の病理診断の重要な手がかりの一つといってよい．

　免疫染色で cCD3＋となる理由に関しては，現行の免疫染色では細胞質内 ε 鎖（cCD3ε）に反応する抗体（PS1, LN10）が使用されることが多く，この特性に合致して ENKL では cCD3 ε 部分が染め出されるのである．参考までに sCD3 を認識する免疫染色用抗体（Leu4, OKT3 など）も存在しており，もし Leu4 を使用した場合，正常の成熟 T 細胞は sCD3＋のため染色結果は陽性であるが，ENKL の場合は sCD3－のため結果は陰性となる．ただし，これらの抗体は新鮮凍結材料が対象であり通常は使用されることは少ない．つまり，FCM だけでなく免疫染色でも sCD3 は認識可能であるが一般的ではなく，やはり FCM に任せたほうが実際的である．ENKL の場合と同様の CD3 乖離現象は前駆細胞性リンパ芽球型 T 細胞性リンパ腫（precursor T-lymphoblastic lymphoma）でも認められる．

> **Memo 7** 疾患名の"type"に込められた意味について

　本症は名前の上では nasal type となっているが，実際は鼻腔以外にも口腔，咽頭，皮膚，軟部組織，喉頭，消化管，精巣など，全身の多くの部位に発生しうることに注意したい．自験例では真皮血管内に発生したと考えられるきわめてまれな一例も報告している．そもそもこの nasal type という表現については，当初は鼻腔発生例をプロトタイプとしてこれを nasal，同じ病理像を呈する他部位の病変をすべて一括して nasal "type"（引用符付き）と区別してよんでいた歴史的経緯が存在する．

　この《nasal および nasal "type"》における "type" は同様な病変が鼻腔以外にも発生しうることを伝えるための苦肉の策であったが，この時点で非常に誤解を招きやすい名称であったことは否めない．その後は疾患概念の普及に伴って改変が進み，この《nasal および nasal "type"》からは前者の nasal が脱落し，後者からはその引用符が取れてしまい残りは単に nasal type だけになってしまったが，上記のごとくこれはこれでやはり誤解しやすい名称である．

　結果的にはこの名称に込められていた命名初期の複雑なニュアンスをうかがい知る機会は失われたようであるが，やはり慣れないうちは現行の nasal type をオリジナルの《nasal および nasal "type"》，すなわち「鼻腔および鼻腔以外の病変をまとめて nasal type とよぶ！」ときちんと読み替えて理解しておくことが重要であろう．

治療方針・予後

　ENKL の腫瘍細胞の示す P 糖蛋白多剤耐性などにより通常の CHOP 療法＋放射線照射などでは治療効果は十分でなく，過去における進行期例の 5 年生存率は 10％未満であった．最近では放射線化学療法（RT-DeVIC 療法）や NK 腫瘍研究会主導による SMILE 療法の導入などにより，限局期を中心に予後の改善がみられている．

> **Memo 8** ENKL の特徴的な疫学

　ENKL は日本，韓国，中国（香港）を含めた東アジアのモンゴロイド系人種やメキシコ，中南米，北米先住民に多く発生し，欧米のコーカソイド系人種には少ないという疫学的特徴が知られている．ENKL が広く認識される契機となったアメリカ血液病理学会主催のワークショップ（1994 年 10 月）が例外的に香港で開催されたのは，まさにそれを象徴する出来事であったといえよう．通常，ENKL は中高年に発生し，男女比は約 2：1 と男性にやや多く，上記多発地域内でも非 Hodgkin リンパ腫全体の約 6％というまれな疾患であり，実際に経験する機会は少ないかも知れない．しかし，その病理診断はしばしば複雑かつ難解であり（→ Memo 3 〜5），特に現場の若手病理医にとっては要注意の疾患の一つである．

鑑別診断

● Wegener 肉芽腫症 (Wegener's granulomatosis : WG)

　WG は最近では疾患概念の変遷により，多発血管炎性肉芽腫症 (granulomatosis with polyangiitis : GPA) とよばれることが多い．本症は炎症性疾患であり，ENKL のような腫瘍性疾患ではない．すなわち，その発症機序に抗好中球細胞質抗体 (anti-neutrophil cytoplasmic antibody : ANCA) の一つである proteinase-3 (PR3) に対する抗体 (PR3-ANCA) が関与する血管炎症候群である．しかし，鼻出血や鞍鼻など臨床的にも ENKL に類似し，病理組織像でも多彩な炎症細胞浸潤 (polymorphous infiltrate) を伴うなど，ENKL と鑑別が困難な例にも時に遭遇する．WG/GPA では小・細動脈レベルにおける壊死性肉芽腫性血管炎や地図状壊死などが有名であるが，前者は限られた生検材料では確認しえないことも多く，後者は ENKL でもしばしば出現するためさらに混乱しやすい．ENKL では病理学的な真の意味での肉芽腫 (granuloma) の形成は必須ではないが，WG/GPA では多核巨細胞の出現を伴う組織球の集簇巣 (肉芽腫) が確認できることが多い．一方，WG/GPA では高率に PR3-ANCA 陽性を示し，実際はこれが鑑別のポイントになることも多い．いずれにせよ，鑑別に難渋するケースでは十分量の組織再検が重要であり，各種臨床データや画像などを含めた総合診断が実際的である．

● 末梢性 T 細胞性リンパ腫－非特定型 (細分類不能型) (peripheral T-cell lymphoma, not otherwise specified : PTCL-NOS)

　ENKL を広く生物学的な症候群として捉え，さらに "NK/T" の名称の意味 (→ Memo 9) をより広義に解釈した場合，ENKL と PTCL-NOS の関係は微妙である．すなわち，EBV ＋で病理組織像や免疫学的表現型は ENKL としてほぼ矛盾しない所見ながらも，サザンブロット法で T 細胞受容体の単クローン性再構成が認められる場合や，FCM で sCD3 ＋となった場合 (→ Memo 5) などでは，これを広く ENKL として扱うか，PTCL としてきちんと別枠で扱うかについては疾患概念の解釈により微妙に異なるのが現状である．実際，ENKL と EBV ＋の細胞傷害性 T 細胞性リンパ腫の鑑別では，形態的類似性はもちろん，両者の分化段階上の共通性に起因する免疫学的表現型の重なり合いなどにより，しばしば病理診断の不一致や混乱などを招きやすい．

● 皮下脂肪織炎様 T 細胞性リンパ腫 (subcutaneous panniculitis-like T-cell lymphoma : SPTCL)

　ENKL が皮下脂肪織を中心に発生した場合は病理形態学的には SPTCL ときわめて類似するため，この部位における ENKL の存在が念頭にないとしばしば SPTCL の診断名が下されやすい．SPTCL では通常は sCD3 ＋，CD8 ＋，CD56 －，EBV －を示し，T 細胞受容体遺伝子は単クローン性再構成を示すので十分な検索を行えば誤ることはないが，HE 形態像は特

> **Memo 9　NK/T と T/NK の違いについて**
>
> 　術語(technical term)としての NK/T 細胞性リンパ腫と T/NK 細胞性リンパ腫の違いは十分に理解されているだろうか？　そもそも"NK/T 細胞"という独立した細胞が存在するわけでもなく，"NK/T 細胞性リンパ腫"とは何とも不明瞭な印象を与える名称である。もちろん，最近の免疫学における"NKT 細胞"の腫瘍という意味などではない。この不明瞭さには以下の学問的理由が存在する。すなわち，現時点ではこの名称で規定される成熟型リンパ腫の大部分は真の(true あるいは putative) NK 細胞性腫瘍と想定されるものの，厳密な意味では T 細胞性リンパ腫を完全には除外し得ない状況にあり，そのためここでは敢えてこのようなスラッシュ記号(/)を介在させることにより後者の可能性をもきちんと示そうとしているのである。
>
> 　NK 細胞と T 細胞は最終的に NK/T bipotent progenitor と呼ばれる双方向への分化を示す共通前駆細胞から分化しているため，もともと両者は非常に近縁であると考えられている。この関係は腫瘍化した後も同様であり，そのため NK 細胞性腫瘍なのか，T 細胞性腫瘍なのか，明確には決め難いケースへの対応も予め想定しておかなければならなかったのである。したがって，これは一見するとやや曖昧な印象を与えるものの，学問的には十分に正しく，かつ思慮深い名称であるといえよう。
>
> 　一方，"T/NK 細胞性リンパ腫"とは，T 細胞性リンパ腫と NK 細胞性リンパ腫の二つを無理に一つにまとめた便宜的な呼称にすぎず，"NK/T 細胞性リンパ腫"ほどの深い意味はもたない。

に紛らわしいので注意が必要である。

● びまん性大細胞型 B 細胞性リンパ腫(diffuse large B-cell lymphoma：DLBCL)　(51 頁参照)

　意外にも鼻腔では DLBCL も多く発生する。一方，ENKL でも時に大型リンパ腫細胞が主体となる例が経験されるが，通常は各種免疫染色パネルの適用により鑑別は容易である。

● リンパ腫様肉芽腫症(lymphomatoid granulomatosis：LYG)

　臨床的には肺を中心にして脳や皮膚，腎にも病変が及ぶ例も経験される。病理組織学的には，多数の反応性小型成熟様 T 細胞を背景にして，比較的少数の中型〜大型 B 細胞(腫瘍本体)が散在性〜シート状に増生する。これらの細胞は EBV + を示す。ENKL と LYG の両者はともに血管中心性増生(angiocentric growth)を示す点などが類似しており，かつ両者はともに EBV + であるが，ENKL は NK/T 細胞性，LYG は B 細胞性(DLBCL の一種)であり，一般に鑑別は困難ではない。肺における LYG は ENKL よりはむしろ WG/GPA との鑑別が問題になることが多い。

● 横紋筋肉腫(胞巣型)

　特に小児〜若年者の鼻腔を含めた頭頸部腫瘍として知っておくべき重要疾患である。しばしば CD56 + を呈する。病理組織像が ENKL に類似する場合もあるが，大部分はむしろ

DLBCLに類似する円形細胞性腫瘍の像を呈し，myogeninやmyoD1などの横紋筋原性マーカーが陽性になるため，LCA−と合わせ，各種免疫染色パネルの併用により相互の鑑別は通常は困難ではない。

● 嗅神経芽細胞腫／鼻腔神経上皮腫(olfactory neuroblastoma/esthesioneuroepithelioma)

鼻腔に発生する悪性腫瘍の中でCD56＋を示し，形態的にもリンパ系腫瘍に類似するround cell tumorとして有名な疾患である。ただし，ENKLと本症では発生部位は共通ながら一般に形態学的類似性は乏しく，各種神経内分泌系マーカーを含む免疫染色パネルの使用により通常は鑑別可能である。

● 芽球性形質細胞様樹状細胞腫瘍(blastic plasmacytoid dendritic cell neoplasm：BpDCN) (263頁参照)

最近の第4版WHO分類(2008年)に収載された新しい疾患概念である。かつてはblastic NK cell lymphomaなどとよばれていた疾患の大部分が本症に相当すると考えられている。同様にCD56＋を示すround cell tumorの一つとして常に鑑別の対象に挙げられる疾患であるが，頻度的にきわめてまれであり，実際に遭遇する機会は少ないと考えられる。皮膚を病変の主座にする場合が多く，CD4＋，CD56＋，CD123＋，CD303＋でEBV−を示す。TdT＋やCD79a＋を示す例も認められる。一般にENKLとBpDCNの形態学的類似性は乏しく，通常は鑑別に難渋することは少ないが，本症の存在が念頭にないと時にpitfallにもなりうる。現行のWHO分類ではBpDCNはリンパ系腫瘍ではなく，急性骨髄性白血病の一種として分類されている。

● 単純ヘルペス潰瘍

ENKLとの関連では本症は鼻咽頭や四肢・体幹皮膚にも水疱性潰瘍性病変を生じうるが，病理組織学的には広範な壊死巣を背景にCD56＋の小型異型リンパ球が多数出現する場合もあるので要注意である。すなわち，ENKLを見慣れたベテラン病理医ほどこれをENKLと過剰診断しやすいトリッキーな病変である。これらのリンパ球は通常はCD4＋を示し，EBV−であり，T細胞受容体遺伝子は胚細胞型を示す。本症では臨床像もENKLに類似する場合もあり，まれながらもpitfallの一つとして知っておいた方がよい。

● 偽癌性上皮過形成(pseudoepitheliomatous hyperplasia)

特に皮膚科領域では真皮内病変の存在により表皮の正常扁平上皮が過形成(hyperplasia)を示し，時に癌腫(扁平上皮癌)と紛らわしい形態を示すことが知られており，これを偽癌性上皮過形成とよんでいる。鼻腔ENKLでも病巣直上の既存の扁平上皮がこの偽癌性上皮過形成による地図状〜索状の増生を呈し，一見すると扁平上皮癌の浸潤のようにみえる場合も経験される。鼻腔にはもともと扁平上皮癌が多いため，一度この病巣に目を奪われてしまうと意外にも本体のENKLが見逃される事態が起こりやすく，これもまたpitfallの一つとして鼻腔病変では特に念頭におくべき病態である。

Memo 10　ENKL 以外の NK 細胞性腫瘍

　現行の WHO 分類第 4 版（2008 年）では，①ENKL 以外にも以下のような合計 4 種の NK 細胞性腫瘍が収載されている。
② Aggressive NK cell leukemia
③ NK lymphoblastic leukemia/lymphoma
④ Chronic lymphoproliferative disorder of NK cells
中でも②はリンパ腫としての臨床的性格も備えており，したがって本邦オリジナルの Aggressive NK cell leukemia/lymphoma が相応しい名称であったが，現行の WHO 分類では何故か lymphoma の部分が割愛されている。この疾患は免疫学的表現型は ENKL と重なるが，約半分～2/3 の例で CD16＋となることが特徴とされている。図 4-a は本症の頸部リンパ節の組織標本（HE 染色）であるが，中型～大型の芽球様細胞のびまん性～稠密な増生が認められ，アポトーシスが散見される。このアポトーシスは ENKL でもよく認められるが，EBV＋の NK 細胞性腫瘍の特徴の一つともいえよう。図 4-b は同一検体の捺印細胞診標本（ギムザ染色）であるが，豊かな胞体内に多数のアズール顆粒を含む LGL（→ Memo 2）が認められる。一方，残りの③，④では依然として疾患概念的に未整理な印象が強い。

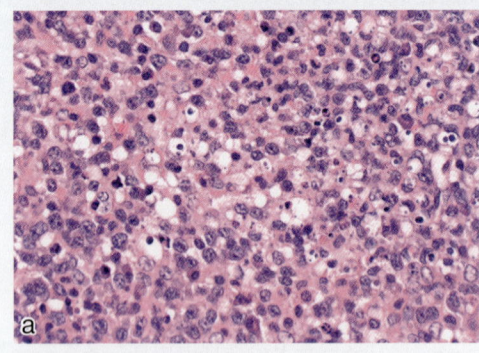

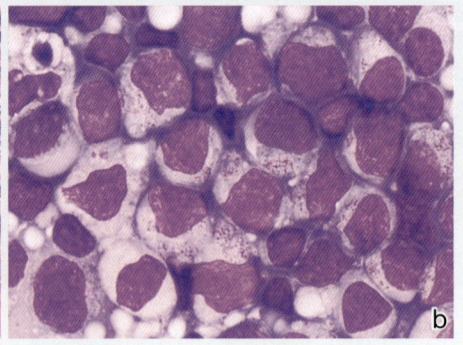

図 4　Aggressive NK cell leukemia
a：頸部リンパ節生検組織（HE 染色），b：頸部リンパ節捺印細胞診（メイ・ギムザ染色）

　また，最近認識された良性の消化管 NK 細胞増殖性疾患としては，⑤ Lymphomatoid gastropathy/NK cell enteropathy が知られている。
　一方，NK 細胞性腫瘍と関連が深い T 細胞性リンパ増殖性疾患としては EBV-positive T-cell lymphoproliferative disorder of childhood が有名で，これには⑥ Systemic EBV-positive T-cell lymphoproliferative disorder of childhood と⑦ Hydroa vacciniforme-like T-cell lymphoma の 2 つが知られている。⑥は急速進行性で⑦は緩徐な臨床経過を示す。いずれも慢性活動性 EB ウイルス感染症との関係が深く，⑦は蚊刺（ぶんし）過敏症や ENKL の合併などもよく知られている。他方，⑥と②は臨床病態が一部で重複しうることも明らかになっている。①，②と⑥，⑦が EB ウイルス関連疾患である。

謝辞：ENKL の貴重な臨床写真（→ Memo 1）をご提供いただきました虎の門病院皮膚科，大原國章先生と岸 晶子先生に厚くお礼を申し上げます。

（細根　勝）

33. 右殿部の圧痛を伴うしこり

頻度 ★
難易度 ★★★★

症例　70代，女性。

　数か月前より座位で右殿部のしこりに気づき，圧痛を伴っていたため近医受診。切開されたが，排膿はなかった。抗生物質を処方され経過をみていたが，改善なく某病院皮膚科を受診した。CTでは脂肪組織内に及ぶ膿瘍様病変の所見であったが，生検で肉腫を疑われ皮膚腫瘍の診断のもと切除された。腫瘍は約10×4.4×1.7 cmで一部にびらんがあり多結節性であった。CT，PETで腫瘍は限局性であった。骨髄や肺への浸潤も認めない。

　既往歴として，65歳に脳梗塞。家族歴は特記すべきことなし。

　【血液・生化学検査】WBC 3,200/μL（異型リンパ球認めず），RBC 390万/μL, Hb 12.2 g/dL, 血小板36万/μL, アルブミン4.0 g/dL, 総ビリルビン0.5 mg/dL, LDH 154 IU/L, ALT 19 IU/L, AST 14 IU/L, CEA 2.7 ng/mL, αフェトプロテイン10.3 ng/mL, 血中IL-2R値800 U/mL

　肉眼写真(図1)，HE染色(図2)，免疫染色(図3)を示す。以上の所見から，最も考えられる病理診断は何か？

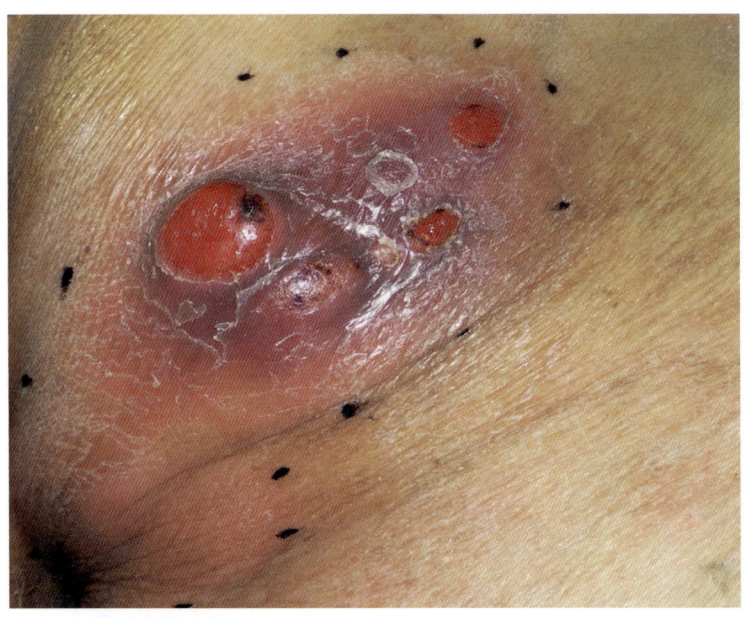

図1　殿部の肉眼写真

図2 切除標本のHE染色像

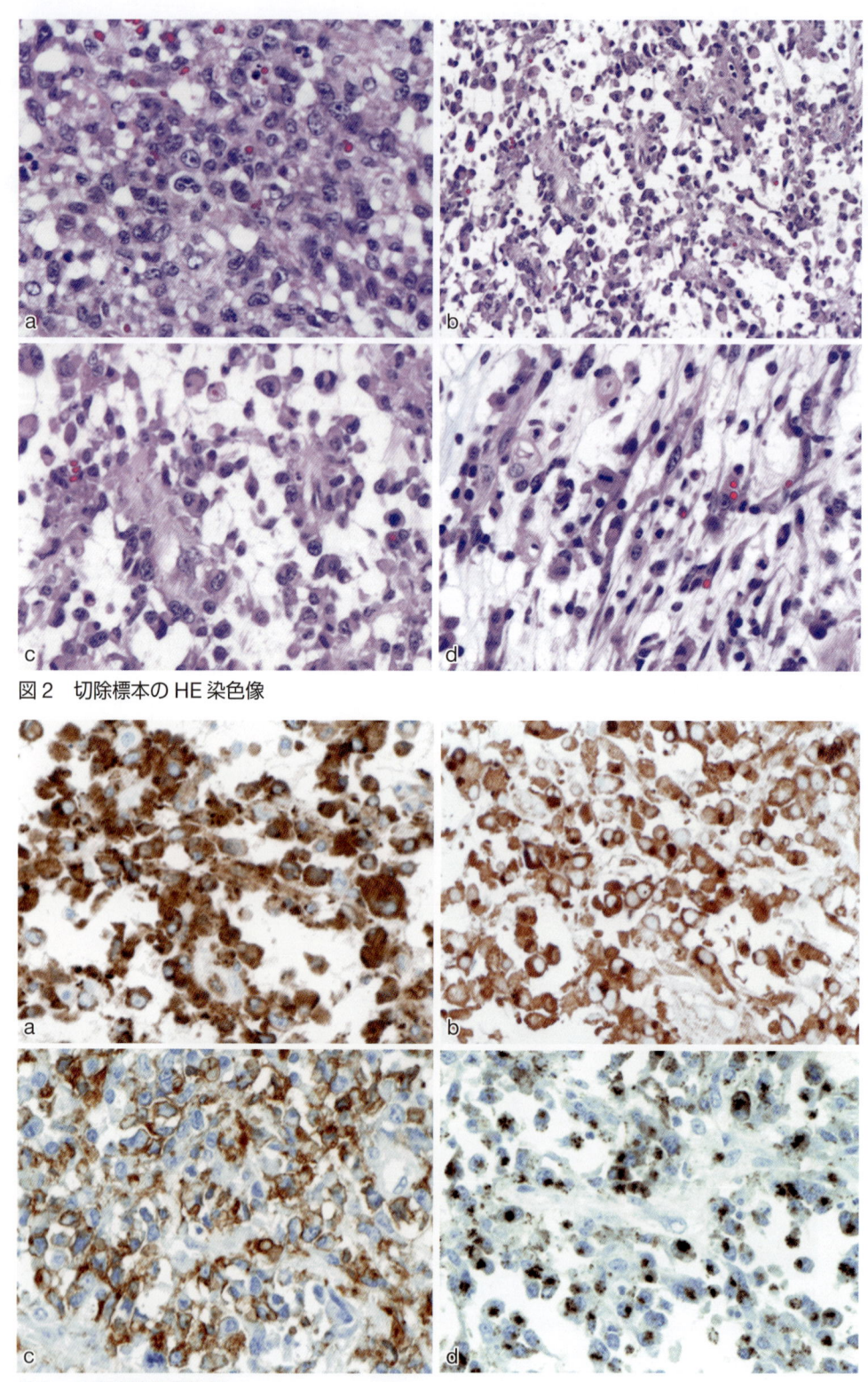

図3 免疫組織化学染色
a：CD30，b：clusterin，c：CD45RO，d：Granzyme B

解説

診断プロセス

　未分化大細胞リンパ腫（ALCL）〔肉腫型〕は節外病変が多く，皮膚を含む軟部組織に腫瘤形成を示す。核小体明瞭な大細胞腫瘍細胞より，Hodgkin, Reed-Sternberg 巨細胞に類似した巨細胞が認められる。背景にリンパ球，好中球が多く出現する例から非常に少ない例まである。組織球性腫瘍，筋原性肉腫，線維芽細胞肉腫に類似した細胞像や浸潤形態を示す例があることより肉腫との鑑別が必要である。

病理所見

　組織学的に大型リンパ球様細胞のびまん性浸潤とともに血管結合組織を軸として連なるように（つるし柿状）に浸潤増殖している。また，一部の腫瘍細胞は長く延びた紡錘型好酸性胞体を有している。悪性組織球性肉腫，横紋筋肉腫を推測させる組織像である。赤血球貪食像を示す腫瘍細胞が少数認められた。

　免疫組織化学では，腫瘍細胞は CD30, Clusterin（ALCL に高率にみられる），CD45RO, granzyme B にびまん性に陽性である。他細胞形質は，CD25, CXCR3, HECA452（皮膚リンパ球ホーミング受容体）が陽性であった。CD45（LCA），CD3, TCRβF1, CD4, CD8, CCR4, CD20, CD79a, TIA-1, CD56, ALK-1, Fascin, CD34, CD123, KP-1, Lysozyme, EMA, AE1/AE3, αSMA, Desmin, S100 蛋白, HMB45, Melan A は陰性であった。形質は NK 細胞型であった。

最も考えられる病理診断は何か？

　皮膚原発未分化大細胞リンパ腫（anaplastic large cell lymphoma：ALCL），肉腫型。

治療・予後

　本例は HE 標本上，主に肉腫と間違える可能性がある悪性リンパ腫として取り上げた。皮膚原発 ALCL は，全身性 ALCL に比較し非常に予後良好な疾患群である。本疾患群の治療は，限局性の症例では病変の切除，もしくはその後の放射線療法が薦められている[5]。完全寛解率がそれぞれ100％，95％と高率である。再発は40％弱にみられるが，同じ治療で寛解する。全身に多発する例の場合は，CHOP を中心とした化学療法がなされる。再発は60％程度みられるが，同様治療で寛解する。完全寛解率は90％である。本例は限局病変であることより放射線療法（40 Gy）を行い，病変の再発は認めていない。その後5年の経過がたち完全寛解状態である。

> **Memo** ALCL
>
> 　2008年のWHO分類においてALCLはT細胞性リンパ腫の中に分類されているが，サザンブロット法にてTCR遺伝子再構成が認められない例も50％程度みられることやTIA1，granzyme Bが陽性であることよりNK細胞由来も多いことが指摘されている[1]。また，骨髄浸潤があり骨髄単球型形質を示すものや形質が明確でないnull細胞型もある[2]。正常T細胞内にはCD4，TIA1陽性細胞障害T細胞は少ないことより，ALCLを細胞障害性CD4陽性T細胞性由来にすることは問題が多い。このように形質が多様で退形成性を示すことより，形態にも多様性が出ると推測する。本例のごとく肉腫型が広い範囲にみられる例は，小細胞型と同様頻度は低い[3]。本例では鑑別に上がらないが，線維化を伴い大型細胞が多くみられるHodgkinリンパ腫や炎症性筋線維芽細胞腫瘍との鑑別も大切である。本亜型のように肉腫や未分化癌との鑑別が重要な悪性リンパ腫があることを念頭におき診断することが大切である[4]。

鑑別診断・類縁疾患

● 肉腫様低分化型癌

　潰瘍形成が多くみられる病変であり，表皮や付属器細胞との連続性を伴うことが多く，扁平上皮癌，腺癌の部位が少なからず認められる。癌であることより頻度は他疾患より高い。本例は，腫瘍細胞が表皮などとの連続性を示さないが，上皮細胞様の増殖形態が一部にみられることより鑑別に挙げる必要がある。腫瘍細胞はCK516，CK14などサイトケラチンが強陽性を示す。

● 悪性組織球肉腫（多形性未分化肉腫）　　　　　　　　　　　（254頁参照）

　皮下組織を中心に増殖する場合や軟部組織において増殖する悪性組織球肉腫は，多形性核を呈し多稜型腫瘍細胞がびまん性に増殖する。腫瘍細胞は各種マーカーに陰性であるが，少数の細胞がαSMA陽性を示すことがある。

● 炎症性筋線維芽細胞性腫瘍

　線維芽細胞，筋線維芽細胞を主体とした紡錘形細胞の増殖とリンパ球，形質細胞を主体とした炎症細胞浸潤が特徴的組織像である。しばしば前者の間質細胞が大型化し卵円形核を有することがある。腫瘍細胞は，αSMAや他の筋マーカーであるHHF35，calponinに陽性である。ALK陽性例が半数にみられ，ALCLと鑑別を有する疾患である。

● 組織球肉腫，その他の肉腫　　　　　　　　　　　　　　　　（254頁参照）

　組織球肉腫は消化管や脾臓など節外にまれに認められる腫瘤性病変で，CD68，lysozymeに陽性の大型組織球性細胞の非接着性増殖が特徴である。CD30を含めリンパ球関連抗体は

基本的に陰性である．その他，年齢的に頻度は低いが，多形性横紋肉腫，類上皮様肉腫や多形性悪性末梢神経鞘腫が鑑別に挙がる．

● びまん性大細胞性Bリンパ腫　　　(51頁参照)

びまん性大細胞性リンパ腫(DLBCL)は下肢のみでなく全身皮膚にみられ，発赤調でドーム状に隆起する腫瘤を形成する．頻度は高く，皮下組織から盛り上がるような増殖を示し真皮内に膨張性に増殖浸潤をする．Grenz帯は保たれるのが特徴である．

● 悪性黒色腫

本例は肉眼上黒くはないが，無色素性黒色腫は念頭に置く必要がある．黒色腫は核小体明瞭な腫瘍細胞が特徴であり，また肉腫様，紡錘型黒色腫もみられることより鑑別に挙がる．

文献

1. Delsol G, Falini B, Muller-Hermelink HK, et al：Anaplastic large cell lymphoma（ALCL）. World Health Organization classification of tumours of haematopoietic and lymphoid tissues.（Swerdlow SH, Campo E, Harris NL, eds：ALK-positive.）Lyon：IARC Press；2008
2. Meech SJ, McGavran L, Odom LF, et al：Unusual children extramedullary hematopoietic malignancy with natural killer cell properties that contains tropomyosin a-anaplastic lymphoma kinase gene fusion. Blood 98：1209-1216, 2001
3. Vij M, Dhir B, Verma R, et al：Cytomorphology of ALK+ anaplastic large cell lymphoma displaying spindle cells mimicking a sarcomatous tumor. Diagn Cytopathol 39：775-779, 2011
4. 竹下盛重：退形成性大細胞リンパ腫．青笹克之（編）：病理診断プラクテイス．リンパ球増殖性疾患．pp236-245, 中山書店, 2010
5. Kempf W, Pfaltz K, Vermeer MH, et al：EORTC, ISCL, and USCLC consensus recommendations for the treatment of primary cutaneous CD30-positive lymphoproliferative disorders；lymphomatoid papulosis and primary cutaneous anaplastic large cell lymphoma. Blood 118：4024-4035, 2011

〈竹下盛重，川本研一郎〉

34. 不明熱，リンパ節腫脹は陰性

頻　度 ★
難易度 ★★★★

症例 60代，女性。

1か月前より38℃台の弛張熱。IL-2R，フェリチン，LDH高値認める。リンパ節腫脹は認められない。CTで胸膜側に結節影認め，B4aより気管支鏡下肺生検を施行した(図1〜4)。以上の所見から，最も考えられる病理診断は何か？

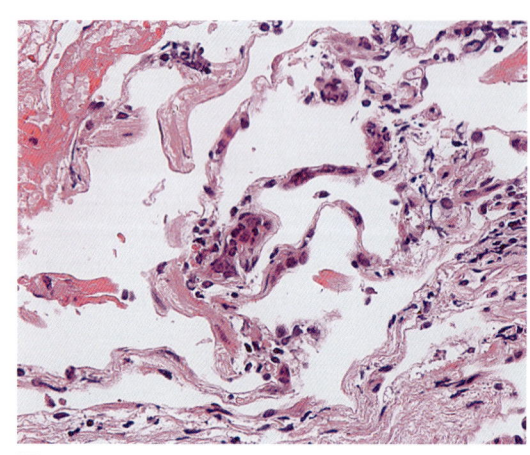

図1

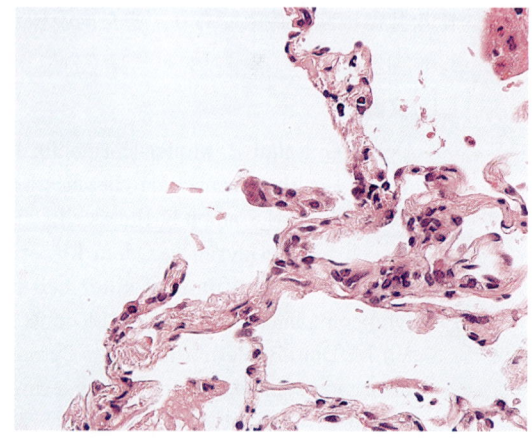

図2

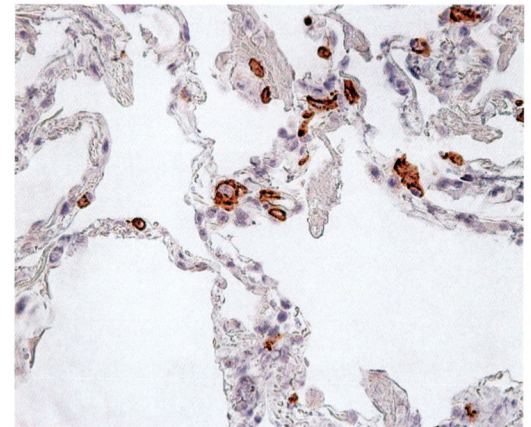

図3　CD20染色

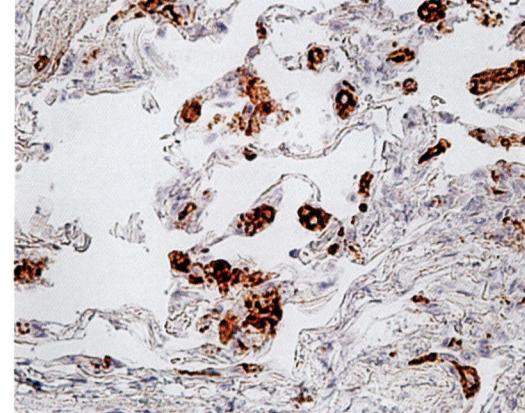

図4　CD20染色

解説

診断プロセス

　不明熱では，感染症や膠原病などさまざまな鑑別疾患が挙げられるが，悪性リンパ腫も重要である．リンパ節腫瘍がみられない場合，悪性リンパ腫の可能性は一般的には下がるが，リンパ節腫脹をきたさない悪性リンパ腫として，血管内大細胞型 B 細胞性リンパ腫(intravascular large B-cell lymphoma：IVL)があることを頭の片隅に置くべきである．診断は生検および病理診断によりなされるが，診断に至らないことも多く，確定診断に難渋することも多い．本症例の HE 標本をみても，細い血管内を充満するように異型リンパ球が認められるが，その量は少なく，直ちに腫瘍としてよいものかどうか，判断が難しい病変である．免疫染色を行えば，異型リンパ球は CD20 が陽性となる．細胞も大型であり，血管内に限局していることから，血管内大型 B 細胞性リンパ腫と確定診断される．

検査所見

　IVL では一般的な悪性リンパ腫でみられる発熱や LDH 高値などといったものが主体であるが，腫瘍の進展している場所によって，随伴的に症状をきたすことがある．具体的には皮膚浸潤が強ければ皮疹が生じ，腫瘍が血管腔を埋めることによって脳梗塞，呼吸困難が生じることもある．リンパ節腫大がないことが本疾患最大の特徴の１つである．骨髄生検にて血球貪食像がみられることもあるが，必発というわけではない．

病理所見

　IVL は血管内を主座とする大型異型リンパ球からなる腫瘍である．腫瘤は基本的に形成されない．そのため診断に悩むことが多い．主に血管内を主体に，大型異型リンパ球が認められる．血管外に少量腫瘍が認められることもあり，すべての腫瘍が血管内に限局していないとこの診断にならないという厳密なものではない．大型リンパ球は CD20 が陽性となる．T細胞性マーカーは陰性であるが，CD5 が陽性となることもある．

　診断において最も大切なことは，「IVL を疑って，生検をすること」である．血管が含まれていれば組織はどの場所でもよく，肺の生検や腎生検，肝生検で診断がつくこともあれば，自験例では大腸ポリペクトミー検体で粘膜下層の比較的太い血管に IVL を認めたこともある．生検の場所が問われないということになれば，侵襲の低い場所が望まれる．IVL ではランダム皮膚生検が推奨され，複数箇所から皮膚を生検することが多い．この際に，皮下脂肪組織を十分量つけて生検することが望まれる．これは，ある程度の太さのある血管は皮下脂肪組織に豊富に認められるためである．皮膚生検という単語からは，真皮が入っていればよいようなニュアンスが強いが，真皮までの生検では確定に至らないことが多い．皮下脂肪組織生検とよんだほうがよいかもしれない．

　図５はランダム皮膚生検によって診断された IVL の症例である．皮下脂肪組織内にある

比較的太い血管内に大型異型リンパ球が充満している。強拡大を見ると，異型リンパ球は周囲脂肪組織に少量漏れ出ている（図5-b矢印）。しかし，この程度であればIVLという診断を変える必要はない。CD20免疫染色にて陽性が確認され，IVLという診断に至った一例である。

臨床的進行は比較的早いが，これは診断が遅れるためといわれている。そのため，積極的な生検による早期診断が望まれる。

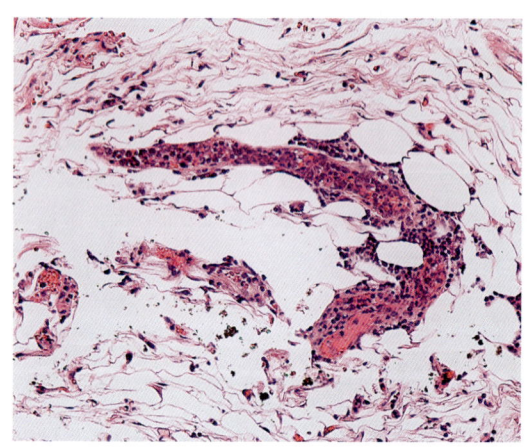

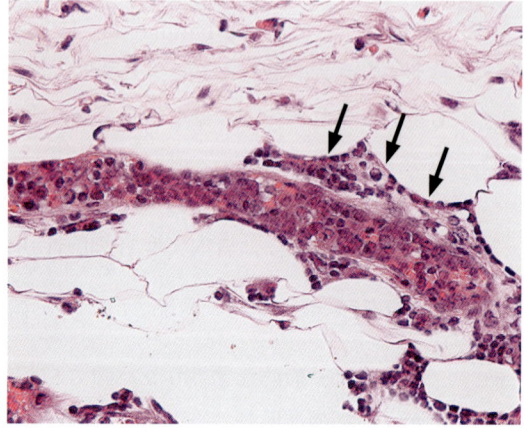

図5-a　弱拡大

図5-b　強拡大

最も考えられる病理診断は何か？

血管内大細胞型B細胞性リンパ腫（intravascular large B-cell lymphoma：IVL）

治療・予後

かつてはきわめて予後不良とされたが，疾患に対する理解が進んだため，積極的に生検が行われ，診断がつくケースが増え，予後も改善している。R-CHOP療法が主に行われる。

鑑別診断・類縁疾患

鑑別疾患はあまりなく，とにかく疑って，生検し，確定診断に至ることが大切である。そしてIVLが疑われている旨を病理医に伝え，CD20免疫染色を行っていくことが大切である。血管内に腫瘍が少量しか認められないケースでは，HE染色標本による形態学的観察のみでは病理診断が難しい。そのようなケースで，病理にIVLを疑っているという情報が伝わっていないと，そのまま免疫染色をされることもなく，病変が見過ごされることもある。病理医に注意を喚起し，免疫染色などの染色をしっかり行うことが望まれる。

本疾患はなるべく早急に診断すべきものであり，臨床的にIVLが疑われる場合は，その旨を病理医に伝え，HE染色と同時にCD20染色を行って，病理診断を行うことが望まれる。

（大田泰徳）

35. 全身倦怠感，動悸，労作時呼吸困難

頻度 ★
難易度 ★★★★★

症例 60代，女性。

2か月ほど前より全身倦怠感を自覚していた．動悸，労作時呼吸困難があり来院した．既往歴としてこれまで特記事項はない．

受診時の血液所見では WBC 4,700/μL（好中球47％，リンパ球44％，好酸球2％，好塩基球2％，単球5％），RBC 156万/μL，Hb 4.3 g/dL，Ht 13.7％，血小板 22.8万/μL，網状赤血球1‰であった．身体所見では眼瞼結膜に著明な貧血，下腿の浮腫を認める．

鑑別診断のために実施された，骨髄塗抹標本像（図1），穿刺吸引骨髄組織像（図2），胸部X線写真（図3）を示す．以上の所見から，最も考えられる病理診断は何か？

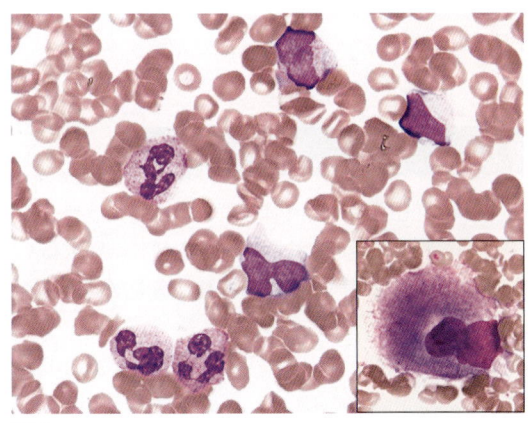

図1

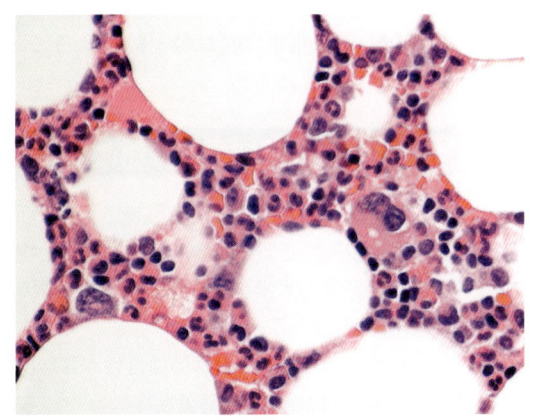

図2

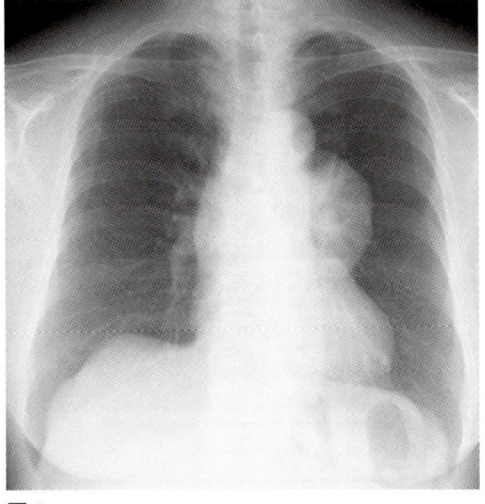

図3

解説

診断プロセス

本患者は平均赤血球容積（MCV）87.8 fL，平均赤血球色素量（MCH）27.6 pg で正球性正色素性貧血（正常 MCV；80〜100，正常 MCH；26〜34）である。さらに網状赤血球は1‰と著しく低下しており，出血や溶血に伴う貧血ではなく骨髄での造血障害である。白血球と血小板値には異常がないため，赤芽球癆を疑う。また，本患者では胸部 X 線写真にて縦隔から左肺門部に突出する腫瘤影があり，胸腺腫との合併例と考えられる。

検査所見

赤芽球癆では骨髄での赤血球産生低下を反映した網状赤血球数低下を認め，通常10‰以下である（1/1,000を1とするパーミル（‰）あるいはパーセント（%）で表記されることが多い）。しかし，このような相対的比率では実際の骨髄造血能力を正確には反映しないこともあるため，貧血では絶対数を計算することが望ましい。

Memo 1　赤芽球癆の分類と基礎疾患（表1）

赤芽球癆は顔面や骨格奇形を伴うことがある Diamond-Blackfan 症候群という先天性疾患以外は後天性である。臨床的には急性と慢性に分類され，急性ではウイルス感染や薬剤によるものが原因の大半を占める。慢性の病態を示すものでは膠原病や腫瘍（胸腺腫，造血器腫瘍，固形癌）を伴うことが多い。

本患者でみられた胸腺腫は慢性赤芽球癆の基礎疾患として広く知られており，赤芽球癆での合併率は約10〜20%前後とされる[1,2]。

表1　赤芽球癆の分類と基礎疾患[1,3]

先天性
　Diamond-Blackfan 症候群
後天性
　特発性：原因不明（成人），transient erythroblastopenia of childhood（TEC）（小児）
　ウイルス感染；パルボウイルス B19，急性肝炎，EB ウイルス，HTLV-1 など
　薬剤性：アザチオプリン，セファロチンナトリウム，ST 合剤，クロラムフェニコール，フェニトイン，イソニアジド，プロカインアミド塩酸塩，クロルプロパミド，FK506，MMF など
　造血器腫瘍：T 細胞大顆粒リンパ球性白血病，慢性リンパ球性白血病，骨髄異形成症候群，その他の悪性リンパ腫や白血病，多発性骨髄腫など
　固形癌：肺癌，乳癌など
　胸腺腫
　膠原病：全身性エリテマトーデス，関節リウマチ，シェーグレン症候群など
　妊娠
　その他：ABO 不適合移植後，抗エリスロポエチン抗体（EPO 治療後），高度栄養障害

本症例での網状赤血球数絶対値は 1,560/μL（基準値は約 1 万〜10 万/μL）と著しく低下し，逆にエリスロポエチン値は増加（152 U/mL）（基準値は 8〜36 U/mL）していた。

赤芽球癆の病態としては，薬剤やウイルス感染などによる直接的要因のほか，自己抗体あるいは T 細胞性免疫による赤血球造血抑制が指摘されている。実際に，後天性では特発性を除けば造血器腫瘍が最も多く，特に T 細胞大顆粒リンパ球性白血病（T-cell large granular lymphocyte leukemia）や NK 細胞慢性リンパ増殖異常症（chronic lymphoproliferative

---

Memo 2　パルボウイルス B19 感染症に伴う赤芽球癆

パルボウイルス B19 は特に赤芽球前駆細胞に感染し，一連の赤血球産生停止を起こす。この機序としては，赤血球系細胞 P 式血液型の P 抗原がウイルスのレセプターとして働くためと考えられている。このため，溶血性貧血患者（遺伝性球状赤血球など）がパルボウイスル B19 感染を合併すると，低形成発作（aplastic crisis）とよばれる高度の急性貧血発作となる。また，免疫不全患者（HIV や臓器移植後など）では持続感染による慢性赤芽球癆の原因となる場合がある。健常者での感染（伝染性紅斑）でも多くは不顕性ではあるが，ヘモグロビン値で 1〜2 g/dL 程度の低下がみられる。

組織学的には特徴的な核内封入体を有する巨大赤芽球を認める（図 5-a 矢印）。免疫組織化学では，パルボウイルス B19 の同定（図 5-b 矢印）や，ヘモグロビン染色にて赤芽球への感染であることが確認できる（図 5-c）。

図 5-a　　　　　　図 5-b

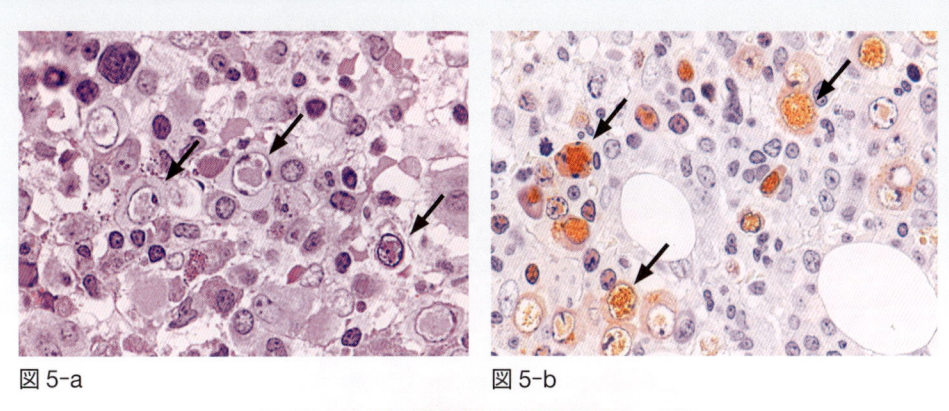

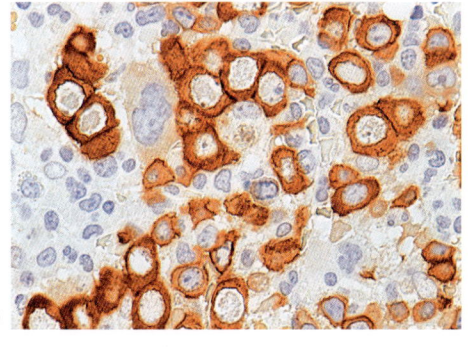

図 5-c

disorders of NK cells)の頻度が高い[4]。このような基礎疾患を検索するため，末梢血でのリンパ球数，CD 4/8 比，大顆粒リンパ球(図4)の有無に注意し，場合によってはT細胞受容体再構成やフローサイトメトリーなどを行う[4,5]。

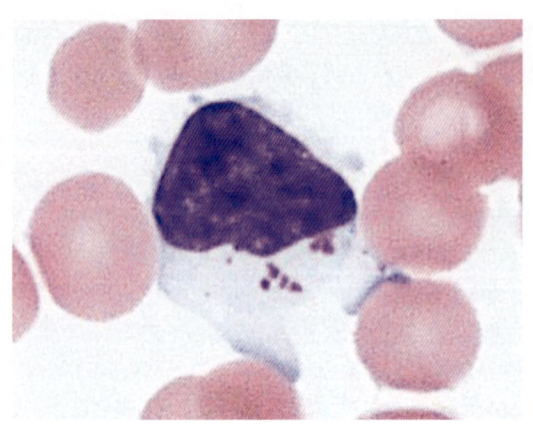

図4

病理所見

骨髄塗抹像(図1再掲載)では，①巨核球，②単球，③好中球，④後骨髄球，⑤リンパ球などを認めるが，赤芽球系細胞を認めない。通常，赤芽球癆では赤芽球が有核細胞中の5%以下である。また，3系統の細胞ともに異形成を認めない。

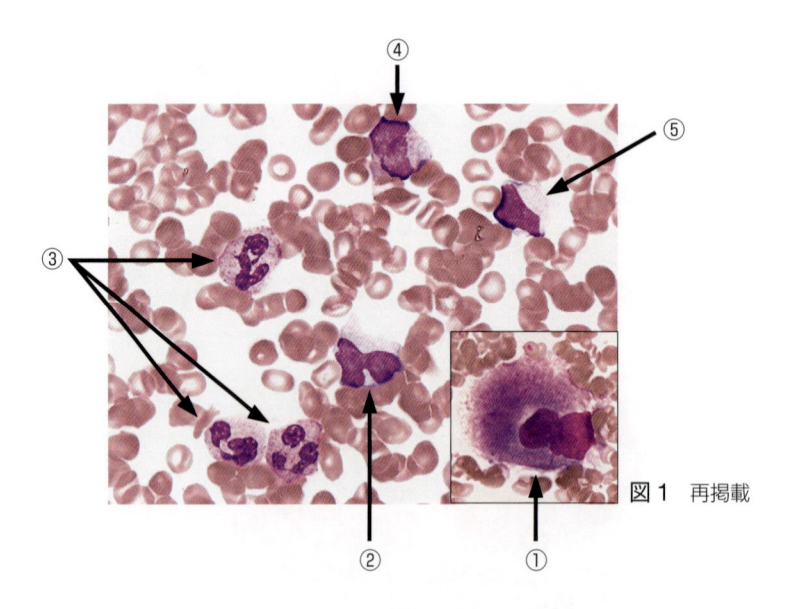

図1 再掲載

症例 35．全身倦怠感，動悸，労作時呼吸困難

骨髄組織像では，顆粒球系細胞や巨核球(図2再掲載矢印)は認められるが，赤芽球系細胞を認めない．免疫組織化学を用いると，spectrin に陽性を示す赤芽球系細胞が全くみられないことがわかる(図6)．

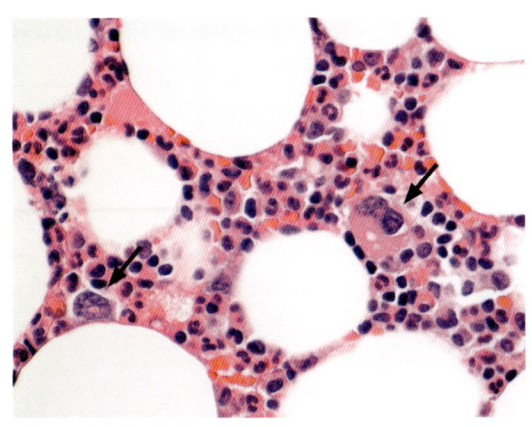

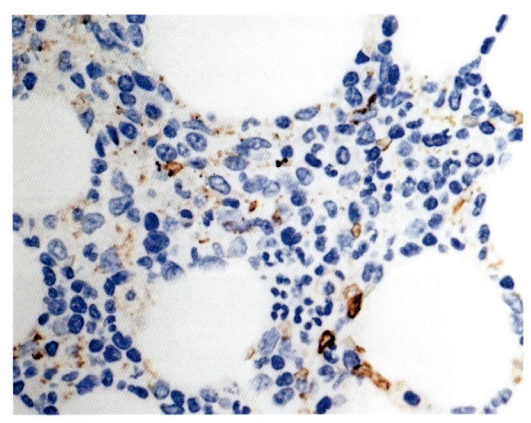

図2　骨髄組織像　再掲載

図6　図2の spectrin 染色

最も考えられる病理診断は何か？

胸腺腫に伴う後天性赤芽球癆

治療・予後

急性赤芽球癆ではウイルス感染と薬剤性が主要な原因であるため，可能な限りすべての薬剤を速やかに中止する．これにより多くは1〜3週間で回復するが[1]，この間に原因となり

Memo 3　hematogones と Good 症候群

■ hematogones（HGs）
　骨髄で平滑で均質なクロマチン，高い核／細胞質比をもつ比較的小さなリンパ芽球様細胞の増加がみられる現象を hematogones（HGs）とよんでいる．白血病との鑑別に苦慮する場合があるが，その本態は CD10, CD19 陽性を示す B リンパ球前駆細胞の増加で，B 細胞再構築の過程と考えられている．多くは化学療法後の骨髄抑制回復期や同種骨髄移植後などでの報告であるが，赤芽球癆でもみられることがある[7]．

■ Good 症候群
　Good 症候群は胸腺腫に多彩な免疫不全状態（低γグロブリン血症，B 細胞の欠如や減少，CD4 陽性 T リンパ球の減少など）を合併するまれな疾患である．Good 症候群の半数以上の症例で，赤芽球癆，再生不良性貧血，溶血性貧血などの赤芽球系異常を伴う．これらの本態は不明だが，骨髄での赤芽球造血と胸腺腫に伴う免疫機構の異常には密接な関係があることを示している[8]．

うる基礎疾患の検索を行うことが重要である。aplastic crisis を含むパルボウイルス B19 感染症では輸血などの支持療法のみで自然寛解するが，免疫不全患者での持続感染では免疫グロブリン製剤の使用が有効とされる[6]。

慢性赤芽球癆では原疾患の治療を基本とするが，無効の場合，免疫抑制剤の使用を考慮する。通常，ステロイド（1 mg/kg）が第一選択薬とされているが，シクロスポリン A（200～300 mg）では約 70～80％の高い奏効率を示す。

本患者では胸部 CT にて前縦隔に 10×7 cm 大の胸腺腫（図7）を認め切除術が施行された。しかし，貧血の改善はみられず，シクロスポリン A（200 mg/日）を開始したところ，約 3 週間後より網状赤血球数の増加を確認した。

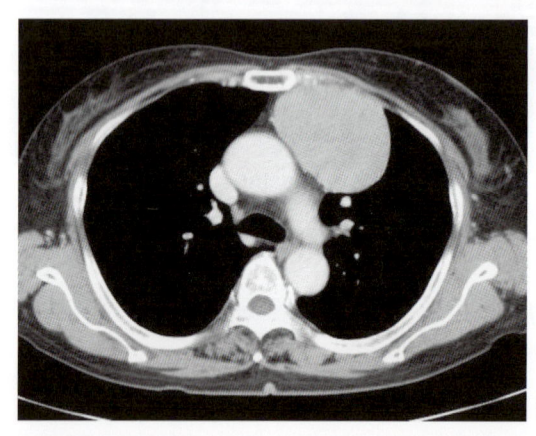

図 7

鑑別診断・類縁疾患

● 再生不良性貧血 (19 頁参照)

再生不良性貧血の骨髄は高度低形成髄あるいは脂肪髄となり，末梢血での汎血球減少を特徴とする。赤芽球癆でも時として白血球減少や血小板減少を伴うことがあるが，いずれも貧血に比べると軽度である。

● 骨髄異形成症候群 (26 頁参照)

MDS のなかで貧血のみを示す症例は，不応性貧血（refractory anemia）とよばれ refractory cytopenia with unilineage dysplasia（RCUD）（単一血球系統の異形成を伴う不応性血球減少）に分類される。赤芽球系細胞に異形成が存在し鑑別点となるが，他の血球にも異形成がみられることがある。また，このような MDS では赤芽球系前駆細胞の CD71 発現低下や CD105 発現亢進など異常な発現がみられるとの報告もある[9]。

● 溶血性貧血　　　　　　　　　　　　　　　　　　　　　　　　　(9頁参照)

　正球性正色素性貧血となることがあるが，骨髄での赤芽球系細胞の過形成，網状赤血球数の増加などが認められる点で鑑別可能である．正常な反応に伴う幼若赤芽球が多数みられるが，異形成はみられない．ただし，赤血球の形態異常（球状赤血球や破砕赤血球など）がみられることがある．

● 出血に伴う貧血　　　　　　　　　　　　　　　　　　　　　　　　(2頁参照)

　正球性正色素性貧血となることが多く，主に上部，下部消化管での出血源の検索，女性での婦人科領域疾患の検索などを必要とする．骨髄での赤芽球過形成，網状赤血球数の増加などの違いで鑑別可能である．

文献

1. Fisch P, Handgretinger R, Schaefer HE : Pure red cell aplasia. Br J Haematol 111 : 1010-1022, 2000
2. Leguit RJ, van den Tweel JG : The pathology of bone marrow failure. Histopathology 57 : 655-670, 2010
3. Erslev AJ, Soltan A : Pure red-cell aplasia ; a review. Blood Rev 10 : 20-28, 1996
4. Oshimi K, Yamada O, Kaneko T, et al : Laboratory findings and clinical courses of 33 patients with granular lymphocyte-proliferative disorders. Leukemia 7 : 782-788, 1993
5. Semenzato G, Zambello R, Starkebaum G, et al : The lymphoproliferative disease of granular lymphocytes ; updated criteria for diagnosis. Blood 89 : 256-260, 1997
6. Rimsza LM, Larson RS, Winter SS, et al : Benign hematogone-rich lymphoid proliferations can be distinguished from B-lineage acute lymphoblastic leukemia by integration of morphology, immunophenotype, adhesion molecule expression, and architectural features. Am J Clin Pathol 114 : 66-75, 2000
7. Kelleher P, Misbah SA : What is Good's syndrome? Immunological abnormalities in patients with thymoma. J Clin Pathol 56 : 12-16, 2003
8. Brown KE, Young NS : Parvovirus B19 infection and hematopoiesis. Blood Rev 9 : 176-182, 1995
9. Xu F, Wu L, He Q, et al : Immunophenotypic analysis of erythroid dysplasia and its diagnostic application in myelodysplastic syndromes. Intern Med J 10 : 1445-5994, 2011

〔木村芳三，大島孝一〕

36. 造血幹細胞移植後の皮疹および下痢症

頻　度　★★
難易度　★★★★★

症例 30代，女性。

　急性骨髄性白血病（AML）M1を発症し化学療法で寛解した。2年後再発し，再度寛解に入り，今回はHLA一致非血縁者からの骨髄移植目的で入院した。CY/TBI（シクロホスファミド／全身放射線照射）の前処置で，骨髄移植を行った。GVHD予防は，タクロリムス（FK506）とメトトレキサート（MTX）を投与，移植後14日目に生着が確認された。移植後21日ころから，手掌，顔面にびまん性に小さな赤みの強い斑状丘疹が出現し，体幹部に拡大した。移植後25日ころから水様下痢が持続し，大腸内視鏡検査が行われた。肝機能障害はみられなかった。

　皮膚所見（図1）と生検された皮膚組織像（図2）および，大腸内視鏡所見（図3）と大腸生検組織（図4）を示す。以上の所見から，最も考えられる病理診断は何か？

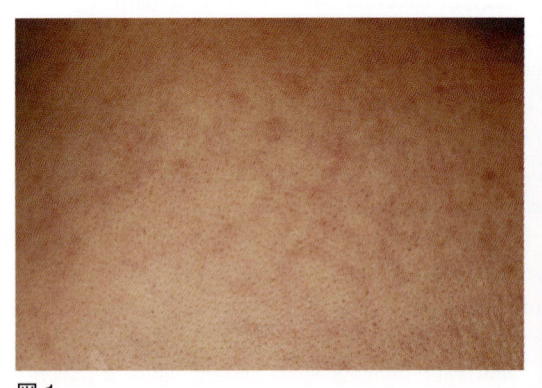

図1

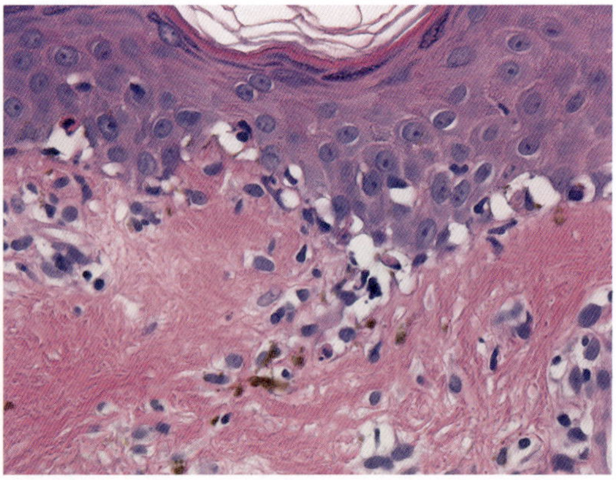

図2

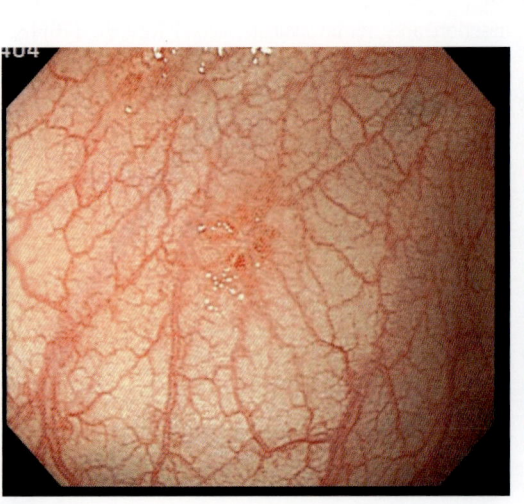

図3

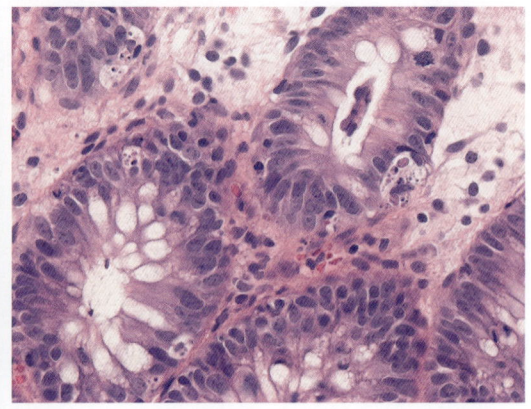

図4

解説

診断プロセス

造血幹細胞移植後合併症は，GVHD（graft-versus-host disease）が最も重要な病態で，鑑別の中心になる．移植後，さまざまな皮膚病変が合併するが，発症時期によりある程度原因は限られる．GVHD の皮疹の肉眼所見は特徴がなく，鑑別の重要な点は発症時期と病理組織像である．

移植後の消化管合併症で，重要な臨床症状は下痢で，GVHD の確定診断には組織診断が必要であるが，軽微な場合は内視鏡検査の対象とならない．重症の下痢，血便が持続する場合などで，内視鏡検査が行われる．腸管病変では，GVHD と鑑別を要する病態は腸管型微小血管障害とサイトメガロウイルスを中心とするウイルス感染である．

病理所見

皮膚：手掌，顔面に出現した皮疹は，体幹に広がり，写真は腹部の皮疹を提示する（図 1）．やや乾燥状でサーモンピンク色の小斑状病変を多数認める．

組織学的に，表皮は基底細胞の配列がやや不規則となり，接合部には液状変性を伴う浮腫が強く，リンパ球浸潤の増加，表皮細胞には核が濃縮状となるアポトーシス，細胞質の好酸性変化の強い孤在性角化細胞の出現を認める（図 2 再掲載）．真皮上層には，軽度のリンパ球浸潤がみられる．

大腸：内視鏡所見は，回腸末端から全大腸にわたり，散在性に病変を認める．点状出血を伴い，赤みの強い斑状病変で浮腫が主体である（図 3）．粘膜の剝脱はほとんどみられない．

組織学的に，表層上皮細胞は保たれ，固有腺管は不規則な脱落，再生腺管による置換がみられる．特徴的所見は，固有腺管の腺底部から頸部にかけての基底細胞に，アポトーシスが散在性にみられ，細胞質のやや広い上皮細胞間リンパ球浸潤がみられる（図 4 再掲載）．粘膜固有層の炎症細胞浸潤は比較的豊富で，少数の好酸球や好中球を伴い，リンパ球，マクロファージを主体とする多彩な炎症細胞浸潤がみられる．

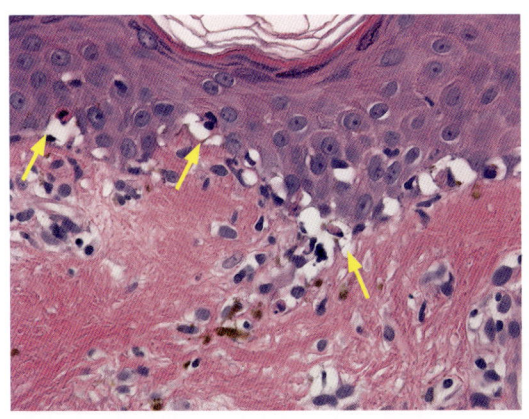

図 2 皮膚 GVHD（→アポトーシス）（再掲載）

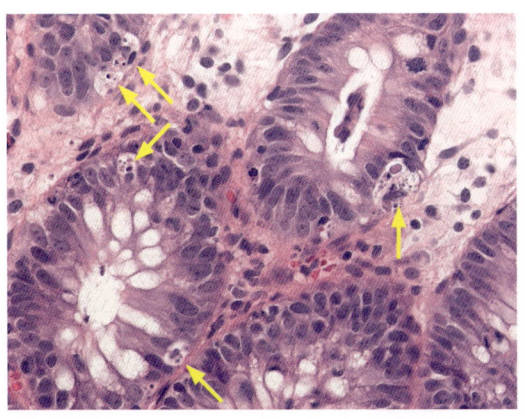

図 4 腸管 GVHD（→アポトーシス）（再掲載）

最も考えられる病理診断は何か？

皮膚 GVHD（interface dermatitis with apoptosis）
腸管 GVHD（apoptotic colitis）

> **Memo 1　GVHD の定義と重症度分類**
>
> **急性 GVHD の定義**：同種造血幹細胞移植後早期にみられる皮疹・黄疸・下痢を特徴とする症候群で，移植片の宿主に対する免疫学的反応によるものである。
>
> **GVHD の診断基準**：皮膚・肝・消化管の少なくとも一臓器の障害が存在し，GVHD 類似の他の疾患が否定されること。多くは移植後 100 日以内にみられる。病理組織学的な鑑別診断が重要である。
>
> **GVHD の重症度分類（表 1, 2）**：急性 GVHD の重症度分類は，1994 年の急性 GVHD の grading に関する consensus conference において一部改訂したものである。
>
> 表 1　臓器障害の stage
>
> | Stage[a] | 皮膚 | 肝 | 消化管 |
> |---|---|---|---|
> | | 皮疹 (%)[b] | 総ビリルビン (mg/dL) | 下痢[c] |
> | 1 | <25 | 2.0〜3.0 | 成人 500〜1,000 mL
小児 280〜555 mL/m²
または持続する嘔気[d] |
> | 2 | 25〜50 | 3.1〜6.0 | 成人 1,001〜1,500 mL
小児 556〜833 mL/m² |
> | 3 | >50 | 6.1〜15.0 | 成人 >1,500 mL
小児 >833 mL/m² |
> | 4 | 全身性紅皮症，水疱形成 | >15.0 | 高度の腹痛・腸閉塞[e] |
>
> a) ビリルビン上昇，下痢，皮疹を引き起こす他の疾患が合併すると考えられる場合は stage を 1 つ落とし，疾患名を明記する。複数の合併症が存在したり，急性 GVHD の関与が低いと考えられる場合は主治医判断で stage を 2〜3 落としてもよい。
> b) 熱傷における "rule of nines"（成人），"rule of fives"（乳幼児）を適応。
> c) 3 日間の平均下痢量。小児の場合は mL/m² とする。
> d) 胃・十二指腸の組織学的証明が必要。
> e) 消化管 GVHD の stage 4 は，3 日間平均下痢量成人 >1,500 mL，小児 >833 mL/m² でかつ，腹痛または出血（visible blood）を伴う場合を指し，腸閉塞の有無は問わないこととする。
> f) 小児の下痢量に関しては，いままで成人の基準を単純に体表面積換算して算出してきたが，国際的同一性の観点から，今回から CIBMTR で採用されている基準を採用した（CIBMTR：Series 2002 Reporting Form）。
>
> 表 2　急性 GVHD の grade
>
> | Grade | 皮膚 stage | | 肝 stage | | 腸 stage |
> |---|---|---|---|---|---|
> | I | 1〜2 | | 0 | | 0 |
> | II | 3 | or | 1 | or | 1 |
> | III | ― | | 2〜3 | or | 2〜4 |
> | IV | 4 | or | 4 | | ― |

GVHD 皮疹の特徴：手掌，足底，顔面に好発する。斑状丘疹の形態をとることが多く，しばしば瘙痒感を伴う。重症化すれば，全身紅皮症，水疱形成，表皮剝離へと進展する。

病理所見は細胞傷害性リンパ球による表皮細胞のアポトーシスを呈する接合部皮膚炎（interface dermatitis）が基本病変である。表皮基底層の液状変性，表皮・真皮接合部のリンパ球浸潤，リンパ球浸潤を伴う表皮細胞の好酸性壊死，アポトーシス，色素失調を認める[1]。エクリン腺の導管，毛囊基底細胞も標的となる。接合部皮膚炎で，リンパ球浸潤（特に CD8 陽性 T リンパ球）があることが重要で，免疫染色での確認が必須である（図5）。マクロファージの浸潤の多寡が予後に反映するという報告もあり[2]，同時に検討が望ましい。

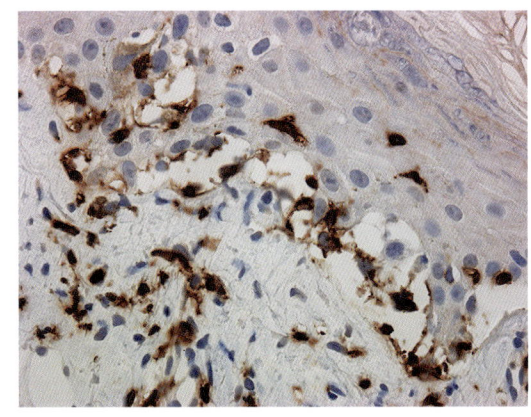

図5　皮膚 GVHD，CD8 免疫染色

治療・予後[3]

すべての GVHD 症例に対して治療が必要なわけではなく，軽症例では自然寛解もあり，治療薬剤の副作用も考慮する必要がある。治療適応は原則として重症度 II 度以上が対象となるが，臨床的所見を総合的に判断して決定する。

標準的初期治療薬は副腎皮質ステロイドであり，メチルプレドニゾロン（mPSL）が用いられる。単剤で mPSL より優れた薬剤は報告されていない。GVHD 予防薬は続行する。ステロイドを GVHD 予防の目的で投与している場合には，増量あるいは二次治療への移行が選択肢となる。mPSL 2 mg/kg，あるいは相当量のプレドニゾロン（PSL）（2.5 mg/kg）が標準的とされているが，わが国では軽症例では 0.5〜1 mg/kg の少量投与も経験的にしばしば行われ，その有効性が知られている。ATG，あるいは抗 IL-2 レセプター抗体を併用する試みもなされているが，生存率の向上はみられておらず，mPSL 単剤による治療が標準的とされる。

鑑別診断

● 前処置関連毒性（regimen related toxicity：RRT）

大量化学療法や全身放射線照射による前処置は，皮膚傷害を高頻度で発症する。GVHD との鑑別は，病理学的に特徴的所見がみられない限り困難である。皮膚における RRT は，リンパ球浸潤がほとんどみられない表皮細胞傷害が特徴的である。表皮細胞傷害は，核の腫大，異型化，好酸性壊死，異常角化，基底細胞の消失など，核と細胞質の成熟解離に伴う表皮細胞の病的所見を認める。

● 微小血管障害

痛みや点状出血を伴う皮疹としてみられ，真皮網状層の微小血管の内皮細胞障害（内皮細胞の核の腫大，濃縮，脱落），血管壁の硝子様変性，血管の不規則な虚脱，拡張，血管障害に伴う破砕赤血球を伴う小出血がみられる。血小板血栓形成をみることはまれである。

● 薬疹，アレルギー疹

急性 GVHD の発症時期，または移植後免疫抑制が徐々に緩和される時期に発症する。各種薬剤に対するアレルギー反応が出現しやすい。病理学的に，特異所見はなく，急性 GVHD と類似した所見を呈することがあり，鑑別は難しい。

● 感染症

細菌，真菌感染症では，好中球浸潤がみられ，GVHD に比べ炎症細胞浸潤の程度が強い。また，表皮内微小膿瘍や，真皮血管周囲性に好中球浸潤をみることが多い。HHV-6 の活性化が移植後早期に起こることが知られている[4]が，海綿状皮膚炎（spongiotic dermatitis：表皮の海綿状変化，表皮内および真皮内のリンパ球浸潤）の所見を呈することがある。

Memo 2 腸管 GVHD の病理所見

腸管 GVHD はアロ移植免疫反応による上皮細胞障害による病変であり，組織学的には活性化した細胞傷害因子をもつ T リンパ球が，標的腸管上皮細胞（主体は上皮幹細胞の性格を有する基底細胞）にアポトーシスを引き起こすことにより，粘膜障害を発症する。病理像は，腺管上皮細胞間に T リンパ球浸潤（特に細胞障害因子をもつ CD8 陽性 T リンパ球）があり，基底細胞にアポトーシスを見いだすことが重要な所見となる（図6）。

上皮細胞間リンパ球は正常でも観察され，感染性病変では多くみられる。またリンパ球浸潤は腺管周囲に多数みられるが，細胞傷害因子が上皮細胞にアポトーシスを引き起こすためには，リンパ球は基底膜の腺管側に浸潤していることが重要である。腺管回転の早い腸管では，重症な炎症後の再生では特に不完全腸上皮化生型の再生所見が強くみられ，この腺管では再生に伴う生理的なアポトーシスが多くみられるので，鑑別が必要である。このアポトーシスでは，リンパ球浸潤を伴わないことや，しばしばグループ状にアポトーシスがみられる傾向があり，鑑別のポイントとなる。

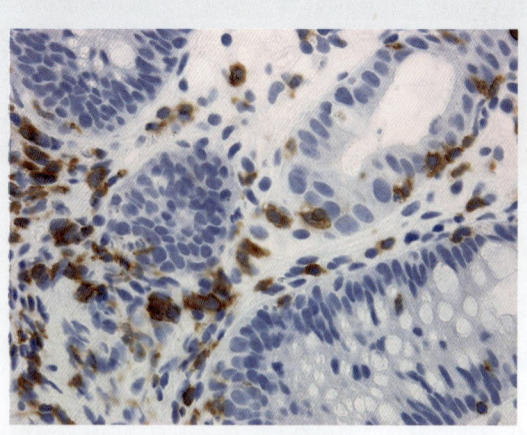

図6　腸管 GVHD．CD8 免疫染色

症例 36. 造血幹細胞移植後の皮疹および下痢症

サイトメガロウイルス(CMV)，エンテロウイルス，アデノウイルス，ロタウイルス，EBウイルスなどのウイルス性腸炎は，臨床像のみでの鑑別は困難で，生検診断，ウイルス学的検討を加えることで多くは診断が可能である。内視鏡的には，出血を伴う打ち抜き型の小潰瘍，アフタ様潰瘍を形成することが多く(図7)，内視鏡所見で疑える場合がある。封入体を形成するCMV感染は病理組織学的に同定が可能で免疫染色で確定診断できる(図8)。細菌・真菌感染は，病原体の同定に便培養が必須である。

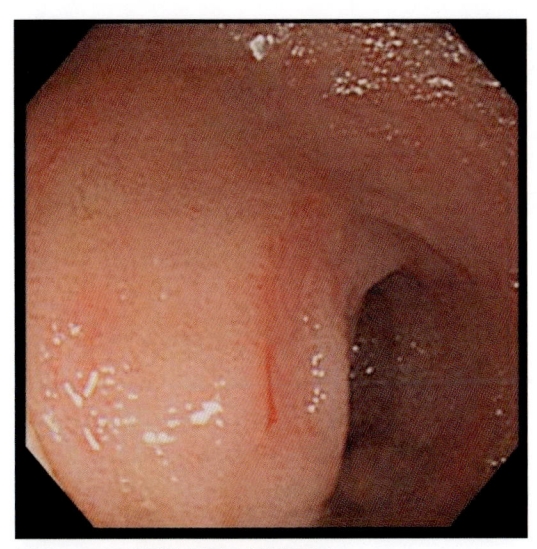

図7 CMV腸炎大腸内視鏡所見

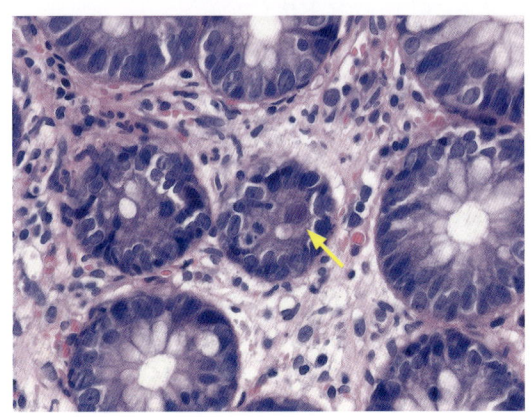

図8-a CMV腸炎(→封入体細胞)

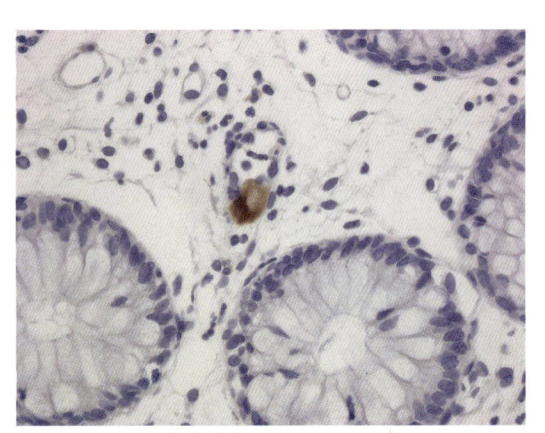

図8-b CMV免疫染色

腸管型微小血管障害(intestinal type of transplantation associated microangiopathy：i-TAM)[5]

移植関連微小血管障害による虚血性腸炎を呈する病態で，移植後血栓性微小血管障害(thrombotic microangiopathy：TMA)とよばれてきた病変と同様な病態であるが，腸管に限局して起こるi-TAMが重症GVHDとの鑑別で最も重要となる。臨床病態は水様下痢に始まり，GVHDと鑑別できないが，腹痛を伴い，血性下痢に移行する。大腸内視鏡による生検診断が必須であるが，病変部が

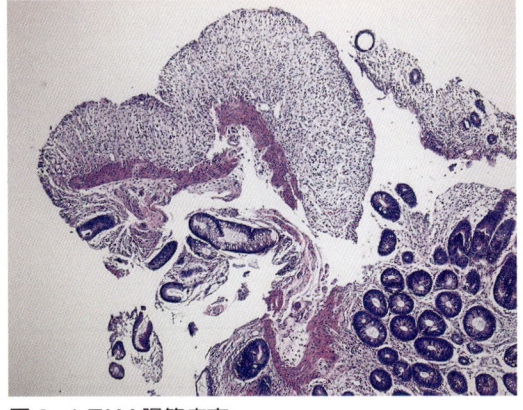

図9 i-TAM腸管病変

219

回盲部や上部大腸に比較的好発するため，回盲部までの全大腸の検索が望ましい．組織学的特徴は，微小血管障害を伴う虚血性粘膜障害である(図9)．

　血管障害は，内皮細胞の変性，血管壁の硝子様変性を伴う肥厚が特徴で，血小板血栓は二次的に形成される場合もあるが，同定はしばしば困難であり，この病変の本質ではない．上皮細胞成分の虚血性脱落(crypt ghost)，間質の硝子様変性，炎症性変化の乏しい病変を特徴とし，組織像は虚血性腸炎である．アポトーシスが再生腺管にみられることがあるが，GVHDと異なりリンパ球浸潤を伴わない．

文献

1. Lerner KG, Kao GF, Storb R, et al : Histopathology of graft-vs.-host reaction (GvHR) in human recipients of marrow from HL-A-matched sibling donors. Transplant Proc 6(4) : 367-371, 1974
2. Nishiwaki S, Terakura S, Ito M, et al : Impact of macrophage infiltration of skin lesions on survival after allogeneic stem cell transplantation ; a clue to refractory graft-versus-host disease. Blood 114(14) : 3113-3116, 2009
3. 造血細胞移植ガイドライン：GVHDの診断と治療に関するガイドライン．
http://www.jshct.com/guidline/pdf
4. Wang LR, Dong LJ, Zhang MJ, et al : The impact of human herpesvirus 6B reactivation on early complications following allogeneic hematopoietic stem cell transplantation. Biol Blood Marrow Transplant 12(10) : 1031-1037, 2006
5. Inamoto Y, Ito M, Suzuki R, et al : Clinicopathological manifestations and treatment of intestinal transplant-associated microangiopathy. Bone Marrow Transplant 44(1) : 43-49, 2009

〈伊藤雅文〉

37. 健診にて白血球数の増多を指摘

頻度 ★
難易度 ★★★★★

症例 50代，男性。

職場の健康診断で白血球数の異常を指摘され血液内科受診。受診時血算では，WBC 56,620/μL，Hb 14.2 g/dL，血小板 51万/μL であった。末梢血塗抹標本では，骨髄球や後骨髄球も出現していた。また数か月前より持続する無痛性の左頸部リンパ節腫脹も認めていた。骨髄穿刺および頸部リンパ節生検が実施された。骨髄クロット標本(図1 a：HE 染色。b：エステラーゼ-ギムザ染色)，リンパ節生検組織像(図2 HE 染色)を示す。以上の所見から，最も考えられる病理診断は何か？

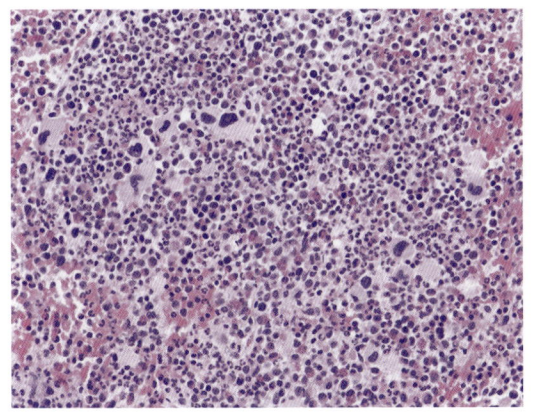

図 1-a　骨髄クロット標本(HE 染色)

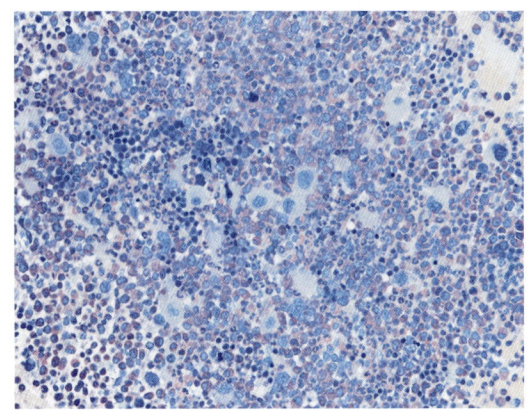

図 1-b　骨髄クロット標本(エステラーゼ-ギムザ染色)

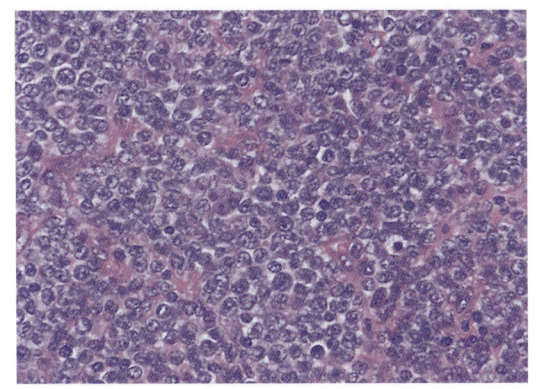

図 2　リンパ節生検組織像(HE 染色)

解説

診断プロセス

　本例では，末梢血白血球 56,620 /μL と著増し，幼若な骨髄球系の細胞も出現しており，反応性の白血球増多症よりも白血病との鑑別が問題となる。急性骨髄性白血病（AML）に加えて，血小板数も著増していることからは慢性骨髄性白血病（CML）を含む骨髄増殖性腫瘍群（myeloproliferative neoplasms；MPN）との鑑別も必要である。

　リンパ節腫脹の原因として，反応性および腫瘍性病変が挙げられる。本例では感染症や炎症の徴候は認められなかった。リンパ節腫脹は無痛性で数か月にわたり持続し，縮小傾向はみられなかったことからは，癌の転移や悪性リンパ腫が鑑別に挙げられる。また末梢血液像から白血病も疑われることから，その関連性についての検討も必要となる。

検査所見

　末梢血白血球分画では，骨髄球，後骨髄球の出現に加えて，好塩基球が5％を占めていた。芽球も認められたがその比率は4％であった。NAP活性は低下していた。骨髄穿刺では，M/E比は8.5，骨髄芽球は3％で，各成熟段階の顆粒球系細胞が増加しており，好酸球，好塩基球も増加していた。巨核球の増加も認められた。リンパ芽球の増加はみられなかった。染色体分析，FISHによる *bcr-abl* キメラ遺伝子の検索では，Ph染色体が陽性であり M-*bcr/abl* キメラ遺伝子も認められた。リンパ節では，通常の組織学的検索に加えてフローサイトメトリーによる表面マーカーの解析や染色体分析，遺伝子検索も行う。本例では腫瘍細胞はCD33，CD34に加えて，CD5，CD7が陽性であった。核型分析では 46，XY，t(9;22)(q34;q11) であった。

病理所見

　骨髄は過形成で，骨髄球，後骨髄球をピークにした骨髄球系細胞の増加が認められ，好塩基球，好酸球の前駆細胞も多数みられる（図1）。巨核球も増加していたが，骨髄芽球は2〜3％である。リンパ芽球の増加は認められない。検査所見も併せると，CML慢性期と診断される。

　リンパ節では，リンパ節全体にわたり，一様な形態を示す芽球がびまん性に増殖しており，本来のリンパ節の構築は消失している（図2）。増生する芽球は，N/C比が高く，核小体はやや不明瞭で，微細なクロマチンパターンを呈している。

　リンパ節の特殊染色では，一部の芽球はナフトール AS-D クロロアセテート エステラーゼ（AS-D Cl esterase）陽性である（図3）。免疫染色では，芽球はミエロペルオキシダーゼ（MPO），CD34陽性に加えて cCD3，CD7が陽性である。CD5，CD10，CD20，CD79aは陰性である。リンパ節スタンプ標本を用いたFISHでは，芽球にはM-*bcr/abl*の融合シグナルを認める（図4）。

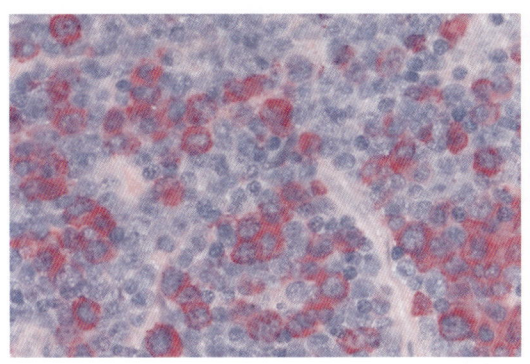

図3 リンパ節 naphthol AS-D Cl esterase 染色
一部の芽球は naphthol AS-D Cl esterase 陽性（赤色）である。（文献2より引用）

図4 *bcr-abl* の FISH
Abl（赤），bcr（緑）の融合シグナル（黄色，矢印）が認められる。（文献2より引用）

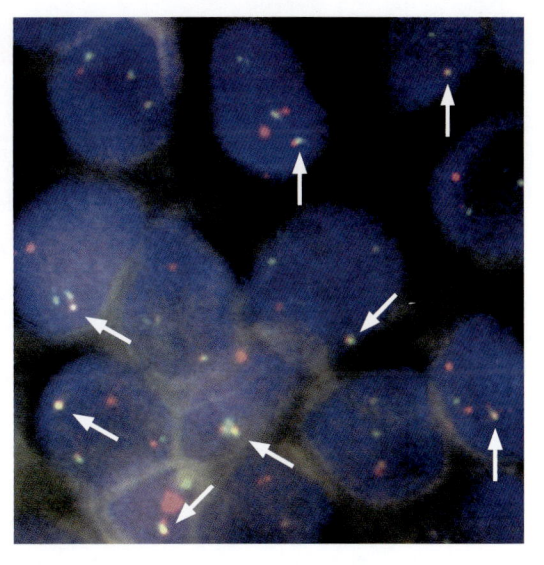

最も考えられる病理診断は何か？

顆粒球肉腫（myeloid sarcoma）

本例では，リンパ節で増生する芽球にはTリンパ球マーカーの発現がみられるものの，骨髄球系のマーカーの発現に加えて染色体分析やFISHの解析結果からはCML由来の芽球と考えられる。骨髄はCML慢性期の像であり，病態学的にはCMLの急性転化がリンパ節で起こり，顆粒球肉腫の像を呈したと理解される。

治療・予後

AMLに準じて治療を行う。本例のようなCMLの急性転化として発症した場合には，ダサチニブを含めた化学療法および骨髄移植が行われるが，予後不良である。

> **Memo　myeloid sarcoma の臨床病理**
>
> myeloid sarcoma は，extramedullary myeloid tumor, myeloblastoma（骨髄芽球腫），あるいはときに腫瘍の割面が緑色を呈することから緑色腫（chloroma）ともよばれる。WHO分類第4版では，myeloid sarcoma として myeloid blast より構成される腫瘍と定義され，単芽球，赤芽球，巨核球への分化を示す腫瘍も含まれる[1]。リンパ節，皮膚，消化管などさまざまな臓器に発生する。臨床病態学的には急性骨髄性白血病（AML）と同時またはその経過中に発症したり，AMLに先行して発症する場合がある。またAMLの髄外性の再発や，骨髄異形成症候群のAMLへの進展徴候として発症する場合に加えて，提示症例のようにCMLの髄外性の急性転化として発症する場合がある。きわめてまれには全経過を通じてAMLを伴わない症例も認められる。免疫組織学的には，MPO，CD68などの骨髄球系のマーカーに加えてCD34の発現がみられる。CD13やCD33の検索も行う。また赤血球，単球，巨核球関連抗原の発現を認める場合もある。

鑑別診断・類縁疾患

　組織像，細胞形態からは芽球様の形態を示す非ホジキンリンパ腫（リンパ芽球性リンパ腫，マントル細胞リンパ腫）との鑑別が重要で[2]免疫組織学的検索が不可欠となる（表1）。myeloid sarcoma の一部では，terminal deoxynucleotidyl transferase（TdT）や aberrant なBリンパ球あるいはTリンパ球マーカーの発現から悪性リンパ腫と誤診される場合があり，注意が必要である。また皮膚に発生した場合には，芽球性形質細胞様樹状細胞腫瘍（blastic plasmacytoid dendritic cell neoplasm：BPDCN）との鑑別も要する。

表1　鑑別に有用な免疫染色

疾患名	抗体
myeloid sarcoma	CD34, CD68, lysozyme, MPO
Bリンパ芽球性白血病/リンパ腫	TdT, CD10, CD79a
Tリンパ芽球性白血病/リンパ腫	TdT, cCD3, CD7
マントル細胞リンパ腫	CD5, CD20, CD79a, cyclin D1
芽球性形質細胞様樹状細胞腫瘍	CD4, CD56, CD123, TCL1

● BおよびTリンパ芽球性白血病/リンパ腫

　Bリンパ球あるいはTリンパ球への分化が決定したリンパ芽球由来の腫瘍である（図5）。腫瘍細胞は，N/C 比が高く繊細な核クロマチンパターンを示している。いずれの場合でも，定型例では TdT が原則として陽性であり，分化段階に応じたBリンパ球，Tリンパ球の免疫学的表現型を発現する。一部の症例では CD13 や CD33 などの骨髄球系のマーカーが発現するが，Bリンパ球あるいはTリンパ球への帰属が確認できればリンパ芽球性白血病/リンパ腫と診断する。また提示症例のような CML の髄外性の急性転化例では，Ph 陽性Bリンパ芽球性白血病/リンパ腫との鑑別も必要である。

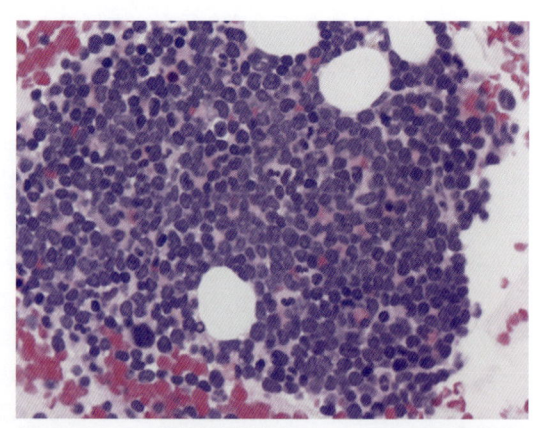

図5　Bリンパ芽球性白血病/リンパ腫の骨髄組織像
芽球がびまん性に増殖し，正常造血は3系統にわたり抑制されている。

● mantle 細胞リンパ腫　　　　　　　　　　　　　　（180頁参照）

　リンパ濾胞のマントル層を構成するリンパ球に相当する形態・形質を有するB細胞性腫

瘍である。なかでも blastoid variant とよばれる一群では，リンパ芽球型リンパ腫の腫瘍細胞に類似する繊細な核クロマチンをもつ N/C 比の高い腫瘍細胞が認められる。免疫染色ではCD5，CD20，CD79a 陽性に加えて cyclin D1 陽性が重要な鑑別点となる。t(11;14)の遺伝子異常が認められ，FISH では約 90％の症例で陽性となる。

● 芽球性形質細胞様樹状細胞腫瘍（blastic plasmacytoid dendritic cell neoplasm：BpDCN）(263頁参照)

　blastic NK-cell lymphoma，agranular CD4＋CD56＋hematodermic neoplasm とよばれた皮膚に好発する腫瘍であるが，骨髄浸潤し白血病化することが多く，WHO 分類第 4 版ではAML の関連病変として分類されている。皮膚病変では，真皮に芽球様の腫瘍細胞の増生がみられるが，表皮との間に Grenz zone を形成することが特徴である（図6）[3]。腫瘍細胞は CD4，CD56 に加えて，CD123，TCL1 などの dendritic cell-associated antigen が陽性となる。

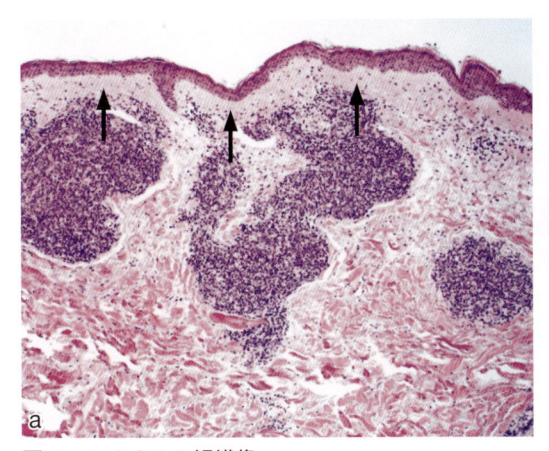

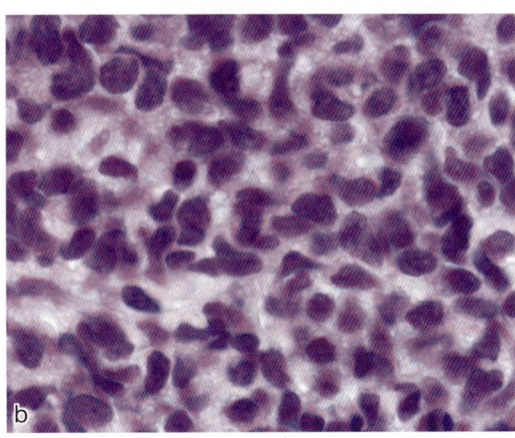

図6　BpDCN の組織像
a：弱拡大像。b：強拡大像。
真皮で芽球の増殖巣を認め，表皮との間に Grenz zone（矢印）がみられる。（文献 3 より引用）

　その他，小細胞癌，ユーイング肉腫，胎児型横紋筋肉腫などが鑑別診断に挙げられるが詳細については他の成書を参照されたい。

📖 文献

1. Pileri SA, Orazi A, Falini B：Myeloid sarcoma. Swerdlow SH, Campo E, Harris NL, et al（eds）：WHO classification of Tumors of Haematopoietic and Lymphoid Tissues 4th ed. pp140-141, IARC Press, Lyon, 2008
2. Abo-Yashima A, Satoh T, Abo T, et al：Distinguishing between proliferating nodal lymphoid blasts in chronic myelogenous leukemia and non-Hodgkin lymphoma：Report of three cases and detection of a bcr/abl fusion signal by single cell analysis. Pathol Int 55：273-279, 2005
3. Tsunoda K, Satoh T, Akasaka K, et al：Blastic Plasmacytoid Dendritic Neoplasm：Report of Two Cases. J Clin Exp Hematol 52：23-29, 2012

（佐藤　孝，阿保亜紀子）

38. 咽頭痛，感冒様症状

頻度 ★★
難易度 ★★★★★

症例 10代，女性。

　咽頭痛，感冒様症状で発症。38℃を超える発熱が持続し，頸部に多発するリンパ節腫大を認めた。嘔気/嘔吐がみられ，黄疸が出現してきたため，骨髄検査，リンパ節生検が行われた。WBC 11,600/μL，RBC 445万/μL，Hb 13.8 g/dL，血小板15万/μL，ALT 97，AST 250，LDH 280，T.Bil 3.4

　穿刺吸引骨髄組織(図1)と生検されたリンパ節組織像(図2)を示す。以上の所見から，最も考えられる病理診断は何か？

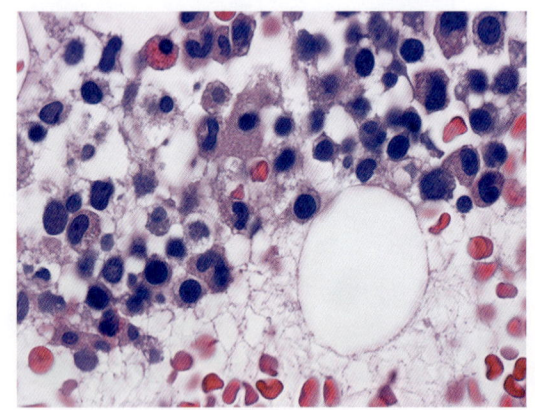

図1

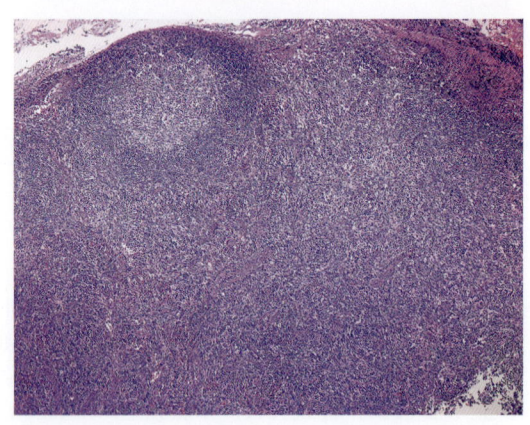

図2

解説

診断プロセス

10代での，咽頭痛，感冒症状，発熱，リンパ節腫大は，通常ウイルス感染などの感染症が主体で，非感染性炎症を含め，非腫瘍性病変が主体である．しかし，本例のように進行性に肝障害を呈する病態では，ウイルス感染(EBVを中心)を中心に，血球貪食症候群，悪性リンパ腫などの血液腫瘍の鑑別も必要である．代表的なウイルス感染はEBウイルスであり，乳児では咽頭炎とみなされ，自然治癒する場合が多く，不顕性感染の場合も多くみられる．年齢が高くなるにつれ顕性化し，思春期での発症が特徴的である．

病理所見

骨髄は，軽度過形成で相対的顆粒球過形成である．肉芽腫形成はみられないが，マクロファージの軽度の増加を認め，少数であるが血球貪食がみられる(図1再掲載)．細胞質の淡明でやや広いリンパ球が多く観察される(図3)．異型リンパ球の集簇性増生はみられない．

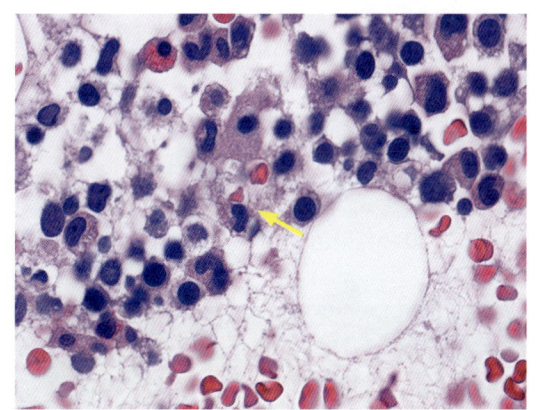

図1　骨髄組織像(↑血球貪食)(再掲載) 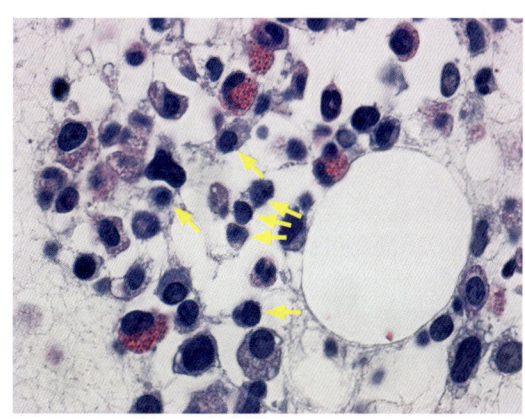　　図3　反応性リンパ球増多(↑リンパ球)

リンパ節は，基本構築がよく保たれ，軽度胚中心過形成を伴うリンパ濾胞形成がみられ，傍濾胞域の拡大が目立つ．傍濾胞域には大型免疫芽球や多彩なリンパ球の増加がみられ，Hodgkin/Reed-Sternberg(HRS)細胞様の巨細胞が散在性にみられる(図4)．分裂像が多くみられ，アポトーシスを多数認める．高内皮細静脈(high endothelial venule：HEV)の増生が目立ち，組織球の増加を認める(図5)．

免疫組織学的に，大型細胞はCD20＋Bリンパ球からなり(図6)，HRS細胞様の巨細胞はCD30陽性である(図7)．大型Bリンパ球は散在性にみられ，多数のCD8＋Tリンパ球を認める(図8)．このTリンパ球はGranzyme Bなどの細胞傷害因子をもつ．EBVのEBER-1に対する *in situ* hybridization(ISH)では，HRS細胞様の巨細胞やBリンパ球に陽性シグナルを認める(図9)．

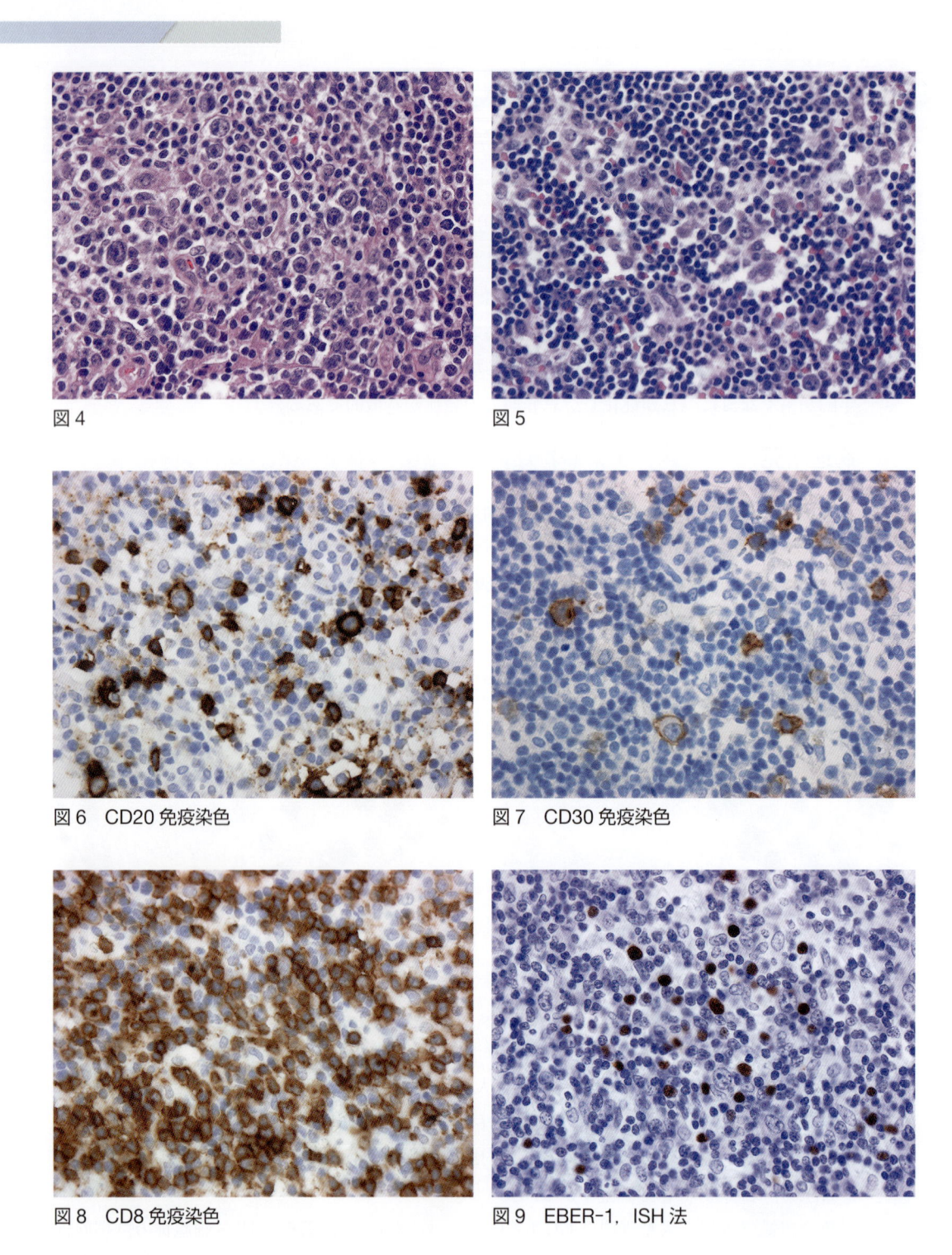

図4

図5

図6　CD20 免疫染色

図7　CD30 免疫染色

図8　CD8 免疫染色

図9　EBER-1, ISH 法

228

最も考えられる病理診断は何か？

伝染性単核球症（infectious mononucleosis）

> **Memo　EBウイルス感染と伝染性単核球症**
>
> ■伝染性単核球症（infectious mononucleosis）の定義
> 　EBVの初感染によって生じる急性感染症で，ウイルス感染とそれに対する宿主免疫反応により病態が形成される。小児期（特に乳児期）に感染すると症状を伴わない（不顕性感染）ことが多く，成人期には80％以上の人が抗体を有しているため，発症するケースとしては成人期に初感染した場合が多い。臨床病態と血液，血清検査から臨床診断される場合が多いが，発症年齢が高い場合や，悪性リンパ腫との鑑別が問題となる場合などで，咽頭，扁桃やリンパ節生検が行われる場合があり，病理組織学的に鑑別診断が難しい場合がある。
>
> ■EBVの感染様式
> 　EBVはBurkittリンパ腫由来のリンパ芽球細胞株から見いだされたヘルペス型ウイルスで，二本鎖線状DNAウイルスである。成人に至るまでにほとんどのヒトが感染する最も普遍的なウイルスの1つである。既感染者の唾液にウイルスゲノムが検出され，唾液を介して口腔，咽頭粘膜のBリンパ球や上皮細胞に感染する。宿主細胞でウイルスが複製され細胞傷害（cytopathological effect）を呈し，感染を拡大する溶解感染（lytic infection）と，宿主細胞が不死化しウイルスを複製することなくウイルスゲノムが維持される潜伏感染（latent infection）があり，EBVの初感染で溶解感染様式をとり，その後は潜伏感染に移行しウイルスゲノムは宿主感染細胞に生涯維持される。潜伏感染はEBV determined nuclear antigen（EBNA）-1,2,3, latent membrane protein（LMP）-1,2, EBV encoded RNA（EBER）などの潜伏感染遺伝子の発現状態によりlatency Ⅰ-Ⅲ型に分類される。伝染性単核球症は，EBVの初感染時にみられる溶解感染の病態発現である。
>
> ■伝染性単核球症の臨床所見，ウイルス抗体価
> 　発熱，咽頭炎，リンパ節腫脹を三大症状とし，肝脾腫，黄疸，皮疹，関節痛などのさまざまな臨床症状を伴う。白血球増多を呈し，異型リンパ球の出現が特徴的で，リンパ球増多がみられる。抗EBV EA-IgG, VCA-IgM, VCA-IgG, EBNA-IgG抗体の抗体価を測定する。VCA IgMは通常，初感染急性期に検出されるが，乳幼児では検出されない場合があること，慢性活動性EBV感染症の場合にも陽性を呈することがあるため，注意を要する。VCA IgGは回復期に上昇してくるが，伝染性単核球症の急性期から陽性であることが多く，その後陽性が持続する。EA IgGは急性期の終わりから回復期にEBNA抗体より早く検出され，数か月の経過で陰性化する。再活性化に伴い再び検出される。EBNA抗体は感染後数か月経過してから検出され，伝染性単核球症の急性期では陰性である。しかし，EA IgGとは異なり，その後陽性が持続する。
>
> 　1つの抗体価のみでEBV感染症の病態を把握することは困難であり，急性期と4～6週後の回復期のペア血清や，必要ならばさらに数か月後の複数の血清で判断する必要がある。定量的PCR法を用いて血漿中のfree EBV genome量を測定し，診断に応用できる[1]。重症例であるEBV関連血球貪食症候群（EBV associated hemophagocytic syndrome：EBVAHS）や移植後EBV関連リンパ増殖症（post-transplant lymphoproliferative disorder：PTLD）などでは著明にウイルス量が増加する。

鑑別診断・類縁疾患

　伝染性単核球症の骨髄所見は，反応性パターンでリンパ球の増加を認め，肉芽腫形成はみられない。細胞質の淡明で広いやや大型リンパ球の増加を認め，CD20陽性の大型リンパ球が孤在性にみられ，CD8陽性のTリンパ球増多を認める。マクロファージの活性化，血球貪食を伴う場合があり，血球貪食症候群，悪性リンパ腫の鑑別が問題となる。

　リンパ節病変は，基本的に反応性病変のパターンを呈するが，HRS細胞様の巨細胞の出現や，病期によっては胚中心の萎縮による基本構築の不明瞭な所見，淡明で広い細胞質を有する単球様Bリンパ球の集簇(immature monocytoid B-cell foci)などはリンパ腫との鑑別が問題となる[2]。

● ホジキン(Hodgkin)リンパ腫　　　　　　　　　　　　　　　　　　　(54頁参照)

　伝染性単核球症でみられるHRS細胞様の巨細胞は，EBV感染Bリンパ球であるため，EBER-1＋，CD30＋，CD20＋，CD15－である。Hodgkinリンパ腫と異なり背景の多彩性に着目する必要がある。

● びまん性大細胞型B細胞リンパ腫(diffuse large B-cell lymphoma：DLBCL)　(51頁参照)

　伝染性単核球症で，核小体が明瞭な大型免疫芽球様細胞が特に多く増殖する場合，DLBCLとの鑑別が問題となる。伝染性単核球症ではこの大型細胞にEBER-1陽性所見をみるが，DLBCLでは一部の症例を除き常EBER-1陰性である。DLBCLがリンパ節全体をびまん性に比較的単調な腫瘍細胞増殖で置換されるが，伝染性単核球症は多彩で，基本構築が残る場合が多い。

● 血管免疫芽球型T細胞リンパ腫(angioimmunoblastic T-cell lymphoma：AILT)

　AILTではEBV感染Bリンパ球を伴い，しばしばHRS細胞類似の巨細胞を認め，特に若年者では伝染性単核球症との鑑別が問題となる。AILTではclear cellとよばれる異型細胞が小集塊を形成しCD4＋Tリンパ球からなるが，伝染性単核球症では淡明で広い細胞質を有するリンパ球はCD8＋Tリンパ球であり，孤在性に分布し集塊形成はみられない。

● X連鎖リンパ増殖疾患(X-linked lymphoproliferative disease：XLP)

　免疫不全関連リンパ増殖症候群に分類され，先天性免疫不全に伴う。Purtiloらにより発見された家系にちなみDuncan病ともよばれる[3]。T/NK細胞の機能異常で，EBVを排除できないため劇症の伝染性単核球症を呈し，致死的な経過をとることが多い。SAP〔signalling lymphocyte activation molecule (SLAM)-associated protein〕遺伝子が原因遺伝子で，X染色体上にあり伴性劣性遺伝形式をとる[4]。

　通常伝染性単核球症は，自然治癒する良性の急性ウイルス感染症である。しばしば血球貪食症候群(hemophagocytic syndrome：HPS)を伴い，急激な経過をとる場合がある。EBV

関連血球貪食症候群(EB virus associated hemophagocytic syndrome：EBVAHS)は，通常の伝染性単核球症がBリンパ球にEBV感染を認めるのに対し，Tリンパ球ないしはNK細胞に感染し，CD8＋Tリンパ球のクローン性増殖を示す例が多い[5]。また，重症肝炎を合併する伝染性単核球症で，Tリンパ球優位なEBV感染を認めた例もあり，感染細胞の種類による病態の特徴がある可能性が考えられる。

慢性活動性 EBV 感染症 (chronic active EBV infection：CAEBV)

3か月以上持続する慢性あるいは反復性伝染性単核球症様症状を呈し，抗EBV抗体価の異常(抗VCA-IgG抗体価の高値，抗EA抗体陽性，または抗EBNA抗体陰性)，蚊アレルギーや種痘様水疱症の既往・合併，末梢血リンパ球サブセットの異常が疑診断項目として挙げられ，末梢血中のEBV-DNA量の増加，病理組織でのEBVの証明，クローン性の判定により確定診断される[6]。血球貪食を呈する伝染性単核球症とよく類似した病態を呈すが，CAEBVは予後不良疾患であり鑑別が重要である。

文献

1. Kimura H, Nishikawa K, Hoshino Y, et al：Monitoring of cell-free viral DNA in primary Epstein-Barr virus infection. Med Microbiol Immunol 188：197-202, 2000
2. Gowing NF：Infectious mononucleosis；Histopathologic aspects. Pathol Annu 10：1-20, 1975
3. Purtilo DT, Cassel CK, Yang JP, et al：X-linked recessive progressive combined variable immunodeficiency(Duncan's disease). Lancet 1：935-940, 1975
4. Sayos J, Wu C, Morra M, et al：The X-linked lymphoproliferative-disease gene product SAP regulates signals induced through the co-receptor SLAM. Nature 395：462-469, 1998
5. Kasahara Y, Yachie A, Takei K, et al：Differential cellular targets of Epstein-Barr virus(EBV) infection between acute EBV-associated hemophagocytic lymphohistiocytosis and chronic active EBV infection. Blood 98：1882-1888, 2001
6. Kimura H, Hoshino Y, Kanegane H, et al：Clinical and virologic characteristics of chronic active Epstein-Barr virus infection. Blood 98(2)：280-286, 2001

〈伊藤雅文〉

39. 発熱, リンパ節腫瘍

頻度 ★
難易度 ★★★★★

症例 20代, 男性。

発熱およびリンパ節腫瘍があり, 頸部リンパ節生検が施行された(図1)。
以上の所見から, 最も考えられる病理診断は何か？

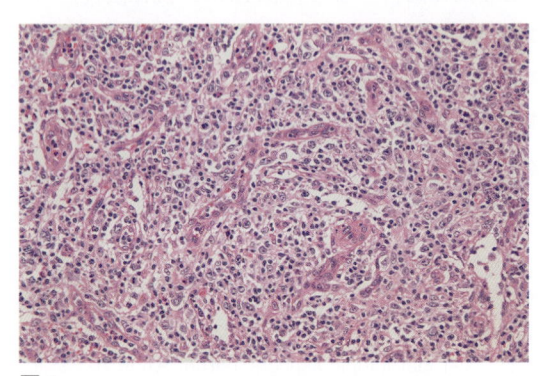

図1

解説

診断プロセス

　薬剤性リンパ節炎は薬剤により起こるリンパ節腫大のことである。悪性リンパ腫と誤診しうる薬剤性リンパ節炎として最も有名なものは，抗てんかん薬の1つであるフェニトイン（phenytoin）（商品名アレビアチン，ヒダントール。米国では Dilantin）によるリンパ節炎である。

　フェニトインによる薬剤性リンパ節炎は，ある程度の投与期間（中央値で2年）を経て起こってくる症例が多いが，半年以下で起こってくる場合もある。主たる症状は発熱・皮疹・体重減少などである。リンパ節腫大は限局していることもあるが，全身性のこともある。

　組織像は多彩な像をとりうるが，通常は濾胞間領域が増生してさまざまな大きさの細胞が増生し，好酸球や組織球・形質細胞が混じる。大型の immunoblast が混在しており，ホジキンリンパ腫でみられる Reed-Sternberg 細胞様の細胞が混じることがある。高円柱状内皮血管の増生がみられる。リンパ濾胞は過形成になることもある。

　濾胞が過形成性変化を示してくる場合もあり，このような症例では末梢型 T 細胞性リンパ腫との鑑別が問題となる。非常に大型の T 細胞由来の異型リンパ球が混じり，未分化大細胞型リンパ腫との鑑別が問題となることもある。

　染色体分析や T 細胞受容体遺伝子再構成，あるいは免疫グロブリン遺伝子再構成検索は有用である。これらで単クローン性であることが示されれば，腫瘍性病変が強く示唆され，薬剤性リンパ節炎は除外される。しかし，これらの検索で単クローン性であることが示されない場合は，腫瘍性であるのか否かの判断はできない。

　薬剤性リンパ節炎は，悪性リンパ腫診断では常に念頭におかなければならないものである。薬剤投与歴については可能な限り，押さえておくことは必要である。しかし，現実問題として，日常の外来において薬剤投与歴をすべての症例において正確に聞き出すというのは難しいこともあるだろう。病理診断業務においても，すべての症例について薬剤投与歴を電子カルテなどでチェックするというのはなかなか困難であろう。

　よって，悪性リンパ腫との診断に至る際に，何らかの非典型的な所見があった場合に，改めて薬剤投与歴をチェックするということが最も大切であろうと思われる。薬剤性リンパ節炎の最大の問題点は，病理標本を見ると悪性リンパ腫と誤診しうるところである。本症例も，血管免疫芽球性 T 細胞性リンパ腫との診断に至る際に，年齢が非典型的であった。日常の悪性リンパ腫診断において，臨床経過・形態学的所見・免疫組織学的所見・遺伝子学的所見などを総合的に診断していくという姿勢をとっていることが大事であると思われる。

病理所見

　濾胞間領域において血管の増生があり，大型異型リンパ球が散見される（図1）。中型異型リンパ球も混じっており，好酸球が背景に散見される。

全く何も情報がなければ，リンパ増殖性疾患を考えるのが自然であるし，この像からは血管免疫芽球性 T 細胞性リンパ腫が鑑別の第一である。しかし，20 代(実年齢は 27 歳)というのは，この疾患としては非典型的である。本症例はフェニトインを投与されていることが明らかになった。

▶▶ 最も考えられる病理診断は何か？

　　フェニトインによる薬剤性リンパ節炎

▶▶ 治療・予後

　　フェニトイン中止により，数週間で軽快する。

鑑別診断・類縁疾患

● 血管免疫芽球性 T 細胞性リンパ腫　　　　　　　　　　　　　　　　　(155 頁参照)

　組織像は大変類似しており，鑑別は非常に難しい。フェニトインによる薬剤性リンパ節炎が，血管免疫芽球性 T 細胞性リンパ腫類似の組織像をとることを認識することが第一である。血管免疫芽球性 T 細胞性リンパ腫は通常，高齢者に起こる疾患であるので，若年者で血管免疫芽球性 T 細胞性リンパ腫に類似した組織像を見た場合は，常にフェニトインによる薬剤制リンパ節炎を頭の片隅におく必要がある。

● 未分化大細胞型リンパ腫　　　　　　　　　　　　　　　　　　　　　(185 頁参照)

　組織像は大変類似しているうえに，こちらの疾患は若年者にも高い頻度で発生するのできわめて鑑別が難しい。ALK 陰性になってくることがきわめて重要で，若年者の ALK 陰性となる未分化大細胞型リンパ腫では薬剤性リンパ節炎を鑑別に挙げる必要がある。しかし，現実問題としては病理標本のみでの鑑別はきわめて困難で，臨床経過をよく把握するしかない。

〔大田泰徳〕

40. 全身リンパ節腫大

頻　度 ★
難易度 ★★★★★

症例　50代，女性。

4年前より血清にてHTLV-1抗体が陽性で，経過観察されていた。数か月前より頸部リンパ節が腫れ，その後全身のリンパ節腫大が出現したため，頸部リンパ節生検を行った。

臨床データとして，WBC 8,700/μL（異常リンパ球18%），RBC 320万/μL，Hb 9.0 g/dL，血小板14.3万/μL，アルブミン3.0 g/dL，総ビリルビン0.4 mg/dL，LDH 475 IU/L，BUN 15.8 mg/dL，血中Ca値12.7 mg/dL，血中IL-2R値11,000 U/mL

生検リンパ節のHE所見(図1)，免疫染色(図2)を示す。以上の所見から，最も考えられる病理診断は何か？

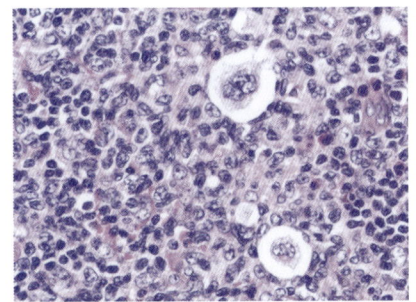

図1

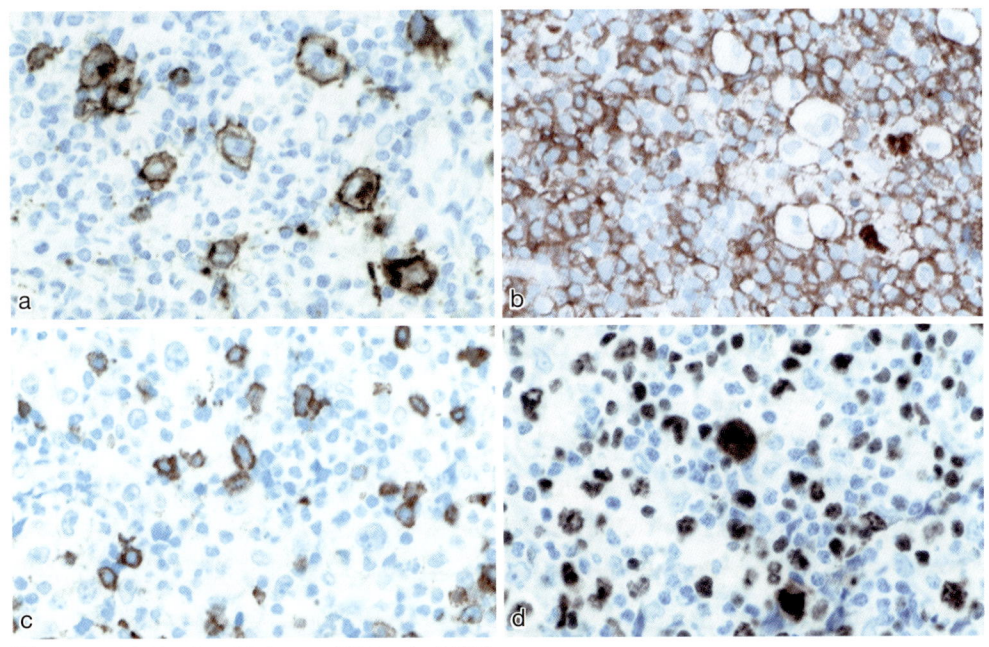

図2　a：CD30，b：CD4，c：CD8，d：MIB1

解説

診断プロセス

　ホジキンリンパ腫類似型 ATLL は，HTLV-1 陽性患者でホジキン，リード-ステルンベルグ（Reed-Sternberg）細胞，ラクナー（lacunar）陰窩型巨細胞が散見され，背景に核異型を認める T 細胞が優位に増殖する疾患である[1,2]。巨細胞は CD30，CD15 が陽性，もしくは陰性であり，背景異型リンパ球は CD4，CD25 陽性 T 細胞が優位にあり，MIB1 陽性率も高い。CD8 陽性 T 細胞は散見される。病変組織の HTLV-1 プロウイルスの組み込み，TCR 遺伝子再構成が認められるが，その発現は典型例に比較し弱い。EBER 陽性巨細胞の出現が約 30％にみられる。白血化は約 2 割に認められる。治療抵抗性であり，2，3 年後に典型 ATLL に移行することが多いとされている。予後は 2 年生存率が 62％，5 年生存率が 26％と典型例に比較して少し予後がよい。

　HTLV-1 陽性患者は，陰性患者と同様にホジキン（Hodgkin）リンパ腫を発症する[3,4]。大部分は 50 歳以降に認められるが，20 歳代の患者も認められる。組織学的に CD30 陽性，高率に CD15 陽性，EBERs 陽性巨細胞が出現し，背景には小リンパ球，形質細胞，好酸球等反応細胞や高度な線維化が認められる。CD25 陰性で CD4，CD8 陽性 T 細胞の混在が認められる。背景リンパ球は明確な異型核をもたない。末梢血において異型細胞がごく 1，2％認められることがあるが，白血化は認めない。病変組織には HTLV-1 プロウイルスの組み込みや TCR 遺伝子再構成は認めない。治療には十分に反応性であるが，年齢が高い例は治療抵抗性例もあり，再発がみられる。自験 10 例中でも 10 年以上経過した 3 例を経験している。HTLV-1 浸軟地区でのホジキンリンパ腫を診断は，特に 50 歳以降の患者では注意が必要である。

　典型的な ATLL においても，多形性を示す T 細胞リンパ腫の中に脳回状核，多核を有する巨細胞が散見される[1]。この細胞は CD3，4，25 陽性であり，EBV の感染等は認めない。CD30 は陽性のことがある。ホジキンリンパ腫類似型 ATLL では，背景リンパ球の異型がやや弱く，背景に組織球や好酸球が多い点や EBV 感染がある点が異なる。

病理所見

　臨床的に末梢血の異型リンパ球，高 Ca 血症，血中 IL-2R の異常高値が特徴的である。

　組織学的に，ラクナー（陰窩）型巨細胞が散見され，背景には小リンパ球，少量の好酸球に加え，中央部（矢印の部位）に中型，中-大型で核が不整形の異型リンパ球が多くみられる（図1）。この異型リンパ球を同定することが大切である。

　免疫組織化学（図2）にて CD30 陽性巨細胞が同定できるが，背景リンパ球は異常な CD4 陽性 T 細胞の浸潤を示す。MIB1 はやや低いが背景異型リンパ球に高率に陽性である。

　HTLV-1 陽性，プロウイルス陰性，TCR 遺伝子胚芽型のホジキンリンパ腫を示す（図3-a，b）。背景リンパ球は小型で異型が弱い。CD25 の反応では一部のリンパ球に陽性であり，びまん性ではない。本例は，化学療法，骨髄移植後 12 年が経過している。

図 3-a　　　　　　　　　　　　　　　　図 3-b

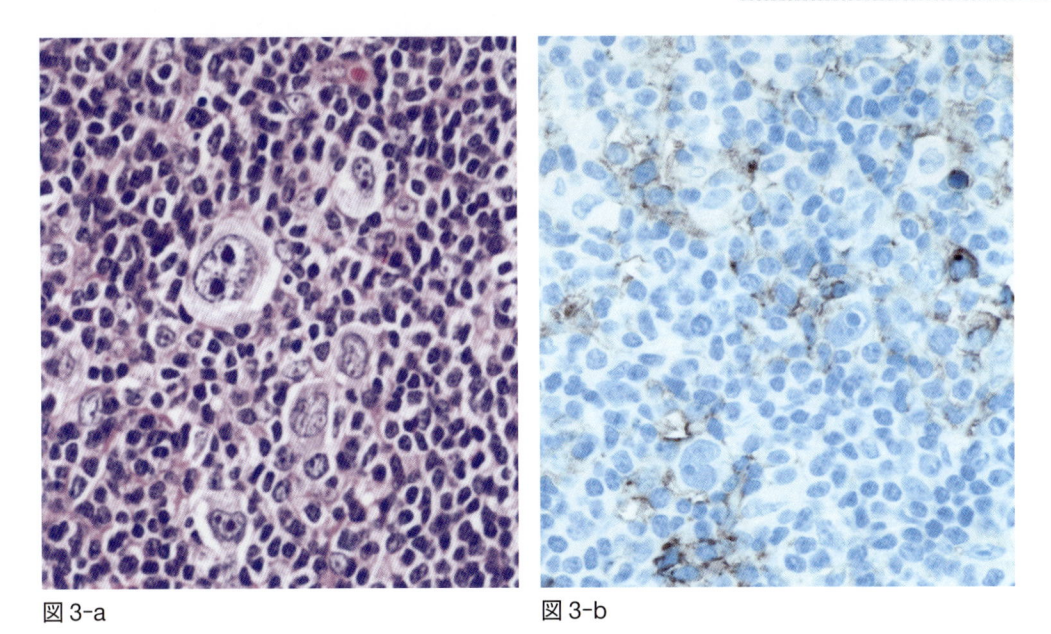

最も考えられる病理診断は何か？

成人 T 細胞白血病 / リンパ腫（adult T-cell leukemia/lymphoma：ATLL），ホジキンリンパ腫類似型

治療・予後

　典型 ATLL の治療は CHOP を中心とした化学療法が中心である。65 歳以下の患者において破壊的・非破壊的同種骨髄移植が併用され長期生存者が出始めた。現在，抗 CCR4 抗体が治療に用いられ，完全寛解例が約 3 割に得られている。今後の治療として期待されている。基本的には予後不良な疾患群で 50％生存率は 12 か月以内である。既に述べたが，ホジキンリンパ腫類似型 ATLL は典型 ATLL よりもやや予後がよいが，進行性の経過をたどる。
　本例は臨床的には典型 ATLL に近い。化学療法抵抗性であり，重症肺炎になり 3 か月で死亡した。

Memo　ATLL

　ATLL の WHO 分類では，組織学的に①ホジキンリンパ腫類似型，②多形性小細胞型，③多形性中・大型，④未分化大細胞型の 4 型がいわれている。侵軟地区では，この中で多形性中・大型が圧倒的に多く，未分化大細胞型が次いでみられ，前 2 者はまれに認められる。
　ATLL の初期像において，ホジキンリンパ腫と同様の所見がみられ，EBV 陽性の巨細胞が出現するとしている[1]。血清 HTLV-1 陽性者では，ATLL のみでなく，B 細胞性リンパ腫各型，ホジキンリンパ腫もみられる。臨床像，腫瘍組織での HTLV-1 プロウイルスの組み込みや TCR 遺伝子再構成を確認し組織型を検討する必要がある。

鑑別診断・類縁疾患

● T細胞豊富B細胞性リンパ腫(T-cell rich B-cell lymphoma : TRBL)

　HTLV-1感染患者においてもB細胞性リンパ腫は同様に認められる。組織型はMALTリンパ腫，濾胞性，びまん性大細胞性リンパ腫(DLBCL)まで多様であるが，やはりDLBCLが多い[4]。TRBLはDLBCLの中でT細胞が豊富で大型異型Bリンパ球，もしくは巨細胞が多くみられるリンパ腫である。ホジキンリンパ腫との鑑別が難しい例がある。TRBLは，CD20陽性大型リンパ球の増加を認めることより，鑑別は可能である。組織学的には鑑別に上げる必要がある。

文献

1. Ohshima K, Jaffe ES, Kikuchi M : Adult T-cell leukaemia/lymphoma. Swerdlow SH, Campo E, Harris NL, et al (eds) : WHO classification of Tumors of Haematopoietic and Lymphoid Tissues 4th ed. pp281-284, IARC Press, Lyon, 2008
2. Ohshima K, Suzumiya J, Kato A, et al : Clonal HTLV-1-infected CD4+ T-lymphocytes and non-clonal non-HTLV-1-infected giant cells in incipient ATLL with Hodgkin-like histological features. Int J Cancer 72 : 592-598, 1997
3. Sadahira Y, Nishihara H, Shimizu M, et al : Epstein-Barr virus-associated Hodgkin's disease in HTLV-1 seropositive patients : a report of two cases. Pathol Int 48 : 67-73, 1998
4. 竹下盛重，岡村精一，鵜池直邦，他：新WHO分類；成人T細胞白血病/リンパ腫．病理と臨床 21 : 279-283, 2004

〈竹下盛重，山田　梢〉

41. リウマチ，貧血の進行

頻　度 ★
難易度 ★★★★★

症例　70代，女性。

　長年，リウマチにて通院していた。LDH 800 IU/Lと異常高値，貧血の進行を認め精査にて，左副腎，右肺，腹部皮下にGaシンチの取り込みを認める腫瘍あり。原因を精査していたところ，子宮体部に21×26 mmの腫瘍あり。診断目的に子宮内膜生検を行った。HE標本(図1)および免疫染色標本(図2〜4)を示す。以上の所見から，最も考えられる病理診断は何か？

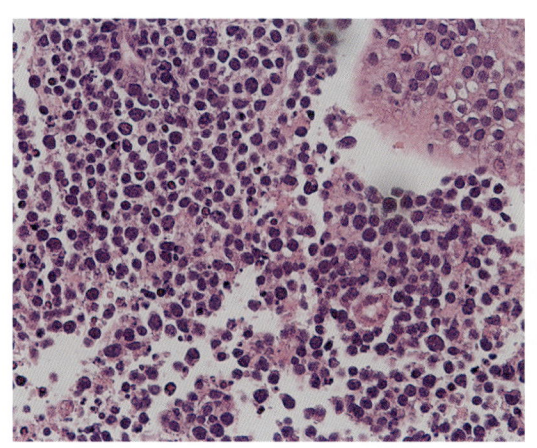

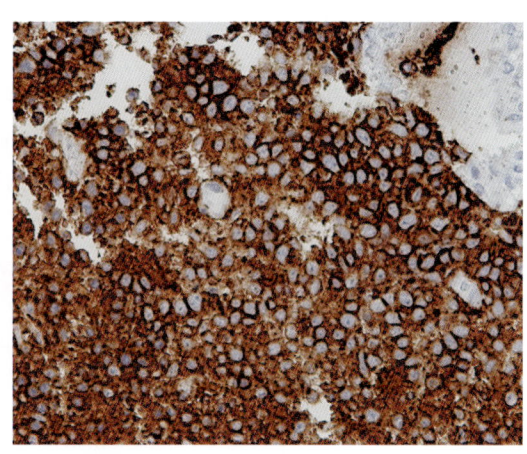

図1

図2　CD20

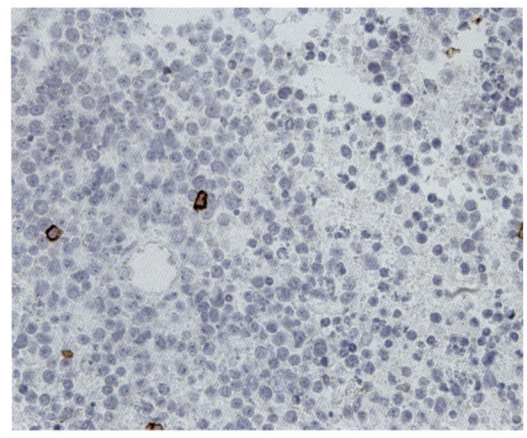

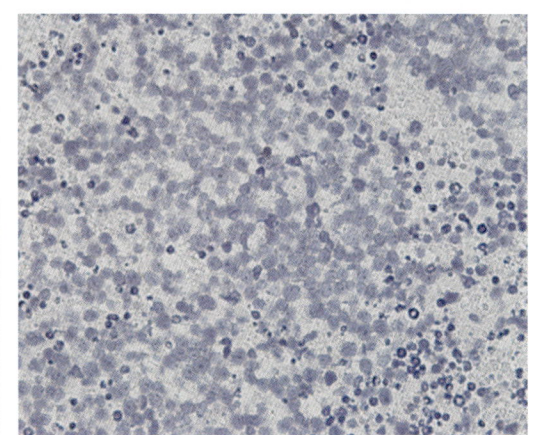

図3　CD3

図4　EBER

解説

診断プロセス

　LDH 高値であり，Ga シンチの所見から悪性リンパ腫が疑われるが，子宮内膜の腫瘍というのは悪性リンパ腫発生部位としてやや珍しい。そのため，子宮体癌との鑑別を目的として子宮内膜生検が施行されたものと思われる。本症例はリウマチにて通院していたというところがポイントであり，長年にわたってメトトレキサート（MTX）を使用していた。

病理所見

　図1は，大型異型リンパ球がびまん性に増生している。図2，3 にて，CD20 が陽性となり，CD3 が陰性となる。B 細胞由来のリンパ腫である。この標本のみからは，びまん性大細胞型 B 細胞性リンパ腫と診断されるが，MTX を長期にわたって使用していたことから，MTX 関連リンパ増殖性疾患と診断される。2008 年に発刊された WHO 分類では other iatrogenic immunodeficiency-associated lymphoproliferative disorders と診断される。

　EBV の関与がしばしば認められるが，必須ではない。本症例は図4のごとくで EBV は陰

Memo　免疫不全状態とリンパ腫

　免疫不全状態では健常人とは異なった組織像を呈するリンパ増殖性疾患が認められる。組織像から免疫不全状態を類推できる場合もあるが，困難であることも多いので，病理医は臨床医との情報共有が大切であり，臨床医は必要な情報を提供すべきである。

　リンパ増殖性疾患に繋がりうる状態としては以下のものが挙げられる。以下の情報が不明確である場合，詳細な病理診断は不可能である。

① Wiskott-Aldrich syndrome や severe combined immunodeficiency などの原発性免疫不全（まれ）
② HIV 感染（まれであるが，増加傾向にある）
③ 臓器移植や骨髄移植（情報の共有が大切）
④ MTX，TNFα阻害薬（前者はしばしばありうる。商品名でいわれることもあるので，商品名についても押さえておくべきである）を長期にわたって使用している状態

　その他に，はっきりとした免疫不全状態とは言い切れないが，高齢者であることや HTLV-1 感染があることなども免疫低下状態につながっていて，特徴的組織像を呈する場合もある。しかし，これらは客観的評価が難しく，そもそも免疫不全というものの客観的な指標としてなかなかよいものもないので，免疫低下がどの程度起こっているものか判然としない。結論が出ていない部分も多く，本稿ではこの部分には触れない。

　原発性免疫不全疾患はまれであり，本稿では日常診断の中で病理医が遭遇しうる，その他の疾患について取り上げたい。

性であった．EBV 陰性であっても，MTX 長期使用歴があれば，MTX 関連リンパ増殖性疾患と診断される．これは通常の悪性リンパ腫とは臨床経過や治療が異なるため，疾患としては別に分類しておくことが必要だからである．

最も考えられる病理診断は何か？

other iatrogenic immunodeficiency-associated lymphoproliferative disorders
MTX 関連リンパ増殖性疾患

治療・予後

MTX の中止が第一選択である．MTX 中止により半数程度の症例で自然消退する．自然消退する症例は数週間で反応するので，数週間で消退しなければ通常の悪性リンパ腫における化学療法が必要となる．自然消退するか否かの予測は病理標本では困難であり，臨床経過をみるしかない．

> **Memo　HIV 感染に伴うリンパ腫**
>
> HIV 感染による免疫低下を背景として，リンパ増殖性疾患が発症する．このリンパ増殖性疾患は大きく分けて 2 種類ある．一つは，健常者ではほとんどみられないような亜型のリンパ増殖性疾患であり，もう一つは健常者とあまり変わらない亜型のリンパ増殖性疾患である．
>
> 前者の方は有名で，さまざまな教科書に多数の記載があるのだが，ほとんどは欧米のデータがそのまま引用されているものが多い．基本的には免疫低下に伴って EBV や HHV8 などのウイルスがその原因となってリンパ腫が発症しているが，これらのウイルスが陰性であることもある．
>
> 本邦では健常者における HHV8 の感染率が欧米に比して低いため，HHV8 関連の亜型は少ない．そして，後に詳しく述べるが，組織亜型がこの 20 年で変わってきている．以前は，HIV 関連のリンパ腫の圧倒的多くが EBV 陽性 DLBCL（びまん性大細胞型 B 細胞リンパ腫）であった．しかし，近年では，DLBCL の頻度は減少して Burkitt リンパ腫（BL）が増加している．現在では BL の方がより頻度が高い．まれであったホジキンリンパ腫は次第に増加しており，HAART 療法導入によりかえってリンパ腫発症リスクが上がるという珍しい亜型である．
>
> 後者の方は，近年の抗ウイルス薬の目覚ましい進歩が大きい．抗ウイルス薬を早期に始めると血清中のウイルスが検出感度以下まで低下することもしばしばであり，「もはや HIV では死なない」という状態になってきた．そのため，健常者とあまり変わらない，低悪性度のリンパ増殖性疾患が認められるようになっている．このリンパ腫亜型に対する診断は，通常のリンパ腫診断に臨む姿勢と同じくして診断すればよい．こちらの方は本稿では触れない．

鑑別診断・類縁疾患

1 HIV感染者にみられるまれなリンパ腫亜型

● Burkittリンパ腫（BL） (145頁参照)

BLは本邦では健常成人の悪性リンパ腫の中で1%程度を占めるまれな亜型にすぎない。しかし近年におけるHIV感染者に発症する悪性リンパ腫ではその亜型のうち30%程度を占める，最も多い亜型となっている。1990年代は後述するDLBCLが最も多い亜型であり，BLはまれであった。この20年間で劇的に変わったわけであるが，これがどうして起こったのか，あまりよくわかっていない。原因ははっきりしないものの，BLの割合は急増している。

HIV関連BLは，通常のBLとは形態学的特徴が異なっており，典型的BLに比して，細胞形態はより多彩である。そのため，HIV患者ということを知らなければDLBCLとの診断になってしまうことがある。HIV患者であるか否かという情報は必須であるが，検索されていないことも多いので，組織像からある程度疑って，HIV患者であるか否かを検査してもらうことも必要になる。通常，非常に急速な進行をとっているうえに，DLBCLとは治療も異なるので，BLの可能性があることを病理医は早急に臨床医に伝えなくてはならない。

図5にHIV陽性BLのHE染色像を呈示する。通常のBLに比して核小体は明瞭であり，形態はやや大型で多彩である。しかし本症例はIgH/MYC転座が陽性であり，病状の進行は急速であった。BLとして診断・治療を行い，寛解に至っている。

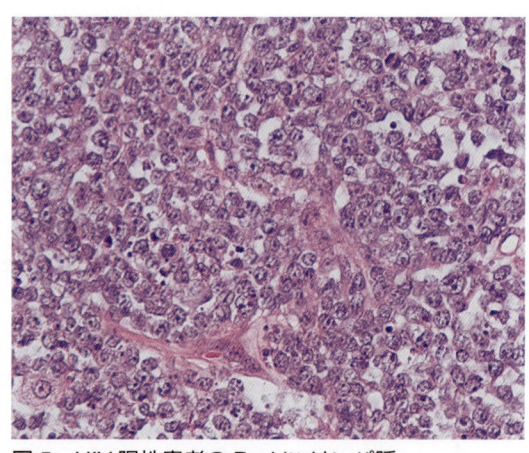

図5　HIV陽性患者のBurkittリンパ腫

● びまん性大細胞B細胞リンパ腫（DLBCL） (51頁参照)

古典的に認められたDLBCLは，HIV感染の状態が非常に進行しており，そのほとんどの症例はEBVが3型潜伏感染様式を示していた。近年は必ずしも3型潜伏感染様式をとってくるわけではなく，EBV陰性のものも存在している。形態学的には健常人のDLBCLとそれほど差はない。

● ホジキン（Hodgkin）リンパ腫 (54頁参照)

形態学的には健常者のホジキンリンパ腫と類似の像であるが，結節硬化型は少なく，混合

細胞型やリンパ球減少型が多い。EBV の陽性率が高いことや HAART 導入されている患者が多いことなどが特徴的である。

● plasmablastic lymphoma (PBL)

　形態学的には immunoblast に類似した大型異型リンパ球からなっているが，核周明庭や核の偏在傾向などがみられており，免疫染色でも形質細胞マーカが陽性となってくる腫瘍である。HIV 患者では口腔病変として出やすいが，全身性に発症することもある。

　免疫染色では CD20 が陰性となることが多く，CD79a は陽性となることが多い。CD138 や IgG などの形質細胞マーカーは通常陽性になる。EBV の感染がみられることが多く，EBER は陽性となるが LMP1 は通常陰性である。c-myc を含む t(8;14)(q24;q32)転座を約半数程度の症例で認める。比較的少ないが，きわめてまれというほどではなく，常に念頭におかなければならない。CD20 が陰性となってくるため，HIV 患者であることが判明していない場合や，本疾患が念頭にないと，診断に苦慮することがある。

● 原発性滲出性リンパ腫 (primary effusion lymphoma：PEL)

　体腔液（胸水や腹水など）を主な病変部位として発症するリンパ腫であるが，体腔液病変がなくてもこの診断名でよばれる（extracavity PEL とよばれる）。では，この診断名はどうやって定義されているのかというと，腫瘍細胞に HHV8 感染があること，そして multicentric Castleman disease の合併がみられないことから定義されている。疾患名からは体腔液を主病変とするリンパ腫としか読めないわけであるが，実際の疾患定義は全く異なっていることに注意していただきたい。

　細胞形態は大型で immunoblastic な形態をとることが多い。免疫染色では通常は CD20 が陰性となり，CD138 などの形質細胞への分化したマーカが陽性となる。HHV8 の関与が認められることが必須で，EBV 感染を伴うことが多い。わが国では極めてまれな疾患である。

② 骨髄移植・臓器移植後のリンパ増殖性疾患 (Post-transplant lymphoproliferative disorder；PTLD)

　いずれも移植に伴う免疫抑制を背景に発症する。組織像としては early lesion, polymorphic PTLD, monomorphic PTLD, Classical Hodgkin lymphoma-type PTLD に分けられている。EBV 感染を認めることが多い。

　本疾患は移植後の日数や免疫抑制剤の分量などによって発症リスクがある程度予見されるため，臨床的に疑われることが多い。末梢血 EBV-DNA 量が予測には非常に有用である。

　診断においては臨床経過をしっかり踏まえておけば，多くの場合はそれほど難解ではない。EBV 陰性症例や非典型的な症例では診断に苦労することもある。

　治療としては免疫抑制剤の減量が第一である。

診断トレーニング

問題

52歳，男性。腹部膨満感を主訴に来院。上部内視鏡にてSMT様病変が認められた。病変部からの生検である（図1-a, b）。後日，HIV陽性であることが判明した。診断は何か？

1. 印環細胞癌
2. MALTリンパ腫
3. follicular lymphoma
4. plasmablastic lymphoma
5. anaplastic large cell lymphoma

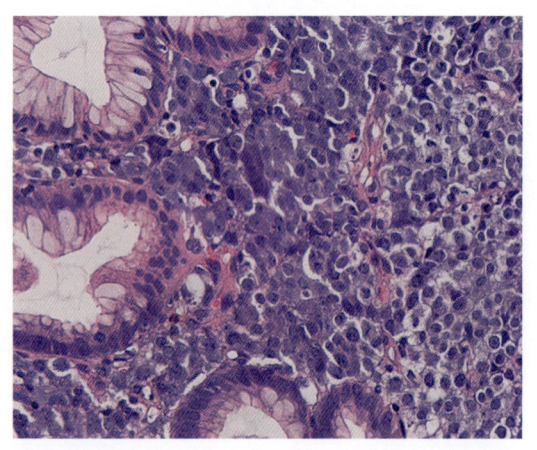

図1-a

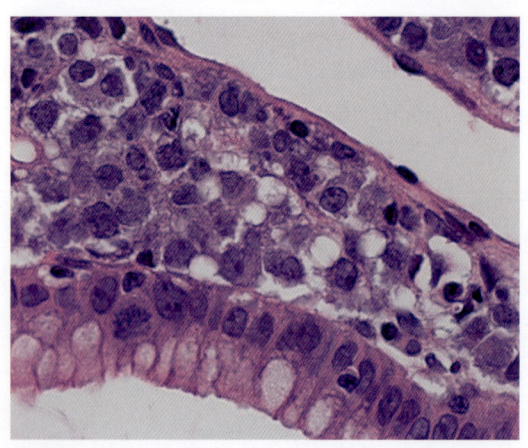

図1-b

解答

4. plasmablastic lymphoma（PBL）

　本症例はHIV患者であることが全くわからず，市中の一般病院で生検された検体である。悪性リンパ腫を疑うが，CD3やCD20といった一般的なT細胞およびB細胞性のマーカーが染色されないということで筆者にコンサルトされた症例である。本症例はHIV患者であることがわからなかったため，診断には非常に難渋されたようである。

　本症例はCD20は陰性であったが，CD138やCD38などの形質細胞系マーカーが陽性となり，EBVについてもEBER in situ hybridizationにて陽性所見が得られた。Plasmablastic lymphomaと診断された一例である。図1-bを見るとimmunoblasticないしplasmablasticな形態をとる大型異型リンパ球を認める。

（大田泰徳）

42. 全身倦怠感，発熱

頻度 ★
難易度 ★★★★★

症例　40代，女性。

　全身倦怠感と発熱で来院。統合失調症で抗精神病薬を服用している。この1年間で貧血が進行した。

　肝腫大あり（肋弓下3横指），脾は触知せず。皮膚病変なし。

　末梢血検査所見は，WBC 7,800/μL（芽球0.5％，骨髄球1.0％，後骨髄球1.0％，好中球46％，リンパ球27％，単球4.5％，好酸球19.5％，好塩基球0.5％），RBC 150万/μL，Hb 5.7 g/dL，Ht 17.0％，血小板1.5万/μL，LDH 338 U/L，ALP 948 U/L，血清トリプターゼ146.0 ng/mL。腹部CTでは肝脾腫大が存在，リンパ節腫大なし。

　骨髄検査所見は，有核細胞数：55×10^4/μL，巨核球数：減少，顆粒球系：41.4％，（Myeloblast 3.6％，Promyelocyte 3.0％，N.Myelocyte 2.0％，N.Metamyelocyte 2.6％，Neutrophil 16.4％，Eosinophil 14.8％），赤芽球系24.8％，リンパ球系8.0％，単球系5.2％，M：L：E＝1：0.5：1.0，異型細胞18％。

　入院時の骨髄塗抹標本像（図1，2）と生検組織像（図3-a，b）を示す。以上の所見から，最も考えられる病理診断は何か？

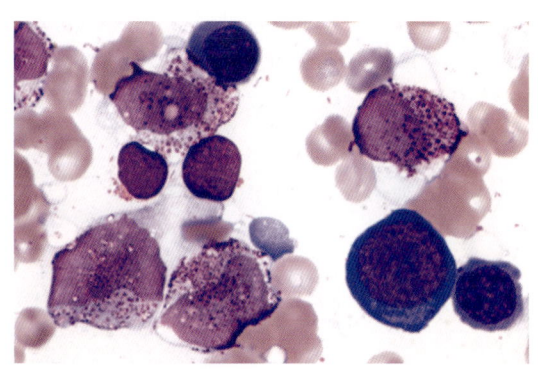

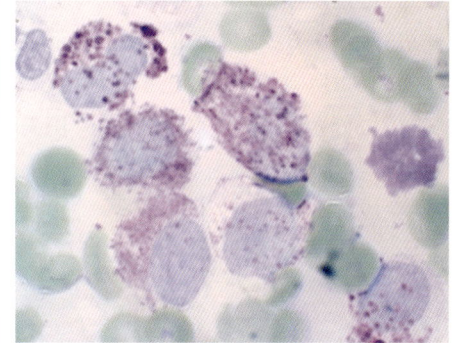

図1　メイ-ギムザ染色

図2　トルイジン青染色

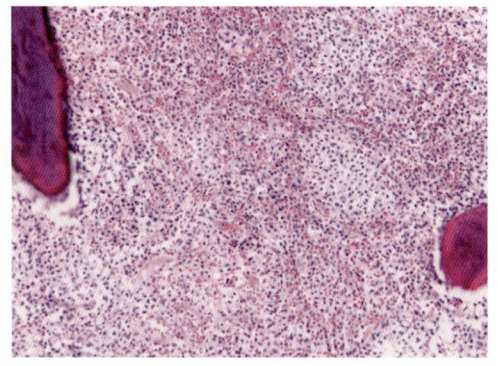

図3-a

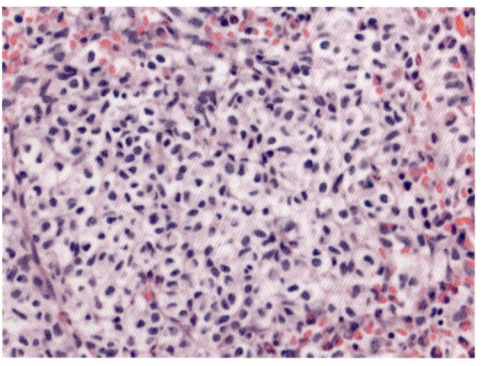

図3-b

解説

診断プロセス

末梢血のデータでは，平均赤血球容積(MCV)は 113 fl の大球性貧血である．血小板数は著減，白血球は軽度増加し，ごく少数の芽球が出現している．さらに好酸球増多もある．貧血，血小板減少，好酸球増多と肝脾腫大を伴う場合は，急性白血病，骨髄異形成症候群(MDS)，骨髄増殖性腫瘍(MPN)，MDS/MPN などの腫瘍性疾患を考えて骨髄検査を行う必要がある．検査の結果，骨髄は正形成であるが，異型細胞が 18％ を占めており，この異型細胞の形態的特徴，特殊染色および免疫組織化学的染色の結果で鑑別診断を絞っていく．

検査所見

血清トリプターゼが 146.0 ng/mL（基準値 20 ng/mL 以下）と増加している．増加する疾患には肥満細胞膜，アレルギー性疾患がある．

病理所見

骨髄塗抹所見(図1，図2：再掲載)

異型細胞は，円形〜類円形の核と豊富な細胞質を有する(矢印)．細胞質には，トルイジン青で異染性〔メタクロマジー(metachromasia)：色素本来の色素と異なる赤紫色に染色される〕を有する顆粒が存在する．異染性を有する顆粒をもつ血球細胞には，肥満細胞や好塩基球がある．また，軽度の骨髄芽球の増加があり，好中球の細胞質には顆粒が少なく，赤芽球には巨赤芽球性変化がみられる(黄矢頭)ことから，MDS や MDS/MPD も疑われる．ここで鑑別診断に挙がるのは，肥満細胞症，急性好塩基性白血病，好酸球増多を伴う MPN，慢性骨髄単球性白血病(CMML)，慢性骨髄性白血病(CML)などである．

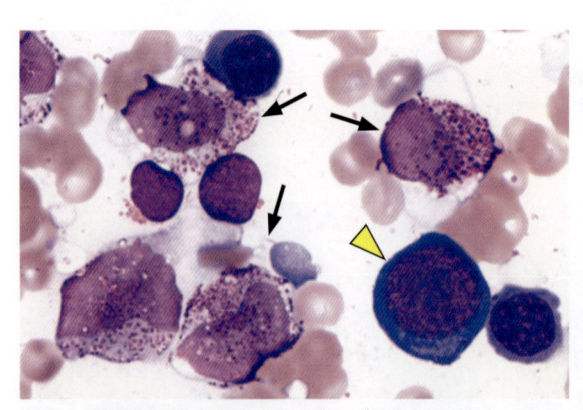

図1　骨髄塗抹標本像（メイ-ギムザ染色）（再掲載）

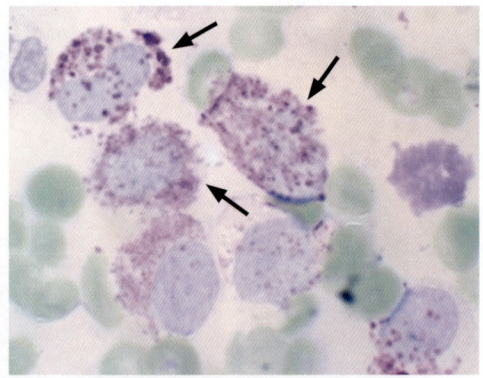

図2　骨髄塗抹標本像（トルイジン青染色）（再掲載）

骨髄生検所見（図3再掲載）

　図3-aでは，淡明な細胞質を有する類円形～紡錘形細胞が多発性に集簇巣を形成して傍骨梁に増殖している。図3-bでは，増殖している淡明細胞の間や周囲に好酸球の浸潤を認める。赤芽球系，顆粒球系，巨核球系造血細胞はいずれも減少している。WHO分類でMF-1の骨髄線維化がある。骨髄の染色体分析は正常核型である。骨髄のRT-PCRでは，BCR-ABL，FIP1L1-PDGFRA融合遺伝子はいずれも検出されない。

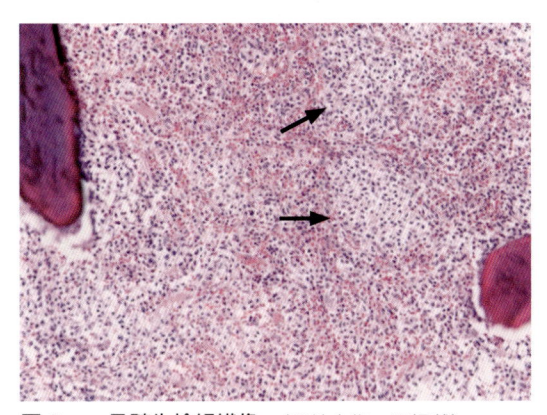

図3-a　骨髄生検組織像　（弱拡大像，再掲載） 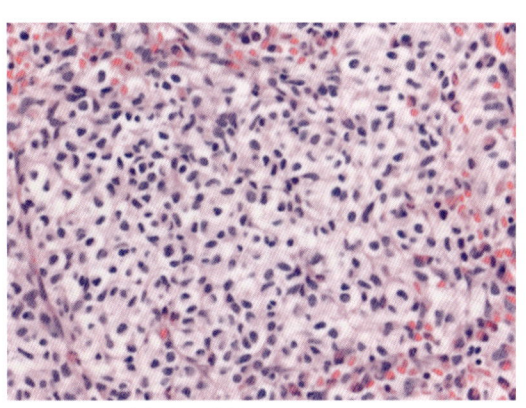　　図3-b　骨髄生検組織像　（中拡大像，再掲載）

確定診断に必要な検査は何か？

　骨髄で異染性を有する顆粒をもつ血球細胞が増殖する疾患には，肥満細胞症や急性好塩基性白血病がある。肥満細胞症の診断には骨髄検査は必須で，肥満細胞の腫瘍性増殖巣（15個以上の集簇）を確認するとともに，合併している他の造血器腫瘍の有無の評価が必要である。次いで，免疫組織化学的に腫瘍性肥満細胞に陽性となるCD2，CD25，KIT（CD117），トリプターゼの発現の有無を確認する。このうち，最も特異性が高いものはトリプターゼである。これは肥満細胞顆粒内に豊富に含まれる中性セリンプロテアーゼで，腫瘍性や非腫瘍性の肥満細胞に陽性となる。また，CD2，CD25は腫瘍性の肥満細胞のみに発現することから，腫瘍性か否かの鑑別に有用である[1]。表1に全身性肥満細胞症の診断基準[1]を示す。

表1　全身性肥満細胞症の診断基準（WHO分類第4版）

大基準	① 肥満細胞が15個以上の集簇巣を形成して骨髄，または皮膚以外の臓器に多発性に存在する。
小基準	① 骨髄，または他の皮膚以外の臓器の生検組織において，肥満細胞の25%以上が紡錘形，または異型的な形態を示す。または骨髄塗抹標本中の全肥満細胞の25%以上を未熟，または異型的な細胞が占める。 ② 骨髄，血液，または皮膚以外の臓器で*KIT*遺伝子のコドン816に活性化変異がある。 ③ 骨髄，血液，または皮膚以外の臓器で，肥満細胞のマーカーに加えて肥満細胞がCD2と/またはCD25が陽性。 ④ 血清トリプターゼの持続的な上昇（>20 ng/mL）

肥満細胞症の診断は以下のクライテリアのうち，大基準1つと小基準を少なくとも1つ，あるいは小基準を3つ以上満たすことが必要条件。

免疫組織化学結果

増殖細胞は AE1/AE3, CD3, CD4, CD79a, MPO, グリコフォリン C, CD42b, CD34, CD56 に陰性で, CD68（KP1, PG-M1）, CD163, KIT（図4）, CD25（図5）, トリプターゼ（図6）が陽性である。

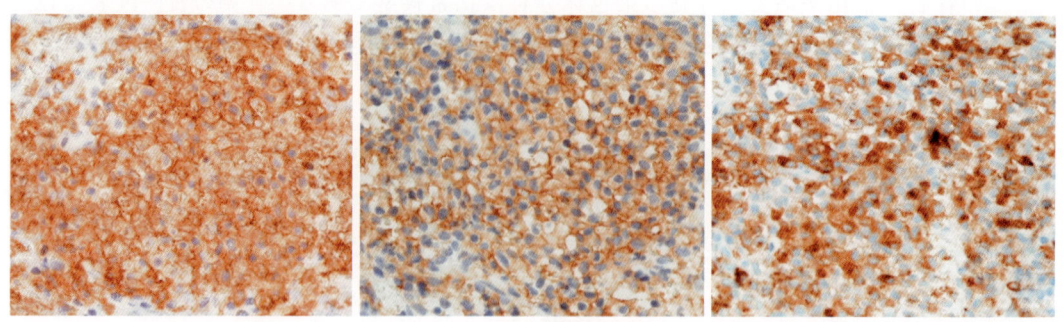

図4　KIT の免疫染色　陽性　　図5　CD25 の免疫染色　陽性　　図6　トリプターゼの免疫染色 陽性

遺伝子検査

全身性肥満細胞症の場合, 高頻度に *KIT* 遺伝子の変異がみられる[2]。本症例では染色体は正常核型で, *KIT* 遺伝子にはエクソン17, コドン816のアスパラギン酸がバリンへ置換（D816V）がみられた。これは, 全身性の肥満細胞症の95%にみられる変異型である。

> **Memo** *KIT* 変異とは
>
> *KIT* は *KIT* 遺伝子にコードされる受容体型チロシンキナーゼであり, 細胞外領域, 細胞膜貫通領域, 細胞内領域からなる。そのリガンドである stem cell factor（SCF）が結合することにより二量体形成を起こし, 細胞質内のチロシンキナーゼ活性をもつ領域に ATP が結合して, 下流のシグナル伝達系蛋白質（例えば, PI3 kinase, src kinase, STAT など）のチロシン残基をリン酸化する。
>
> 全身性肥満細胞腫の95%以上では, エクソン17, D816V *KIT* の変異がみられる。キナーゼ領域であるエクソン13やエクソン17の機能獲得性突然変異を起こした *KIT* では一量体で活性化しイマチニブの阻害率は低いが, 調節領域（regulatory domain）であるエクソン9やエクソン11の変異では二量体を形成し, イマチニブの奏効率は高い傾向がある。

▶▶▶ 最も考えられる病理診断はなにか ▶▶▶

Systemic mastocytosis with associated clonal hematological non-mast-cell lineage disease【SM-AHNMD】

肥満細胞症(mastocytosis)は，肥満細胞あるいはその前駆細胞が腫瘍性増殖をきたす疾患で，皮膚型と，多臓器にわたって腫瘍性浸潤病巣を形成する全身型に分かれる。皮膚型は皮膚のみに限局する。全身型は，皮膚，骨髄，リンパ節，脾臓，肝臓が侵されやすく，特に皮膚と骨髄の頻度は高く，紡錘形の肥満細胞の密な集簇からなる多発性巣状病変を形成するのが特徴である。肥満細胞が骨髄系細胞と共通の幹細胞から分化することが認識され，WHO分類(第4版)では骨髄増殖性腫瘍(MPN)の一病型に加えられた。

臨床症状や経過は多様で，病変の分布と臨床的特徴から**表2**のごとく分類されている。本例は診断基準のすべてを満たしており骨髄に18%の腫瘍細胞が存在したが，肥満細胞性白血病(骨髄で腫瘍細胞>20%)の基準は満たしていない。背景に，骨髄芽球の軽度増加，好中球の細胞質内顆粒の減少，巨赤芽球性変化などの異形成像があることから，WHO分類では，SM-AHNMDに分類される。

表2 肥満細胞症の分類（WHO分類第4版）

1) 皮膚肥満細胞症(cutaneous mastocytosis：CM)
2) 全身性肥満細胞症(systemic mastocytosis：SM)
   ① 低悪性度全身性肥満細胞症(indolent systemic mastocytosis：ISM)
   ② 肥満細胞系以外の血液腫瘍に合併する全身性肥満細胞症
      (systemic mastocytosis with associated clonal hematological non-mast cell lineage disease：SM-AHNMD)
   ③ 高悪性度全身性肥満細胞症(aggressive systemic mastocytosis：ASM)
   ④ 肥満細胞性白血病(mast cell leukemia：MCL)
3) 肥満細胞肉腫(mast cell sarcoma：MCS)
4) 皮膚以外の肥満細胞腫(extracutaneous mastocytoma：ECM)

治療・予後

顆粒から放出される化学伝達物質に起因する症状に対しては，抗ヒスタミン薬やステロイドなどの抗アレルギー薬が使用される。腫瘍性性格に対する治療としては，経過が緩やかなものに対してはIFN-α，より侵襲性が強いものに対しては制癌剤であるARA-C，ドキソルビシン，ダウノルビシン，ビンクリスチンが使われる場合がある。

D816V *KIT* 変異の場合，チロシンキナーゼ阻害薬であるイマチニブ耐性といわれており，新規のチロシンキナーゼ阻害薬の有用性が検討されている。骨髄移植が行なわれる場合もある。SM-AHNMDの場合には，別々の治療が必要となる場合もある。病理学的な治療効果の判定は，骨髄標本の免疫染色によるトリプターゼ陽性細胞とCD25陽性細胞数の変動，造血や線維化の改善などに基づいて行う。肥満細胞腫の中でも，CMやISMでは無治療で何年あるいは何十年も緩慢な経過をたどるが，ASM，SM-AHNMD，あるいはMCLの場合は，進行性で致死的である。予後不良因子としては，高齢，体重減少，貧血，血小板減少，低アルブミン血症，骨髄での芽球増加がある[3]。

鑑別診断

● 急性好塩基性白血病（acute basophilic leukemia）

好塩基球へ分化を示す急性骨髄性白血病（AML）で，AMLの1％未満のきわめてまれな疾患[4]。汎血球減少に伴う症状，皮膚浸潤，臓器腫大や高ヒスタミン血症を起こす。WHO分類ではAML-NOSに分類されている。芽球はN/C比の高い中型細胞で，好塩基性の細胞質に異染性を呈する粗大な好塩基性顆粒を有している。CD13，CD33が陽性で，芽球はCD9が陽性である。肥満細胞性白血病ではCD117，CD25が陽性であることより鑑別が可能である。

● ヘアリー細胞白血病（hairy cell leukemia）

肥満細胞症では淡明な細胞質を有する腫瘍細胞が骨髄に浸潤するので，骨髄生検標本ではヘアリー細胞白血病も鑑別に挙がる。腫瘍細胞は，卵円形の核，淡明な胞体と毛髪状の細胞突起を有する小型の成熟Bリンパ球の腫瘍で，骨髄，脾臓，末梢血を冒す。腫瘍細胞は淡明な細胞質と明瞭な細胞膜で"目玉焼き fried-egg"の像を呈する。免疫組織学的に表面免疫グロブリンが強陽性で，CD22，CD11c，CD25，CD103，FMC7，DBA.44が陽性である。

● 明細胞癌（clear cell carcinoma）の転移

骨髄生検で淡明な胞体を有する腫瘍細胞が集簇する場合，淡明細胞型の腎細胞癌の骨髄転移が鑑別に挙がる。臨床情報や画像の他，免疫組織学的に鑑別は容易である。

● 原発性骨髄線維症（primary myelofibrosis：PMF）

全身性肥満細胞症では，病期進行とともに骨梁周囲に細網線維が増加し，さらに膠原線維も増加して原発性骨線維症（PMF）との鑑別が問題となる場合がある。巨核球の形態や集簇の状態，免疫組織学的所見から鑑別は容易である。

📖 文献

1. Horny HP, Metcalfe DD, Bennet JM : Mastocytosis. Swerdlow SH, Campo E, Harris NL, et al（eds）: WHO Classification of Tumors of Haematopoietic and Lymphoid Tissues 4th ed. pp54-63, IARC Press, Lyon, 2008
2. Orfao A, Garcia-Montero AC, Sanchez L, et al : Recent advance in the understanding of mastocytosis ; the role of KIT mutation. Br J Haematol 138 : 12-30, 2007
3. Lim KH, Tefferi A, Lasho TL, et al : Systemic mastocytosis in 342 consecutive adults ; survival studies and prognostic factors. Blood 113 : 5727-5736, 2009
4. Brunning RD, Matutes E, Flandrin, et al : Acute basophilic leukaemia. Swerdlow SH, Campo E, Harris NL, et al（eds）: WHO Classification of Tumors of Haematopoietic and Lymphoid Tissues 4th ed. pp102-103, IARC Press, Lyon, 2008

（物部泰昌，定平吉都）

43. 腹部膨満感，浮腫の自覚

頻度 ★
難易度 ★★★★★

症例 50代，女性。

1年4か月前に下肢の打撲のため近医を受診し，精査で貧血と血小板減少（Hb 9.0 g/dL，血小板 3.8万/μL）を指摘された。骨髄穿刺および骨髄生検が行われたが特記すべき異常は指摘されなかった。

2か月前より腹満感と浮腫を自覚するようになったため，精査目的で入院となった。血液検査では，WBC 4,000/μL，RBC 127万/μL，Hb 5.1 g/dL，Ht 17.2%，血小板 0.6万/μL，血清フェリチン 1255.9 ng/mL であり，貧血・血小板減少の増悪がみられた。腹部CTでは，脾臓に多結節状の low density mass を認めた。確定診断のため，脾臓摘出術が施行された。脾臓腫瘍の病理組織像（図1）を示す。以上の所見から，最も考えられる病理診断は何か？

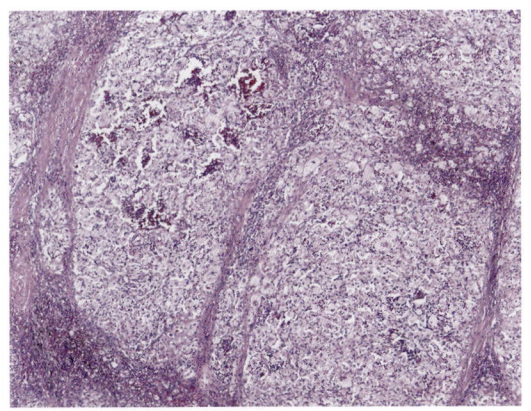

図 1-a 脾臓腫瘍の組織像（HE 染色，弱拡大）

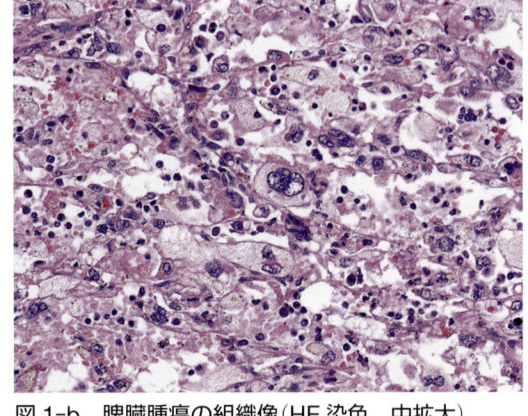

図 1-b 脾臓腫瘍の組織像（HE 染色，中拡大）

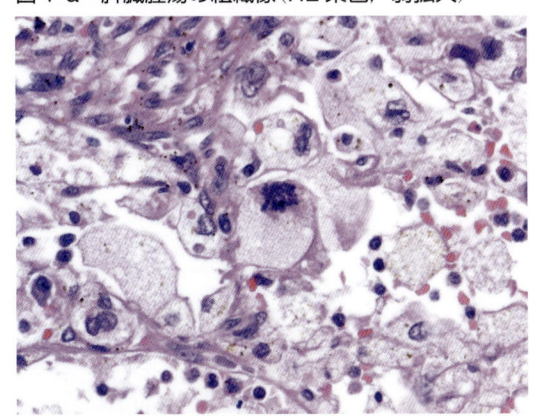

図 1-c 脾臓腫瘍の組織像（HE 染色，強拡大）

解説

診断プロセス

　貧血と血小板減少症を伴う脾臓腫瘍の症例である。骨髄は正形成であり，巨核球数は正常範囲内であった。赤芽球の軽度過形成を認めたが，骨髄異形成症候群（MDS）を示唆するような異形成細胞はみられなかった。脾臓原発腫瘍で最も多いのは悪性リンパ腫であり，CT画像で low density mass が認められるため，まず鑑別に挙げるべきである。しかし過誤腫や炎症性偽腫瘍，転移性腫瘍などでも同様の画像所見を示すことがあり，また炎症性疾患であるサルコイドーシスの可能性も否定できない。画像所見では，これらの疾患の鑑別はきわめて難しく，病理組織学的検索を要する。

検査所見

　進行性の貧血，血小板減少症がみられるため，MDS などの種々の血液疾患の可能性が考えられるが，本例では骨髄に特記すべき異常は認めなかった。血清フェリチンの異常高値もみられることから，血球貪食症候群の可能性も想定される。

病理所見

　拡張した脾洞内に，多形性に富む大型腫瘍細胞が密に増殖している（sinusoidal pattern, 図 1-a 再掲載）。腫瘍細胞は好酸性〜泡沫状の豊富な胞体と，核形不整や核縁肥厚が目立つ異型核を有しており，多核化した腫瘍細胞も認められる。一部の腫瘍細胞には血球貪食像が認められる（図 1-b 矢印再掲載）。核分裂像が多く認められる（図 1-c 再掲載）。以上の所見より，組織球（マクロファージ）系の悪性腫瘍が示唆される。

　免疫組織学的検索では，組織球に特異的なマーカーである CD68，CD163（図 2-a），CD204（図 2-b）は大部分の腫瘍細胞に陽性所見を示した。リンパ球マーカー（CD3，CD20 など）や骨髄球マーカー（CD34 など），樹状細胞マーカー（CD1a など）は，いずれも陰性であった。

症例 43. 腹部膨満感，浮腫の自覚

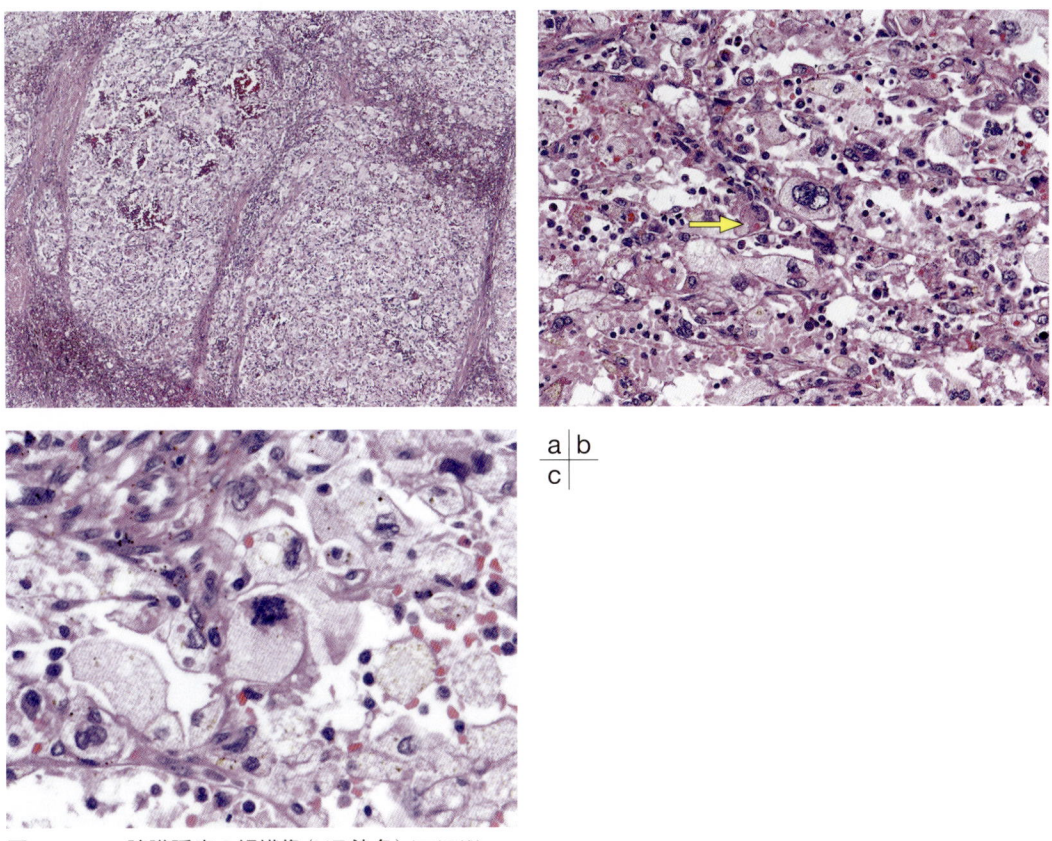

図 1-a〜c　脾臓腫瘍の組織像（HE 染色）（再掲載）
a：多形性に富む大型腫瘍細胞が密に増殖し，sinusoidal pattern を示す。b：腫瘍細胞は好酸性〜泡沫状の豊富な胞体と，核形不整や核縁肥厚が目立つ異型核を有しており，一部の腫瘍細胞には血球貪食像(矢印)が認められる。
c：核分裂像も多く認められる。

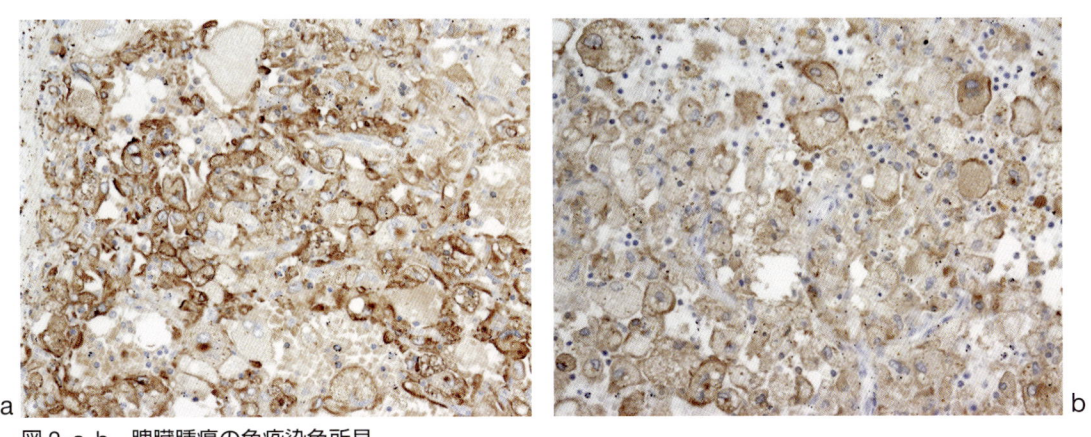

図 2-a, b　脾臓腫瘍の免疫染色所見
マクロファージマーカーである CD163(a)および CD204(b)。いずれも腫瘍細胞の細胞膜に陽性所見を示す。

最も考えられる病理診断は何か？

組織球肉腫（histiocytic sarcoma）

組織球肉腫は成熟組織球の性状を示す悪性腫瘍であり，免疫形質として1つ以上のマクロファージマーカーを発現し，樹状細胞マーカーを発現していないもので，かつ急性単球性白血病に関連する腫瘍性増殖を除いたものと定義されている[1,2]。まれな疾患であり，発生頻度は非ホジキンリンパ腫全体の0.5%以下との報告がある[3]。好発部位は皮膚や消化管であり，リンパ節や脾臓，骨髄などにもみられる[4]。臨床症候としては，孤在性腫瘤形成のみの場合もあるが，発熱，体重減少，皮疹，汎血球減少症などの全身症状を示すこともある。

治療・予後

単発性腫瘤形成のみの場合には，外科的切除が適応となる。進行例や再発例には，高悪性度悪性リンパ腫に準じた化学療法や放射線治療が行われている[5]。しかし本腫瘍は再発しやすく，化学療法などに対しても抵抗性であり，予後は不良である。

> **Memo　マクロファージマーカー：CD163とCD204**
>
> CD163はヘモグロビン・ハプトグロビン複合体を認識し，血中ヘモグロビンの除去に関与する膜貫通型糖蛋白である。CD204はクラスAスカベンジャー受容体Ⅰ，Ⅱ型に相当し，修飾LDLの取り込みによる泡沫細胞化や異物貪食などに関与する。いずれも成熟マクロファージに強い発現がみられ，特異性が高い。
>
> 抗CD163抗体の10D6，AM-3K，抗CD204抗体のSRA-E5はパラフィン切片での免疫染色に応用可能であり[6,7]，組織球肉腫の診断に有用である。

鑑別診断・類縁疾患

● びまん性大細胞型リンパ腫（51頁参照），未分化大細胞型リンパ腫（185頁参照）

大細胞型リンパ腫の腫瘍細胞は多形性に富み，組織球様の形態を示すことが少なくない。組織球肉腫との鑑別には，リンパ球マーカーと組織球マーカーの免疫組織化学的検索が不可欠である。

血球貪食症候群の合併例（リンパ腫関連血球貪食症候群）では鑑別がさらに難しくなるが，血球貪食像は腫瘍性組織球よりも反応性の組織球でより高頻度にみられることが多い。また，貪食を示す組織球における異型の有無や，背景のリンパ腫細胞の有無が鑑別のポイントとなる。

急性単球性白血病に伴う骨髄肉腫

白血病に伴う髄外の骨髄性腫瘍を骨髄肉腫(myeloid sarcoma)とよぶ。特に急性単球性白血病に随伴するものは鑑別が難しいが，組織球肉腫に比べて多形性は乏しく，好酸球の混在がみられることが多い。免疫組織化学的に骨髄球マーカー(CD34, c-Kit, ミエロペルオキシダーゼ)が陽性で，CD163やCD204は陰性になることが鑑別点となる。

Rosai-Dorfman 病

リンパ洞が拡張し，洞内に多数の組織球が集簇する原因不明の疾患である。頸部リンパ節に好発するが，節外病変を合併しやすい。組織球の胞体内にリンパ球が集簇する像 emperipolesis が特徴的である(矢印)。組織球には異型は目立たず，核分裂像はほとんどみられない。

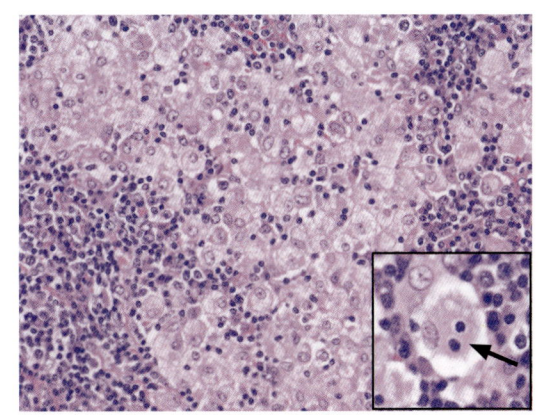

図3　Rosai-Dorfman 病
リンパ洞が拡張し，洞内に多数の組織球が集簇するが異型はわずかである。組織球の胞体内にリンパ球が集簇する像 emperipolesis がみられる(矢印)。

littoral cell angiosarcoma

脾臓腫瘍の場合に鑑別が必要となる。脾洞内皮由来と考えられており，組織球マーカーであるCD68やCD163を発現している。組織学的に吻合状の類洞構造を示すことと，CD31などの内皮マーカーを発現していることが鑑別点である。

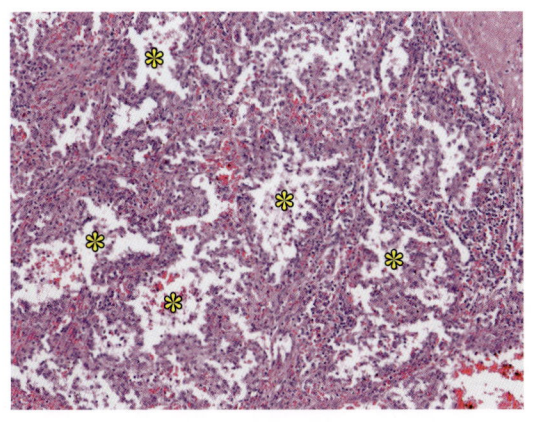

図4　littoral cell angiosarcoma
吻合状の類洞構造(✱)がみられる。免疫染色でCD31などの内皮マーカーの確認が重要である。

● 芽球性形質細胞様樹状細胞腫瘍　　　　　　　　　　（263頁参照）

　組織球肉腫が皮膚や骨髄に発生した場合に鑑別が必要となる。中等大の腫瘍細胞がびまん性に増殖し，大小不同は比較的乏しい。形質細胞様樹状細胞に由来すると考えられており，そのマーカーである CD123 と TCL-1 を発現している。

📖 文献

1. 竹屋元裕：骨髄病理のトピックス　組織球肉腫．病理と臨床 27：1077-1081, 2009
2. Grogan TM, Pileri SA, Chan JKC, et al：Histiocytic sarcoma. WHO Classification of Tumours, Pathology and Genetics of Tumours of Haematopoietic and Lymphoid Tissues 4th ed. pp356-537, IARC Press, Lyon, 2008
3. Ralfkiaer E, Delsol G, O'Connor NT. et al：Malignant lymphomas of true histiocytic origin；A clinical, histological, immunophenotypic and genotypic study. J Pathol 160：9-17, 1990
4. Pileri SA, Grogan TM, Harris NL. et al：Tumours of histiocytes and accessory dendritic cells；an immunohistochemical approach to classification from the international lymphoma study group based on 61 cases. Histopathology 41：1-29, 2002
5. Kobayashi S, Kimura F, Hama Y, et al：Histiocytic sarcoma of the spleen；case report of asymptomatic onset of thrombocytopenia and complex imaging features. Int J Hematol 87：83-87, 2008
6. Lau SK, Chu PG, Weiss LM, et al：CD163；A specific marker of macrophages in paraffin-embedded tissue samples. Am J Clin Pathol 122：794-801, 2004
7. Tomokiyo R, Jinnouchi K, Honda M, et al：Production, characterization, and interspecies reactivities of monoclonal antibodies against human class A macrophage scavenger receptors. Atherosclerosis 161：123-132, 2002

　　　　　　　　　　　　　　　　　　　　　　　　　　　　（大西紘二，下村泰三，竹屋元裕）

44. 右前腕の暗紫色ドーム状皮膚腫瘤を主訴に来院

頻度 ★
難易度 ★★★★★

症例　80代，男性。

　右前腕屈側の暗紫色ドーム状(4×3 cm)皮膚腫瘤(図1)を主訴に来院，同部の生検が施行された。同様の皮膚腫瘤はその後，顔面や体幹にも多発性に出現し全身に及んだ。これらの腫瘤表面は平滑で緊満感を帯び，明かな鱗屑は認めず，出血，壊死，潰瘍形成などは観察されなかった。最近の体重減少や貧血・黄疸はなく，血圧は正常で37℃台の微熱を認めた。また，頸部リンパ節の腫脹を認め，後日に同部の生検も施行された。

　初診時の血算では異常は認めず，白血球分画も正常であった。血液生化学検査では特記すべき異常は認めず，各種腫瘍マーカーも正常範囲内であった。EBウイルス(EBV)は既感染パターンを示し，HTLV-1抗体－，HIV抗体－を示した。胸・腹部単純X線写真上著変なく，CT検査にても明らかな縦隔リンパ節腫大，腹腔内リンパ節腫大，肝脾腫は認められなかった。

　経過中に白血球数の漸増が認められ，図2に示すような好塩基性胞体をもつ帰属不明の異型リンパ球様細胞が5～10%程度に認められた。一方，皮膚腫瘤の新鮮生検材料を利用したフローサイトメトリー(FCM)による免疫学的表現型解析ではCD3－，CD4＋，CD5－，CD7＋，CD8－，CD10－，CD11c－，CD13－，CD16－，CD19－，CD20－，CD23－，CD30－，CD33－，CD34－，CD45＋，CD56＋を示し，細胞表面免疫グロブリンの軽鎖制限は認められなかった。新鮮凍結生検材料からのサザンブロット法では免疫グロブリン重鎖遺伝子およびT細胞受容体遺伝子の単クローン性再構成は認められず，上記のFCMの結果と合わせても腫瘍細胞の由来(骨髄系，リンパ系などのcell lineage)を正確に決定することは困難であった。

　右前腕皮膚腫瘤の生検組織像(図3-a～c：HE染色)と頸部リンパ節の生検組織像(図4：

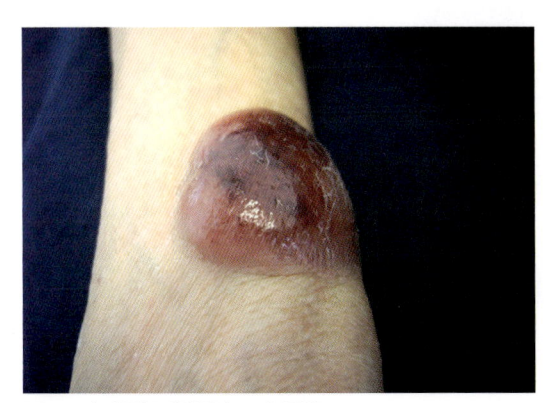

図1　右前腕屈側腫瘍の肉眼像

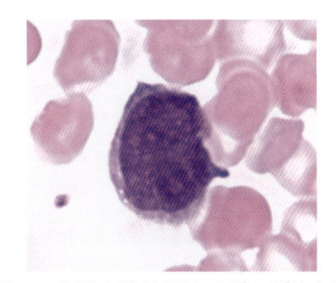

図2　末梢血塗抹標本/ギムザ染色像

HE 染色)および前者の免疫染色(図5-a：LCA，b：CD4，c：CD56，d：CD123，e：CD303)を示す．これら以外に特記すべき免疫染色の結果としては，ミエロペルオキシダーゼ（myeloperoxidase：MPO)−，CD68(KP-1 および PGM-1)−，TCL-1＋，TdT＋，perforin−，granzyme B− および TIA-1− を示した．EBV に関する *in-situ* hybridization 法では EBER-1− であった．また骨髄穿刺では同様な性状を示す異型中型細胞の浸潤が認められた．以上の所見から（除外診断的に），最も考えられる病理診断は何か？

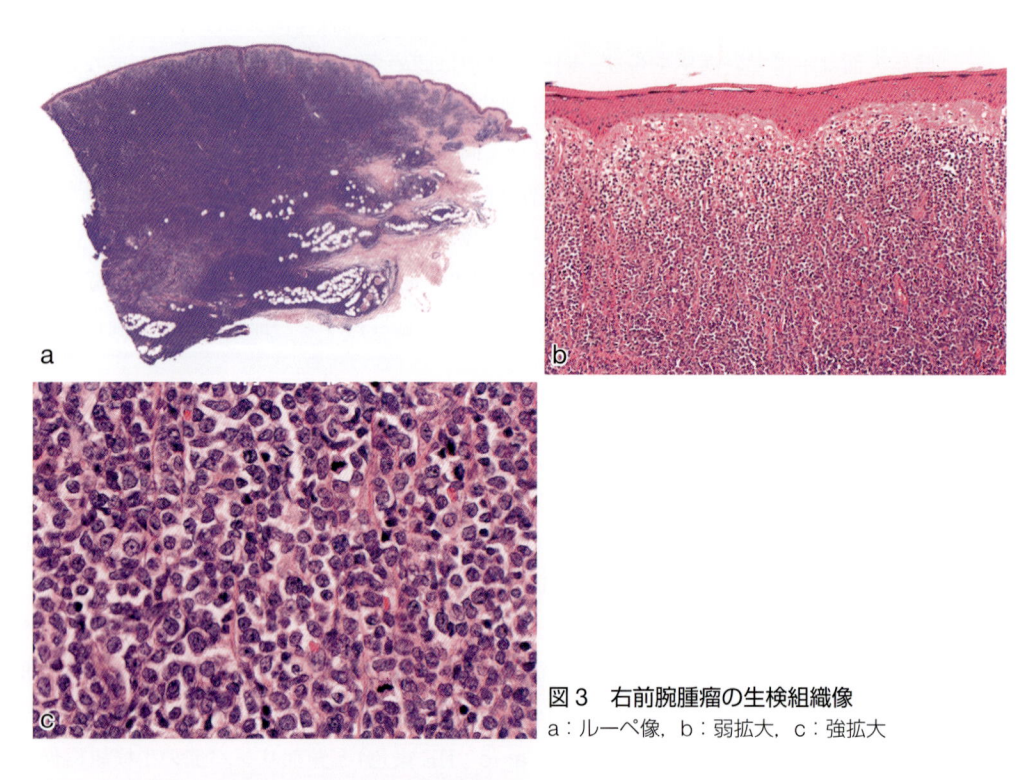

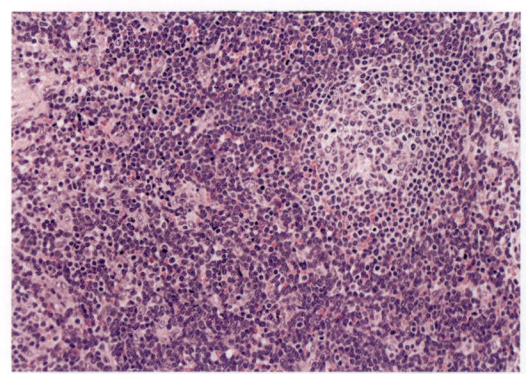

図3　右前腕腫瘤の生検組織像
a：ルーペ像，b：弱拡大，c：強拡大

図4　頸部リンパ節の生検組織像

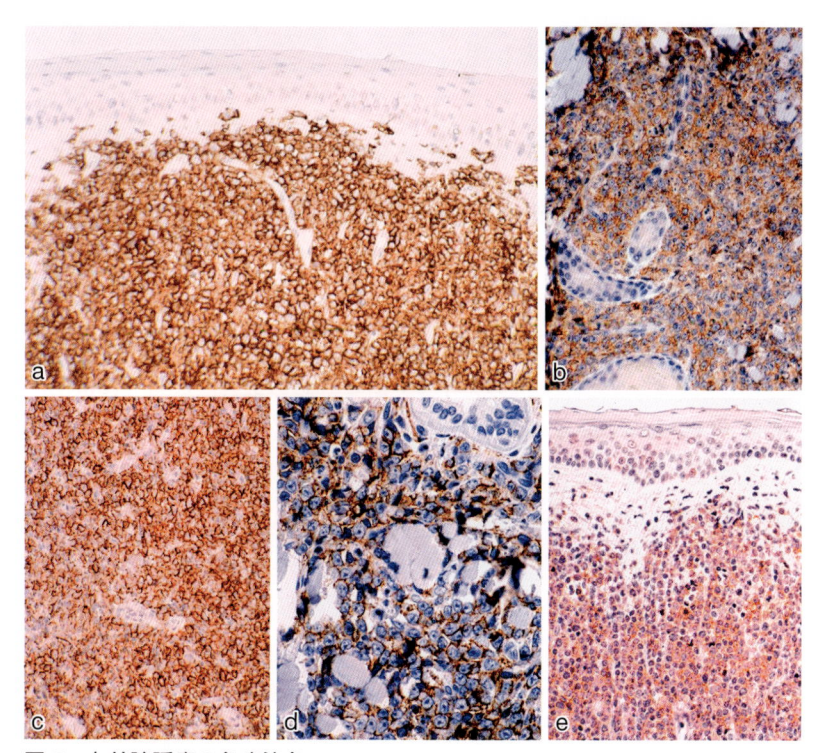

図5 右前腕腫瘍の免疫染色
a：LCA，b：CD4，c：CD56，d：CD123，e：CD303

解説

診断プロセス

　ここでは疾患の性格上，「リンパ節」ではなく「皮膚」に病変の主座をもつ上記提示症例の病理学的鑑別プロセスを扱いたい。臨床的には紫紅色〜暗赤色を呈する単発性あるいは多発性の皮膚結節(腫瘤)が広く鑑別の対象になるが，肉眼的には表皮由来の上皮性腫瘍よりも，真皮〜皮下組織原発の非上皮性腫瘍(軟部腫瘍)あるいは各種転移性皮膚腫瘍(例：乳癌，肺癌などの癌腫の皮膚転移)などがより考えやすい。これらの最終的な鑑別には生検材料からの病理組織診断を待たねばならないが，上記の臨床経過と合わせると皮膚原発の造血器腫瘍，すなわち，悪性リンパ腫や白血病，組織球・樹状細胞性腫瘍などの鑑別も必要である。

　提示例の場合，肉眼所見的には本邦の皮膚悪性リンパ腫の中で最も頻度が高い(約50%)菌状息肉症(mycosis fungoides)は考え難い。鱗屑やびらん，潰瘍を伴わない紫紅色の皮膚結節という観点からは，皮膚形質細胞腫を含めた各種B細胞性リンパ腫や偽リンパ腫(皮膚良性リンパ球腫)，急性骨髄性白血病(acute myeloid leukemia：AML)の皮膚浸潤なども鑑別候補に含められるべきである。したがって，使用する免疫染色には通常の各種上皮系，非上皮・軟部腫瘍(間葉系腫瘍)系，悪性黒色腫系などに加えて，一般白血球系およびT/NK細胞系，B細胞系，骨髄系，組織球・樹状細胞系の各種造血器系マーカーも加えて，より慎重な鑑別を進めることが大切である。

　その結果として造血器腫瘍が第一に疑われるものの，提示例のように通常のリンパ球系，骨髄系，組織球・樹状細胞系のいずれにも直ちに該当しうる疾患が想起しえない場合，最終鑑別候補として挙げられるのが本症，すなわち，芽球性形質細胞様樹状細胞腫瘍(blastic plasmacytoid dendritic cell neoplasm：BpDCN)である。BpDCNは現在では形質細胞様樹状細胞(plasmacytoid dendritic cell：pDC)(→Memo 1)の前駆細胞レベルでの腫瘍化病変として広く認識されているが，頻度的にはきわめてまれな疾患(→Memo 2)であるため一般的な認知度は低く，その意味ではしばしば診断上のpitfallになりやすい。換言すれば，BpDCNは日常診療の場で実際に遭遇する機会はほとんどないとも考えられるが，いざ目の前に現れた場合は鑑別診断プロセス上もかなり厄介で要注意疾患の1つである。

病理所見

　皮膚腫瘍の生検材料HE染色標本のルーペ像(図3-a再掲載)においては，真皮上層から皮下脂肪織に及ぶ全層性(full-thickness)病変(いわゆる"blue tumor")が認められる。さらに拡大を上げると，病変は中型〜大型の異型リンパ球様細胞のびまん性・稠密な浸潤・増生により形成されている(図3-b再掲載)ことが理解されよう。多核巨細胞や大型多形細胞(large pleomorphic cell)の出現などはなく，全体的にきわめて単調な印象を受ける。これらの細胞には表皮に対する明かな浸潤傾向(epidermotropism)は認められず，grenz zoneとよばれる明瞭な帯状無細胞領域(図3-b矢印，再掲載)を形成している。個々の細胞のN/C(核/細胞

Memo 1　正常の pDC とは？

　形質細胞様樹状細胞(pDC)は正常末梢血単核球の 1％未満に存在するといわれるきわめて重要な抗原提示細胞であり，正常のリンパ節，扁桃にも分布するが，菊池病（図6），サルコイドーシス，hyaline vascular 型 Castleman 病のリンパ節や，SLE の皮膚病変，アレルギー性鼻炎の鼻粘膜などにも存在し，ウイルス刺激下では強力なI型インターフェロン産生細胞に分化しうることが知られている。リンパ節では通常の HE 染色でみられる pDC は好酸性の比較的豊かな胞体をもつ組織球様細胞であり，しばしばアポトーシスを伴う小型集簇巣（矢印）として観察される。これらの集簇巣は拡大した副皮質内の後毛細管細静脈（PCV）に沿った形で島状，地図状に分布していることが多い。歴史的には pDC は 1950 年代後半にドイツの Lennert らによりリンパ節の副皮質において初めて認識され，その後は "T-associated plasma cell"，"plasmacytoid T-cell"，"plasmacytoid monocyte" などと呼称を変えつつ，最終的には 1990 年代に "plasmacytoid dendritic cell" の名称が与えられるに至っている。

　現在では BpDCN は pDC の腫瘍化病変として広くコンセンサスが得られている。

　なお，正常の pDC は CD56－であるが，その腫瘍である BpDCN は CD56＋が特徴的であり，この乖離現象はいささか奇異な印象を与えるかも知れない。この点に関して BpDCN 研究の第一人者であるフランスの Petrella らは巧みな検討を行っており，健常者の末梢血単核球分画中にごく少数存在する CD56＋の pDC 群を見出し，これらを BpDCN の発生母地（normal counterpart）に想定することによりこの乖離を説明しようとしている。

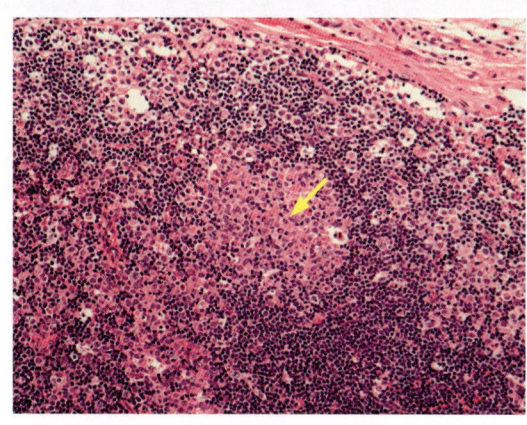

図6　菊池病のリンパ節（HE 染色）
アポトーシスを伴う pDC の小型集簇巣（矢印）が認められる。

Memo 2　BpDCN の疫学：きわめてまれな疾患！

　本邦の日本皮膚悪性腫瘍学会・皮膚がん予後統計委員会による 2011 年までの全国調査によれば，登録された皮膚悪性リンパ腫 1942 例中 BpDCN は 25 例を占め，全体のたった 1.3％というきわめてまれな疾患である。年齢分布は 34～86 歳，平均年齢は 74.7 歳，年齢中央値は 78.0 歳，男女比は 5.3：1 と，高齢男性に多く，これは欧米の報告とも一致している。今回の提示例も 80 歳代の高齢男性であったことを思い出していただきたい。一方，本症は小児にも発生しており，欧米では治療成績を絡めた複数例の報告も多い。小児の BpDCN では S-100＋を示す例も知られている。

質)比は大で繊細な芽球様の核クロマチンを示し,好酸性の小型核小体を示す細胞も散見される(図3-c参照).節外性NK/T細胞性リンパ腫・鼻型の皮膚病変に見られるような血管中心性浸潤像や出血,凝固壊死などは認められない.一方,病変辺縁部からの生検では,真皮上層および深層の血管周囲性あるいは付属器周囲性にこれらの腫瘍細胞がやや密に浸潤するパターンのみが観察されやすい.頸部リンパ節生検組織像(図4再掲載)では,病変の主座は拡張した副皮質(T-zone)にあり,残存する既存の二次リンパ濾胞(矢印)周囲には皮膚病変とほぼ同様の芽球様細胞の稠密な浸潤・増生(❋印)が観察される.副皮質を中心とするこの増生様式はAMLの二次的リンパ節浸潤のパターンと同一であり,ここにもBpDCNの白血病的性格が表れているといえよう.

一方,本症はかつて"CD4＋ CD56＋ lineage-negative malignancies"とも呼称されていたように,明らかな分化系統を決定しうる有意なマーカーの発現はみられないことが多い.すなわちT/NK細胞系,B細胞系,骨髄系,組織球・樹状細胞系の特徴的なマーカーは原則的に陰性であり,CD4とCD56,およびpDC関連マーカーの発現を軸にして,各種分化抗原の付加的発現(提示例の場合はCD7やTdT)を伴うのが基本パターン(→ Memo 3)と考えられる.ただし,CD56陰性であってもCD4および複数のpDCマーカーが陽性になれば本症の可能性は考慮すべきである.日常の免疫染色レベルにおけるpDCマーカーとしてはCD123(図5-d),CD303/BCDA2(図5-e),TCL1,BCL11aが使用しやすいが,特にCD303は現時点で正常pDCおよびBpDCNに対する優れたマーカーであると考えられている.なお,BpDCNではEBVの関与は知られていない.

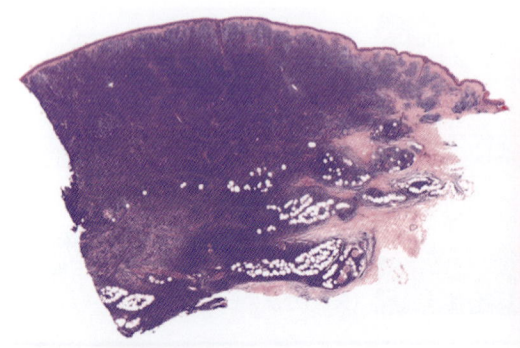

図3-a 再掲載

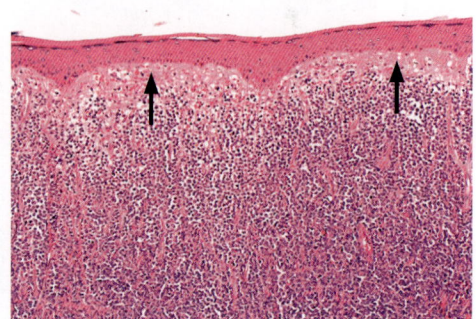

図3-b 再掲載

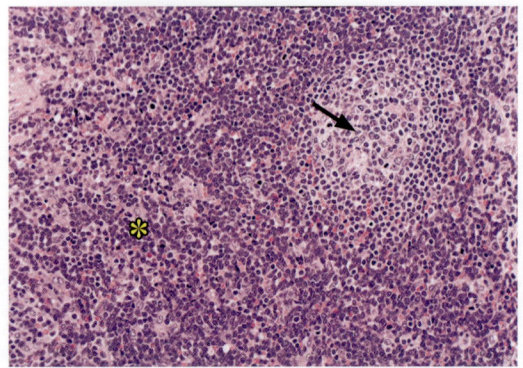

図4 再掲載

> **Memo 3** 診断に役立つ BpDCN の陽性マーカーと陰性マーカー

a) 陽性
　CD4, CD43, CD45, CD56, CD123, CD303, TCL1, CD2AP, BCL11a, CLA, HLA-DR
b) 陰性
　CD1a, CD3, CD5, CD8, CD10, CD11c, CD13, CD15, CD16, CD19, CD20, CD21, CD23, CD25, CD30, CD34, CD45RO, CD57, CD117, CD138, PAX5, perforin, TIA-1, lysozyme, MPO, Naphthol AS-D chloroacetate esterase, a-naphthyl butyrate esterase, EBER-1
c) 陽性または陰性（症例により異なる）
　TdT, CD2, CD7, CD33, CD38, CD68, CD79a, Granzyme B

最も考えられる病理診断は何か？

芽球性形質細胞様樹状細胞腫瘍（blastic plasmacytoid dendritic cell neoplasm：BpDCN）

治療方針・予後

　BpDCN の本態（→ Memo 4）が明らかにされたのは比較的最近のことであり，現時点では標準的治療法はまだ確立されていない．成人では一般に CHOP 療法に準じた多剤併用療法や同種骨髄移植，局所放射線療法などが選択されることが多いが，総じて予後は不良である．発症当初は比較的緩徐な経過を示す例，極くまれには一過性の自然消退傾向を示す例なども経験されるが，一般に病勢は急速進行性であり，しばしば白血化（図2参照）や中枢神経系（脳脊髄液）への浸潤，病変の早期全身化などが認められる．治療による一時的寛解例もよくみられるが，これらは早晩再発をきたし治療抵抗性となることが多い．一方，小児では急性リンパ性白血病に準じた治療法の開発により，長期生存例も報告されている．

> **Memo 4** BpDCN の本態の歴史的変遷

　BpDCN は現在では pDC の前駆細胞由来の腫瘍という明瞭な定義が広く定着し，第4版 WHO 分類（2008年）もそれに準じているが，歴史的にはその本態を巡って実にさまざまな呼称や概念の変遷がみられる．実際，第3版 WHO 分類（2001年）ではこの疾患は "Blastic NK-cell lymphoma" の名称のもと暫定的にリンパ系腫瘍（NK 細胞性腫瘍）として扱われており，続く WHO-EORTC 分類（2005年）では "CD4＋/CD56＋ hematodermic neoplasm (Blastic NK-cell lymphoma)" というやや曖昧な記述的（descriptive）名称が使用されている．興味深いことに BpDCN は樹状細胞性腫瘍としての本態は明らかになったものの，今回の第4版 WHO 分類では "Histiocytic and dendritic cell neoplasms" の大項目には入れられず，急性骨髄性白血病の一員として "Acute myeloid leukaemia and related precursor neoplasms" の項目内に収められている．これは pDC と骨髄・単球系細胞の発生学的近縁性や，BpDCN がしばしば急性白血病的な急激な臨床経過を示す点などをも考慮した暫定措置と考えられる．

鑑別診断

　提示例のように皮膚を病変の主座にする場合，皮膚以外の部位（リンパ節，末血など）が主座になる場合など，発生部位や発症年齢によっても BpDCN の鑑別診断は数多く想定しうるが，ここでは前者（皮膚）を中心にその代表的疾患について簡単に記載する。

● 急性骨髄単球性白血病（AMMoL：M4）と急性単球性白血病（AMoL：M5）

　前述（→ Memo 4）のごとく BpDCN と AMMoL/AMoL の鑑別にはしばしば難渋する。後者は時に CD4＋，CD56＋，CD123＋にもなりうるため，これら3つのマーカーはこの場合は必ずしも鑑別に有用ではない。さらには骨髄系マーカーである CD33＋を示す BpDCN も知られており余計に混乱しやすい。実際は CD13, CD14, MPO, lyzozyme, 特異的/非特異的エステラーゼ，各種 pDC マーカー（CD123, CD303, TCL-1 など）の組み合せで総合的に判定するが，もともとこの両者は近縁であり，鑑別困難例や両者の合併（同時性・異時性）例（→ Memo 5）なども知られている。

> **Memo 5　BpDCN と急性単球性白血病（AMoL）の重なり合い**
>
> 　現場の病理医にとってはきわめて悩ましい事実ではあるが，BpDCN の 10～20％で急性単球性白血病（AMoL）の同時性・異時性合併が認められる。これは pDC と単球における共通の前駆細胞（macrophage and dendritic cell progenitor）の存在，あるいは腫瘍化 pDC の単球系への分化能を示唆する大変に興味深い現象である。実際，皮膚病変は BpDCN でありながら，骨髄病変は AMoL の表現型を示す例や，皮膚 BpBCN のほぼ完全な自然消退後に AMoL として再発した例なども経験している。また，骨髄異形成症候群（MDS）の経過中に本症を発症した例や，BpDCN から慢性骨髄単球性白血病（CMML）に移行した例なども報告されている。

● 組織球肉腫　　　　　　　　　　　　　　　　　　　　　　　　（254 頁参照）

　成熟組織球に類似する好酸性大型細胞のびまん性・稠密な増生を背景に，少数の多核巨細胞，大型多形細胞の混在が認められ，比較的単調な増生を示す BpDCN とは形態的に異なる。CD4＋，CD68（KP-1 または PGM-1）＋，CD163＋，リゾチーム＋，α_1-アンチトリプシン＋を示し，まれに CD56＋を示すことも知られている。特徴的な病理形態像と上記マーカーから BpDCN とは十分に鑑別可能である。一方，組織球肉腫は未熟な単球/組織球系細胞が増える AMMoL/AMoL や AMMoL/AMoL 由来の腫瘤形成性白血病（骨髄性肉腫/顆粒球肉腫）とは似て非なる疾患であることを再認識したい。

● ランゲルハンス細胞組織球症

本症は時に CD4＋, CD56＋, CD123＋にもなりうるが, 腫瘍細胞は短紡錘形～卵円形で特徴的な核溝(nuclear groove)を認めるなど形態的には BpDCN とは異なることが多い。CD1a＋, S-100＋, Langerin (CD207)＋により鑑別可能である。

● 原発性皮膚形質細胞腫

きわめてまれだが, 肉眼像(紅紫色単発～多発結節)や高齢男性に多い点などが BpDCN と類似する。本症は原発性皮膚辺縁帯リンパ腫の亜型(極型)とも考えられる。

● 節外性 NK/T 細胞性リンパ腫・鼻型 (192 頁参照)

皮膚原発例ではまれに grenz zone(図3-b)の形成を伴い, CD56＋で細胞形態も BpBCN に類似する難解例もみられるが, しばしば血管中心性の破壊像と壊死が認められる。CD2＋, cytoplasmic CD3＋, EBER-1＋, 各種細胞傷害性分子＋となり, マーカー上も鑑別可能である。

● 原発性皮膚γδT細胞性リンパ腫

病理組織像は時に BpDCN に類似するが, CD3＋, CD4－, CD5－, CD56＋, 各種細胞傷害性分子＋を示し, 鑑別可能である。

● メルケル細胞癌

細胞形態は BpDCN に類似する。皮膚の神経内分泌癌として CD56＋, AE1/AE3＋, NSE＋, Chromogranin A＋, Synaptophysin＋, TTF-1－を示すため, 相互の鑑別は通常は困難ではない。CK20 は核周囲に dot 状に＋を示し, 約半数の症例で TdT＋となる。最近ではメルケル細胞ポリオーマウイルス(MCV)の感染が知られる。

● 肺小細胞癌の皮膚転移

神経内分泌癌としてメルケル細胞癌と類似の形態と表現型を示すが, TTF-1＋を示す。BpDCN とはこれらのマーカーから鑑別可能である。

● 神経芽細胞腫の皮膚転移

細胞形態は裸核状で BpDCN にも類似する。CD56＋腫瘍として小児 BpDCN と要鑑別の疾患である。臨床的な鑑別は容易であるが, 免疫染色上も Chromogranin A や Synaptophysin などの神経内分泌系マーカー＋で CD99/MIC2－を示し, 相互の鑑別は困難ではない。

● 横紋筋肉腫（胞巣型）

しばしばCD56＋を示し，細胞形態は裸核状でBpDCNに類似する。小児の頭頸部皮膚・軟部病変では要注意疾患である。骨髄浸潤像もBpDCNに類似するがmyogenin＋，myoD1＋などで鑑別可能である。

● PNET/骨外性ユーイング肉腫

細胞形態はBpDCNに類似する。CD56＋，CD99/MIC2＋を示し，特徴的な染色体転座t(11;22)(q24;q12)と融合遺伝子 *EWS/FLI1* の形成が特徴的である。

● 慢性骨髄単球性白血病（CMML） (38頁参照)

CMMLの骨髄やリンパ節，皮膚にしばしばpDCの集簇巣がみられるが，これらは成熟様形態と正常pDCの表現型であるCD56－，CD68＋，Granzyme B＋を示し，BpDCNとは明らかに異なっている。同様の病巣はAMLの皮膚でも観察される。ただし，形態上はいずれもほぼ正常ながらもこれらの病巣は遺伝子レベルではすでに腫瘍性であるとする報告もみられ，臨床上の取扱いも一定しない。

〔細根　勝〕

骨髄系／リンパ系疾患体系別 目次

※本文は疾患難易度別に並べられておりますが，こちらは疾患体系を考慮して配列しております．症例番号，掲載頁と併せてご覧ください．

大分類		病理診断名	難易度	頻度	症例番号	頁数
骨髄系	大球性貧血	巨赤芽球性貧血/胃切後のビタミン B_{12} 欠乏性貧血	★	★★★	症例 1	1
	正球性貧血	鉄欠乏性貧血，進行大腸癌に伴う	★	★★	症例 2	6
	白血球減少症	薬剤性無顆粒球症，サラゾスルファピリジンによる	★★★	★★	症例 17	99
		赤芽球癆，胸腺腫に伴う	★★★★★	★	症例 35	207
	血小板減少症	特発性血小板減少性紫斑病 (ITP)	★	★★★	症例 3	11
		播種性血管内凝固症候群 (DIC)，癌の骨転移による	★★★	★★	症例 18	105
	汎血球減少症	再生不良性貧血	★	★	症例 4	17
		骨髄異形成症候群 (MDS)　RAEB-1	★	★★★	症例 5	22
		原発性骨髄線維症 (PMF)	★★★	★	症例 19	111
		ウイルス関連血球貪食症候群 (VAHS)，ヘルペスウイルスによる	★★★★	★★	症例 27	159
		悪性腫瘍骨転移，前立腺癌による	★★	★★★	症例 11	59
	赤血球増加症	真性赤血球増加症 (真性多血症，PV)	★★★★	★★	症例 28	165
	白血球増多症など	類白血病反応，G-CSF 産生肺癌による	★★	★	症例 12	65
		急性前骨髄球性白血病　APL (AML, M3)	★	★★	症例 6	30
		顆粒球肉腫	★★★★★	★	症例 37	221
		慢性骨髄性白血病 (CML)	★	★★★	症例 7	37
		急性リンパ性白血病 (ALL)/common B 細胞性	★★	★★	症例 13	72
		慢性リンパ性白血病 (CLL)	★★	★	症例 14	78
	血小板増多症	本態性血小板血症 (ET)	★★★	★	症例 20	116
	貧血，骨痛	多発性骨髄腫 (MM)/症候性多発性骨髄腫 (SMM)	★★★	★★★	症例 21	122
	骨髄移植	GVHD，皮膚/腸管	★★★★★	★★	症例 36	214

（次頁へつづく）

骨髄系／リンパ系疾患体系別 目次

大分類		病理診断名	難易度	頻度	症例番号	頁数
リンパ系	非腫瘍性病変	反応性濾胞過形成	★★	★★★	症例15	87
		伝染性単核球症	★★★★★	★★	症例38	226
		結核性リンパ節炎	★	★	症例8	45
		亜急性壊死性リンパ節炎/菊池病	★★★	★	症例22	130
		全身性キャッスルマン病（MCD）	★★★★	★	症例29	172
		薬剤性リンパ節炎，フェニトインによる	★★★★★	★	症例39	232
	B細胞関連	MALTリンパ腫	★★★	★	症例23	135
		濾胞性リンパ腫	★★	★★★	症例16	91
		mantle cell lymphoma（MCL）の白血化	★★★★	★	症例30	177
		びまん性大細胞型B細胞性リンパ腫（DLBCL）	★	★★★	症例9	49
		血管内大細胞型B細胞性リンパ腫（IVL）	★★★★	★	症例34	204
		Burkittリンパ腫（BL）	★★★	★	症例24	143
	T細胞関連	成人T細胞性白血病/リンパ腫（ATLL），ホジキンリンパ腫類似型	★★★★★	★	症例40	235
		節外性NK/T細胞性リンパ腫・鼻型（ENKL）	★★★★	★	症例32	188
		皮膚原発未分化大細胞リンパ腫（ALCL），肉腫型	★★★★	★	症例33	199
		血管免疫芽球性T細胞リンパ腫（AITL），骨髄浸潤	★★★	★	症例26	152
		末梢性T細胞性リンパ腫－非特定型（PTCL-NOS）	★★★	★	症例25	147
		未分化大細胞リンパ腫（ALCL）	★★★★	★	症例31	183
	ホジキンリンパ腫	ホジキンリンパ腫/古典的，結節硬化型	★	★	症例10	53
	その他	MTX関連リンパ増殖性疾患	★★★★★	★	症例41	239
まれな腫瘍で見逃してはいけないもの		全身性肥満細胞症	★★★★★	★	症例42	245
		組織球肉腫	★★★★★	★	症例43	251
		芽球性形質細胞様樹状細胞腫瘍（BpDCN）	★★★★★	★	症例44	257

和文索引

あ

アウエル小体　34
アズール顆粒　34, 68, 190
アデノウイルス　219
アネキシンⅡ　110
アポトーシス
　——, GVHD　215
　——, MDS　26
アレルギー疹, 鑑別　218
亜急性壊死性リンパ節炎　133
悪性黒色腫, 鑑別　203
悪性組織球肉腫, 鑑別　202
悪性肉芽腫症　189
悪性貧血, 鑑別　4
悪性リンパ腫　131
　——の白血化　178
悪性リンパ腫関連血球貪食症候群,
　鑑別　163

い

イマチニブ　43
胃癌　136
　——, 鑑別　138
胃生検　136
異型形質細胞　124
異染性　246
移行期, CML　41
移植後 EBV 関連リンパ増殖症
　　229
移植後血栓性微小血管障害, 鑑別
　　220
遺伝性球状赤血球症　9
一次性赤血球増加症　166
印環細胞癌　106, 136
　——, 鑑別　138
咽頭炎　227

う

ウイルス関連血球貪食症候群　162
ウイルス性腸炎, 鑑別　219
ウイルス性リンパ節炎　50
　——, 鑑別　158

え

エリスロポエチン受容体遺伝子異常
　　166
エンテロウイルス, 鑑別　219
炎症細胞浸潤　191, 195
炎症性筋線維芽細胞性腫瘍, 鑑別
　　202
炎症性肉芽組織　191

お

横紋筋肉腫　62
　——, 鑑別　196, 265
　——, 骨髄転移　63
大型異型リンパ球　205
大型円形細胞　131
大型顆粒リンパ球　190
大型多形細胞　260

か

加齢性 EBV 陽性びまん性大細胞型
　B 細胞リンパ腫, 鑑別　158
家族性・遺伝性多血症　166
過形成(性)骨髄　40, 71, 168
過分葉核　118
過分葉好中球　24
顆粒球減少症　100
顆粒球肉腫　223
顆粒球の脱顆粒　24
芽球性形質細胞様樹状細胞腫瘍
　　263
　——, 鑑別　197, 225, 256
海綿状皮膚炎　218
核内抗原　64
核内封入体　125
核崩壊産物　131
片親性ダイソミー　169
川崎病　50
肝細胞癌　184
乾酪壊死　46
桿菌　47
間葉系腫瘍　136
関節炎　154
関節リウマチ　50, 154
　——, 鑑別　104
環状核顆粒球　24

環状鉄芽球　24

き

キャッスルマン(Castleman)病
　　50, 173
偽癌性上皮過形成, 鑑別　197
菊池病　50, 133, 261
急性咽頭扁桃炎　100
急性好塩基性白血病, 鑑別　250
急性骨髄性白血病　32, 222
　——, 鑑別　77
急性骨髄性白血病 M6, 鑑別　4, 28
急性赤芽球癆　211
急性前骨髄球性白血病　35, 110
急性単球性白血病　35
　——, 鑑別　264
急性転化, CML　41
急性白血病　10
急性汎骨髄症, 骨髄線維症を伴う,
　鑑別　115
急速進行性 NK 細胞白血病　190
嗅神経芽細胞腫, 鑑別　197
巨核球　101
巨赤芽球　2, 25, 209
巨赤芽球性貧血　3
　——, 鑑別　4, 28, 103
巨赤芽球性変化　2
巨大桿状核球　3
巨大後骨髄球　3
巨脾　38
虚血性脱落　220
胸腺腫　208
凝固壊死　131
凝固優位型 DIC　108
菌状息肉症　260

く・け

クロマチンパターン　222
形質細胞　155
形質細胞性白血病　125
形質細胞様樹状細胞　260
頸部リンパ節腫脹　54
血管硬化像　173
血管内大細胞型 B 細胞性リンパ腫
　　206

血管免疫芽球性 T 細胞リンパ腫
　　　　　155
　——,鑑別　150, 230, 234
血球貪食　227
血球貪食症候群　160, 227, 230
　——,鑑別　29
血球貪食性リンパ組織球症　160
血小板減少　12
血小板増多症　118
血清フェリチン高値　160
血清リウマトイド因子　154
血栓性血小板減少性紫斑病,鑑別
　　　　　16
血中エリスロポエチン　166
結核　50, 54
結核性リンパ節炎　47, 88
　——,鑑別　133
結節硬化型　54
結節性リンパ球優位型ホジキンリン
　パ腫　58
原発性アミロイドーシス,鑑別
　　　　　127
原発性骨髄線維症　60, 112, 114, 168
　——,鑑別　120, 171, 250
原発性滲出性リンパ腫,鑑別　243
原発性皮膚 γδ T 細胞性リンパ腫,
　鑑別　265
原発性皮膚形質細胞腫,鑑別　265
原発性マクログロブリン血症,鑑別
　　　　　128

こ

小型 B 細胞性リンパ腫,鑑別　140
小型(単核)巨核球　24, 41
古典的ホジキンリンパ腫　54
　——,鑑別　158
孤在性形質細胞腫　125, 126
好中球アルカリホスファターゼ　37
抗 CD20 モノクローナル抗体　15
抗 G-CSF 抗体　69
抗核抗体　154
抗好中球細胞質抗体　195
抗てんかん薬　233
後骨髄球　101
高悪性度リンパ腫　92
高内皮細静脈　154, 227
骨壊死,鑑別　64
骨外性ユーイング肉腫,鑑別　266
骨硬化性骨髄腫,鑑別　174
骨髄異形成/骨髄増殖性腫瘍　38
骨髄異形成症候群　26
　——,鑑別　4, 10, 15, 103, 121, 164,
　　212
骨髄炎,鑑別　64

骨髄芽球　40, 101
骨髄芽球腫　223
骨髄巨核球　13
骨髄腫　123
骨髄線維症　60, 113, 168
骨髄増殖性腫瘍　38, **170**, 222, 249
　——,鑑別　114
骨髄転移
　——,悪性腫瘍　61
　——,小児悪性腫瘍　62
　——の成立機序　64
骨髄肉腫,鑑別　255
骨梁　41

さ

サイトメガロウイルス　215
　——,鑑別　219
サラゾスルファピリジン　100
サルコイドーシス　46, 50
　——,鑑別　48
再生不良性貧血　19
　——,MDS　28
　——,鑑別　5, 9, 15, 104, 212
細顆粒状クロマチン　144
細胞傷害性 T 細胞　19
細胞傷害性リンパ球　217
細胞性密度　73

し

子宮体癌　240
脂肪顆粒の空胞　144
脂肪髄　212
自己免疫性骨髄線維症,鑑別　115
自己免疫性溶血性貧血　9, 10, 82
若年性関節リウマチ　163
樹枝状血管　150
周期性好中球減少症　100
縦隔原発 B 細胞リンパ腫　54
　——,鑑別　56
縦隔腫瘤　53
出血性貧血　8
小球性貧血　2
小児不応性血球減少症　21
小リンパ球性リンパ腫,鑑別
　　　　　83, 178
消化管原発の癌,骨髄転移　63
症候性多発性骨髄腫　123, 126
硝子血管型　174
神経芽腫(群)　62
　——,鑑別　265
神経芽腫群腫瘍,骨髄転移　63
真性赤血球増加症　168

真性多血症　38, 168
　——,鑑別　120
進行性鼻壊疽　189

す

髄芽腫　62
髄外形質細胞腫　126

せ

正球性正色素性貧血　208, 213
正球性貧血　2, 7
正常リンパ節　89
成熟 B 細胞リンパ腫,鑑別　178
成熟 T 細胞腫瘍　149
成熟乖離　2, 25
成熟好中球　38, 101
成人 T 細胞白血病/リンパ腫　237
　——,鑑別　150
赤芽球　68, 101
　——の核断片化　24
赤芽球系の過形成　2
赤芽球癆　211
　——,鑑別　9
赤血球増加症　166
接合部皮膚炎　217
節外性 NK/T 細胞性リンパ腫・鼻
　型　192
　——,鑑別　265
節外性粘膜関連リンパ組織型辺縁帯
　リンパ腫　137
節性濾胞辺縁帯リンパ腫,鑑別
　　　　　141
絶対的赤血球増加症　166
先天性造血不全症候群　19
染色体異常と MDS　28
潜伏感染　229
線溶優位型 DIC　108
全身性エリテマトーデス　23
　——,鑑別　104
全身性キャッスルマン病　173
全身性肥満細胞症　247
全身性リンパ節腫脹(腫大)
　　　　　154, 178
全トランスレチノイン酸　35
前駆細胞性リンパ芽球型 T 細胞性
　リンパ腫　193
前骨髄球　34, 101
前処置関連毒性,鑑別　217
前立腺癌
　——,骨髄転移　63
　——の骨髄転移　62

そ

組織球肉腫　254
　——，鑑別　164, 202, 264
相対的赤血球増加症　166
総鉄結合能　6
続発性貧血　8

た

多核巨細胞　69
多クローン性高ガンマグロブリン血症　175
多形細網症　189
多形性未分化肉腫，鑑別　202
多発血管炎性肉芽腫症　195
多発性孤在性形質細胞腫　126
多発性骨髄腫　126
大顆粒リンパ球　210
大球性貧血　2, 246
高月病，鑑別　174
単核小型巨核球　24, 41
単クローン性Bリンパ球増加症，鑑別　83
単純ヘルペス潰瘍，鑑別　197
胆管細胞癌　184
淡明細胞　154

ち

チロシンキナーゼ阻害薬　43, 76
地図状凝固壊死像　190
致死性正中肉芽腫症　189
中毒顆粒　68
腸管 GVHD　216
腸管型微小血管障害　215
　——，鑑別　220
腸管症関連 T 細胞性リンパ腫　193
　——，鑑別　140

つ・て

ツベルクリン反応　46
低悪性度 B 細胞リンパ腫，鑑別　181
低悪性度リンパ腫　92
低形成急性骨髄性白血病，鑑別　21
低形成骨髄異形成症候群，鑑別　21
低形成発作　209
鉄欠乏性貧血　8
　——，鑑別　5
転移性癌　62
伝染性単核球症　50, 229
　——，鑑別　158

と

トキソプラズマ　54
　——によるリンパ節炎，鑑別　48, 133
トルイジン青　246
同心円状浸潤パターン　190
銅欠乏症，鑑別　103
特発性血小板減少(性)紫斑病　13, 82

な・に

捺印細胞像　144
二核赤芽球　24
二次性赤血球増加症　166
　——，鑑別　170
二次性造血障害，鑑別　20
肉腫様低分化型癌，鑑別　202
乳癌，骨髄転移　62

ね

ネコひっかき病　46, 50
　——，鑑別　48, 133

は

バーキットリンパ腫（Burkitt lymphoma）　145
パルボウイルス B19　209
播種性血管内凝固症候群〔disseminated intravascular coagulation（DIC）〕　23, 106
　——，鑑別　16
肺癌，骨髄転移　62
肺小細胞癌の皮膚転移，鑑別　265
白赤芽球症　60, 112, 171
発熱性好中球減少症　102
反応性形質細胞増加症，鑑別　128
反応性血小板増多，鑑別　120
反応性白血球増多症　38, 42
反応性リンパ球増加症，鑑別　86
反応性リンパ節炎　95
反応性リンパ節腫大　88
反応性リンパ節腫脹　54
反応性濾胞過形成　50, 90, 184
　——，鑑別　95
汎血球減少症　23, 112, 160
汎骨髄症　167

ひ

ビタミン B$_{12}$ 欠乏性貧血　3
ピロリ菌感染　14

びまん性大細胞型 B 細胞性リンパ腫　51, 137
　——，鑑別　56, 196, **203**, 230, 242, 254
皮下脂肪織炎様 T 細胞性リンパ腫，鑑別　195
皮膚 GVHD　216
皮膚原発 ALCL　201
肥満細胞症　249
非腫瘍性リンパ節腫脹　46
非定型慢性骨髄性白血病，鑑別　44
非分泌型骨髄腫　126
非ホジキンリンパ腫　148
脾機能亢進症　23
脾臓濾胞辺縁帯リンパ腫，鑑別　141
微小巨核球　25, 44
微小血管障害，鑑別　217
微小血管内血栓　109
微小血管病性溶血性貧血　9
鼻腔神経上皮腫，鑑別　197

ふ

ファゴット細胞　34
フィラデルフィア染色体　39
フェニトイン　233
プラスミノゲン　110
不応性貧血　21, 212
不明熱　205
副甲状腺ホルモン関連ペプチド　64
分離円形核巨核球　24

へ

ヘアリー細胞白血病，鑑別　85, 250
平均赤血球ヘモグロビン濃度　2
平均赤血球容積　2
辺縁帯リンパ腫，鑑別　96

ほ

ホジキン（Hodgkin）リンパ腫　54, 236
　——，鑑別　186, 230, 242
ホジキンリンパ腫類似型 ATLL　237
泡沫細胞　131
泡沫状マクロファージ　160
発作性夜間血色素尿症　20
発作性夜間ヘモグロビン尿症　9, 23
本態性血小板血症　38, 119, 169
　——，鑑別　170

ま

マクログロブリン血症　127
マクロファージ活性化症候群，鑑別　163
マントル細胞リンパ腫（mantle cell lymphoma）　83, 178, 180
　──，鑑別　51, 84, 96, 140, 224
末梢血白血球増多症　178
末梢性T細胞性リンパ腫　149
　──，鑑別　157
末梢性T細胞性リンパ腫−非特定型，鑑別　195
慢性胃炎　136
慢性活動性EBV感染症，鑑別　231
慢性好中球性白血病　38
　──，鑑別　43, 71
慢性骨髄性白血病　42, 67, 222
　──，鑑別　71, 121, 170
慢性骨髄単球性白血病　38
　──，鑑別　44, 266
慢性赤芽球癆　212
慢性特発性好中球減少症，鑑別　103
慢性リンパ性白血病　82
　──，鑑別　178

み

ミエロペルオキシダーゼ　101
未分化大細胞型リンパ腫〔anaplastic large cell lymphoma（ALCL）〕　185, 201, 234
　──，鑑別　57, 150, 254

む

無顆粒球症　100
無効造血　2
無症候性骨髄腫　123

め

メタクロマジー　246
メトトレキサート関連リンパ節症，鑑別　150
メルケル細胞癌，鑑別　265
明細胞癌，鑑別　250
免疫グロブリンH鎖可変領域　82
免疫グロブリン重鎖遺伝子　178

も

網状赤血球　208
網膜芽腫　62

や

薬剤性好中球減少　102
薬剤性造血障害，鑑別　28
薬剤性無顆粒球症　102
薬剤性リンパ節症，鑑別　150, 157, 234
薬疹，鑑別　218

ゆ・よ

ユーイング（Ewing）肉腫　63
幼若顆粒球系細胞　101
幼若型巨核球　14
幼若赤芽球　213
葉酸欠乏症　3
溶解感染　229
溶血性貧血　9
　──，鑑別　5, 213

ら

ラクナー（陰窩）型巨細胞（lacunar cell）　54, 236
ランゲルハンス細胞組織球症，鑑別　264

り

リード−ステルンベルグ　236
リツキシマブ　180
リンパ芽球性リンパ腫　54
リンパ球　101
リンパ形質細胞性リンパ腫　128
　──，鑑別　85
リンパ腫様肉芽腫症，鑑別　196
リンパ節腫大　131
リンパ芽球型リンパ腫，鑑別　51
良性単クローン性γグロブリン血症　123
　──，鑑別　127
緑色腫　223

る

類上皮細胞性肉芽腫　46, 133
類上皮肉腫　61
類白血病反応　67
　──，G-CSF産生肺癌による　70
　──，鑑別　42

れ

レチノン酸受容体遺伝子　34
レンネルトリンパ腫　149

ろ

ロタウイルス，鑑別　219
濾胞樹状細胞　58, 154
濾胞性リンパ腫　93
　──，鑑別　84, 90, 140, 174
濾胞ヘルパーT細胞　149
濾胞辺縁帯　96
濾胞辺縁帯リンパ腫，鑑別　85

欧文索引

数字・ギリシャ文字
2次性貧血　8
κ陽性細胞　80
μ-bcr　39

A
*ABL1*遺伝子　39
abnormal localization of immature precursors(ALIP)　4, 25
accelerated phase, CML　41
acute basophilic leukemia, 鑑別　250
acute myeloblastic leukemia(AML)　32
acute panmyelosis with myelofibrosis(APMF), 鑑別　115
acute promyelocytic leukemia (APL)　32
——, M3　110
—— microgranular variant M3 (M3v)　35
Addison病　54
adult T-cell leukemia/lymphoma (ATLL)　237
——, 鑑別　150
aggressive NK cell leukemia　190
ALアミロイドーシス　127
allogenic stem cell transplantation　114
all-trans retinoic acid(ATRA)　110
anaplastic large cell lymphoma (ALCL)(未分化大細胞型リンパ腫)　185, 201
——, 鑑別　57, 150
anaplastic lymphoma kinase(ALK)　185
—— 陰性 ALCL　186
—— 陽性 ALCL　185
—— 陽性 large B-cell lymphoma, 鑑別　186
aneurismal bone cyst, 鑑別　64
angiocentric growth　190
angiocentric lymphoma　192

angioimmunoblastic T-cell lymphoma(AITL)　155
——, 鑑別　150, 230
angiosclerosis　173
anti-neutrophil cytoplasmic antibody(ANCA)　195
API2-MALT1転座　137
aplastic crisis　209
apoptotic colitis　216
arborizing vessels　150
asymptomatic myeloma(AM)　123
atypical CML(aCML), 鑑別　44
autoimmune hemolytic anemia (AIHA)　9, 10
autoimmune myelofibrosis, 鑑別　115

B
Bリンパ芽球性白血病/リンパ腫, 鑑別　224
Bリンパ球性腫瘍　83
B細胞性ALL分類　75
B細胞性腫瘍　80
B症状　148
Bartonella henselae　48
BCL2陰性濾胞性リンパ腫, 鑑別　95
*BCR-ABL*融合遺伝子　71
*BCR-ABL1*融合(キメラ)遺伝子　39
*BCR*遺伝子部　39
Bence Jones蛋白　123, 173
blast crisis, CML　41
blast phase, CML　41
blast transformation, CML　41
blastic NK cell lymphoma　197
blastic plasmacytoid dendritic cell neoplasm(BpDCN)　263
——, 鑑別　197, 225
blastoid variant　225
——, MCL　180
blue cell tumor　62
blue tumor　260
Burkitt lymphoma(BL)(バーキットリンパ腫)　145
——, 鑑別　51, 90, 242

C
carcinoma with lymphoid stroma　138
Castleman(キャッスルマン)病　50, 173
CD3乖離現象　193
CD8陽性T細胞　236
CD20陽性Bリンパ球　14
CD34陽性細胞　41
CD163　254
CD204　254
cellularity　73
centroblast　92, 181
centrocyte　92
centrocyte like cell　137
chloroma　223
chronic active EBV infection (CAEBV), 鑑別　231
chronic lymphocytic leukemia (CLL)　82
chronic lymphoproliferative disorders of NK cells　209
chronic myelogenous leukemia (CML)　38, 42
——, 鑑別　170
chronic myelomonocytic leukemia (CMML)　38
——, 鑑別　44
chronic neutrophilic leukemia (CNL)　38
——, 鑑別　43, 71
classical Hodgkin lymphoma(CHL)　54
——, 鑑別　158
clear cell　154
clear cell carcinoma, 鑑別　250
cleaved caspase 3　26
common B細胞性急性リンパ性白血病　73
Crow-Fukase症候群, 鑑別　174
crypt ghost　220
Cyclin D1遺伝子　178
cytopathological effect　229
cytoplasmic vacuoles　104
cytotoxic T cell(CTL)　19

D

Diamond-Blackfan 症候群　208
DIC 診断基準　108
diffuse follicular lymphoma　94
diffuse large B-cell lymphoma（DLBCL）　51, 125, 178
　――，鑑別　56, 196, 203, 230
diffuse pattern, MCL　180
disseminated intravascular coagulation（DIC）（播種性血管内凝固症候群）　23, 106
double translocation lymphoma　145
drug-induced lymphadenopathy, 鑑別　158
Duncan 病，鑑別　230
Dutcher body　125
dwarf megakaryocyte　41, 120

E

EBER 陽性巨細胞　236
EBV-positive diffuse large B-cell lymphoma of the elderly, 鑑別　158
EBV 関連胃癌，鑑別　138
EBV 関連血球貪食症候群〔EBV associated hemophagocytic syndrome（EBVAHS）〕　229, 231
EB ウイルス　227
　――，鑑別　219
enteropathy-associated T-cell lymphoma　140, 193
EPO 産生腫瘍　166
Epstein-Barr virus（EBV）　156
erythroleukemia　4
erythropoietin（EPO）　166
essential thrombocythemia（ET）　38, 119, 169
　――，鑑別　170
esthesioneuroepithelioma, 鑑別　197
Ewing（ユーイング）肉腫，骨髄転移　63
extramedullary myeloid tumor　223
extranodal marginal zone lymphoma of mucosa-associated lymphoid tissue　136
extranodal NK/T cell lymphoma, nasal type（ENKL）　192

F

FAB 分類，AML　32
faggot cell　34
Fanconi 貧血　19
febrile neutropenia（FN）　102
fibrous dysplasia, 鑑別　64
FKHR 遺伝子　63
florid follicular hyperplasia　90
follicular colonization　137
follicular dendritic cell（FDC）　155
follicular helper T cells（TFH）　149, 156
follicular lymphoma（FL），鑑別　84
　――，鑑別　174, 181

G

gangioneuroma　63
ganglion cyst, 鑑別　64
ganglioneuroblastoma　63
Gaucher 病　54
G-CSF 産生腫瘍　67, 70
G-CSF 産生肺癌　69
giant band　3
giant metamyelocyte　3
Good 症候群　211
granulomatosis with polyangitis（GPA）　195
GVHD（graft-versus-host disease）　215

H

H.pylori に対する除菌療法　137
hairy cell leukemia（HCL），鑑別　85, 250
halo　168
hand-mirror blasts　34
hematogones（HGs）　211
hemophagocytic lymphohistiocytosis（HLH）　160
hemophagocytic syndrome（HPS）　160, 230
hereditary spherocytosis（HS）　9
herpes simplex virus（HSV）　161
high endothelial venule（HEV）　154, 227
histiocytic sarcoma　254
HIV 感染に伴うリンパ腫　241
Hodgkin/Reed-Sternberg（HRS）細胞　54, 156, 227
Hodgkin（ホジキン）リンパ腫　54, 236
　――，鑑別　186, 230, 242
HTLV-1　236
hypergranular promyelocytic leukemia（M3）　35
hypoplastic MDS　28

I

idiopathic thrombocytopenic purpura（ITP）　13
IgG4-related lymphadenopathy, 鑑別　174
IgG4 関連疾患，鑑別　140
IgG-κ 型 M 蛋白　123
immature monocytoid B-cell foci　230
immunoglobulin light chain　80
indian file 像　62
infectious mononucleosis　229
interface dermatitis　217
　―― with apoptosis　216
International Work Shop on Chronic Lymphocytic Leukemia（IWCLL）　80
intestinal type of transplantation associated microangiopathy（i-TAM），鑑別　220
intravascular large B-cell lymphoma（IVL）　206

J

JAK 遺伝子変異　118
JAK2 V617F 遺伝子　112
JAK2 遺伝子変異　118, 169
JAK2 阻害薬　170

K

KIT 遺伝子　248
Kostman 症候群　100
Krukenberg 腫瘍　107

L

lacunar cell（ラクナー型巨細胞）　54, 236
Langhans 型巨細胞　46
large granular lymphocyte（LGL）　190
large pleomorphic cell　260
latent infection　229
Lennert lymphoma　149

leukemoid reaction, 鑑別　42
leukoerythroblastosis　60, 112, 171
littoral cell angiosarcoma, 鑑別　255
lymphoepithelial lesion　136
lymphoid stroma　139
lymphoma associated hemophagocytic syndrome (LAHS), 鑑別　163
lymphomatoid granulomatosis (LYG), 鑑別　141, 196
lymphoplasmacytic lymphoma (LPL)　128
——, 鑑別　85, 141
lytic infection　229

M

macrophage activation syndrome, 鑑別　163
major break point cluster region (M-bcr)　39
MALTリンパ腫　136
mantle cell lymphoma (MCL)(マントル細胞リンパ腫)　83, 178, 180
——, 鑑別　51, **84**, 96, 140, 224
mantle zone pattern (MCL)　180
marginal zone lymphoma (MZL), 鑑別　85, 181
marginal zone-like variant (MCL)　180
mastocytosis　249
maturation arrest　101
mature B-ALL　75
mature T-ALL　75
matured CLL (M-CLL)　82
MCD　173, 174
MDS with fibrosis (MDS-F)　28
mean corpuscular hemoglobin concentration (MCHC)　2
mean corpuscular volume (MCV)　2
megaloblast　2, 25
megaloblastic change　2
meshwork　58
metachromasia　246
microangiopathic hemolytic anemia (MAHA)　9
micromegakaryocyte　15, 25, 44
minor bcr (m-bcr)　39
monoclonal B-cell lymphocytosis (MBL), 鑑別　83

monoclonal gammopathy of undetermined significance (MGUS)　123
——, 鑑別　127
monocytoid cell　137
MPO　101
MTX関連リンパ増殖性疾患　240
multicentric Castleman's disease (MCD)　173, 174
multiple myeloma (MM)　126
mycosis fungoides　260
myeloblastoma　223
myelodysplastic syndromes (MDS)　26
—— with fibrosis (MDS-F)　28
myelodysplastic/myeloproliferative neoplasm (MDS/MPN)　38
myelofibrosis (MF)　113
myeloid sarcoma　223
myeloproliferative neoplasm (MPN)　38, 170, 222
——, 鑑別　114

N

naked germinal center　179
naphthol AS-D chloroacetate esterase (AS-D Cl esterase)　222
neutrophil alkaline phosphatase (NAP)　37
neutrophilic variant　43
Niemann-Pick病　54
NK細胞慢性リンパ増殖異常症　209
nodal marginal zone lymphoma (NMZL)　181
——, 鑑別　141
nodal/extranodal marginal zone lymphoma, 鑑別　96
nodular lymphocyte predominant Hodgkin lymphoma　58
non-ossifying fibroma, 鑑別　64
normal lymph node　89
nuclear debris　131
nucleophosmin (NPM)　185

O

olfactory neuroblastoma, 鑑別　197
other iatrogenic immunodeficiency-associated lymphoproliferative disorders　240

P

p53とMDS　28
p53蛋白　28
Paget病, 鑑別　64
panmyelosis　167
paratrabecular pattern　181
paroxysmal nocturnal hematuria (PNH)　23
paroxysmal nocturnal hemoglobinuria (PNH)　9, 20
peripheral T-cell lymphoma, not otherwise specified (PTCL-NOS)　148
——, 鑑別　195
peritrabecular pattern　94
Philadelphia (Ph)染色体　39, 71
Ph陰性CML, 鑑別　71
plasmablastic lymphoma (PBL)　244
——, 鑑別　243
plasmacytoid dendritic cell (pDC)　260
pleomorphic variant, MCL　180
Plummer Vinson症候群　5
PML/RARA融合mRNA　34
*PML*遺伝子　34
POEMS症候群, 鑑別　174
polycythemia vera (PV)　38, 168
polymorphic reticulosis　191
polymorphous infiltrate　191, 195
popcorn (LP)細胞　58
post-transplant lymphoproliferative disorder (PTLD)　229
——, 鑑別　243
pre-B ALL　75
pre-T ALL　75
precursor T-lymphoblastic lymphoma　193
prefibrotic stage PMF　112
primary amyloidosis, 鑑別　127
primary effusion lymphoma (PEL), 鑑別　243
primary macroglobulinemia (PM), 鑑別　128
primary mediastinal B-cell lymphoma (PMBCL), 鑑別　56
primary myelofibrosis (PMF)　112, 114, 168
——, 鑑別　171, 250
primitive neuroectodermal tumor (PNET), 骨髄転移　63
proliferation center　81
prolymphocytic leukemia (PLL)　83

pro-T ALL　75
pro 細胞性 B ALL　75
pseudoepitheliomatous hyperplasia, 鑑別　197
pseudo-Pelger 核異常　24
PTHrP 産生腫瘍　64
pure erythroid leukemia　4

R

RARA 遺伝子　34
reactive follicular hyperplasia　96
reactive lymphadenitis　89
reactive lymphocytosis(RL), 鑑別　86
reactive plasmacytosis, 鑑別　128
Reed-Sternberg 細胞　233, 236
refractory anemia(RA)　21, 212
―― with ring sideroblasts associated with marked thrombocytosis(RARS-T)　121
refractory cytopenia
―― of childhood(RCC)　21
―― with unilineage dysplasia(RCUD)　103, 212
regimen related toxicity(RRT), 鑑別　217
regulatory domain　248
Rosai-Dorfman 病, 鑑別　255
RS3PE 症候群　154

S

SAP〔signalling lymphocyte activation molecule(SLAM)-associated protein〕遺伝子　230
severe combined immunodeficiency　240
severe congenital neutropenia　100
Shwachman-Diamond 症候群　100
signet ring cell carcinoma　63
sinusoidal pattern　252
small cell variant(MCL)　180
small cluster　81
small lymphocytic lymphoma(SLL)　178
――, 鑑別　83

small round cell tumor　62
solitary bone cyst, 鑑別　64
somatic hypermutation(SHM)　82
SOX11　179
splenic marginal zone lymphoma(SMZL)　181
――, 鑑別　141
spongiotic dermatitis　218
stag-horn like　118
starry sky macrophage　144
stem cell factor(SCF)　248
Stewart 型肉芽腫　189
subcutaneous panniculitis-like T-cell lymphoma(SPTCL), 鑑別　195
SUV max 値　92
symptomatic multiple myeloma(SMM)　123, 126
systemic inflammatory response syndrome(SIRS)　109
systemic lupus erythematosus(SLE)　23
systemic mastocytosis with associated clonal hematological non-mast-cell lineage disease(SM-AHNMD)　249

T

T 細胞/組織球豊富型大細胞型 B 細胞リンパ腫, 鑑別　150
T 細胞リンパ腫　148
T 細胞受容体　156
T 細胞性 ALL 分類　75
T 細胞大顆粒リンパ球性白血病(T-cell large granular lymphocyte leukemia)　209
T 細胞豊富 B 細胞性リンパ腫, 鑑別　238
T リンパ芽球性白血病/リンパ腫, 鑑別　224
T cell receptor(TCR)　156
T-cell rich B-cell lymphoma(TRBL), 鑑別　238

terminal deoxynucleotidyl transferase(TdT), 鑑別　224
thrombotic microangiopathy(TMA), 鑑別　220
thymic T-ALL　75
tingible body macrophage　90
tissue plasminogen activator(t-PA)　110
total iron binding capacity(TIBC)　6
trabecula　41
Trousseau 症候群　110
TUNEL 染色　26

U

uniparental disomy(UPD)　169
unmutated CLL(U-CLL)　82

V

vague nodular pattern(MCL)　180
vaguely nodular lesion　58
vascular endothelial growth factor(VEGF)　174
viral lymphadenitis, 鑑別　158
virus associated hemophagocytic syndrome(VAHS)　162

W

Waldenström マクログロブリン血症　128
Warthin-Starry 染色　48
Wegener 肉芽腫症, 鑑別　195
WHO 分類, AML　32
Wiskott-Aldrich syndrome　240

X・Z

X 連鎖リンパ増殖疾患〔X-linked lymphoproliferative disease(XLP)〕, 鑑別　230
Ziehl-Neelsen 染色　47